肿瘤名医谢远明五十年临证录

第二版

主　编　杨承祖

副主编　邱根全　史恒军　席　庸
　　　　翟伟胜　李安民

全国百佳图书出版单位
中国中医药出版社
·北 京·

图书在版编目（CIP）数据

肿瘤名医谢远明五十年临证录 / 杨承祖主编 . —2 版 . —北京：中国中医药
出版社，2021.11

ISBN 978 – 7 – 5132 – 7000 – 7

Ⅰ . ①肿…　Ⅱ . ①杨…　Ⅲ . ①肿瘤—中医临床—经验—中国—现代
Ⅳ . ① R273

中国版本图书馆 CIP 数据核字（2021）第 095458 号

中国中医药出版社出版

北京经济技术开发区科创十三街 31 号院二区 8 号楼
邮政编码　100176
传真　010-64405721
河北省武强县画业有限责任公司印刷
各地新华书店经销

开本 787 × 1092　1/16　印张 18.25　彩插 0.5　字数 363 千字
2021 年 11 月第 2 版　2021 年 11 月第 1 次印刷
书号　ISBN 978 – 7 – 5132 – 7000 – 7

定价　85.00 元
网址　www.cptcm.com

服 务 热 线　010-64405510
购 书 热 线　010-89535836
维 权 打 假　010-64405753

微信服务号　zgzyycbs
微商城网址　https://kdt.im/LIdUGr
官 方 微 博　http://e.weibo.com/cptcm
天猫旗舰店网址　https://zgzyycbs.tmall.com

如有印装质量问题请与本社出版部联系（010-64405510）

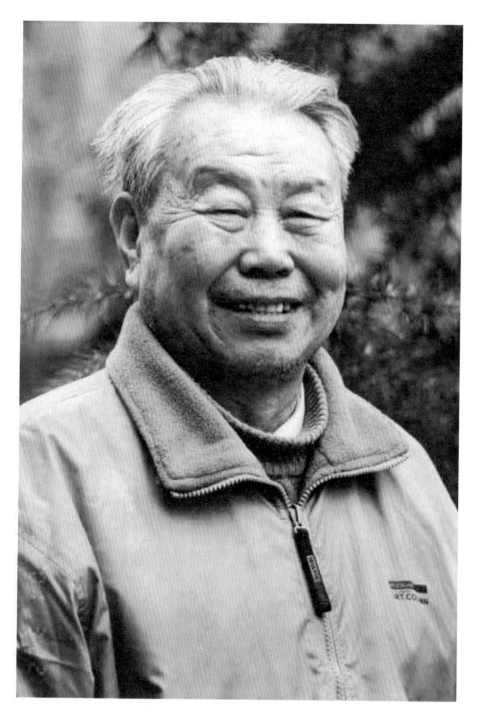

名老中医谢远明

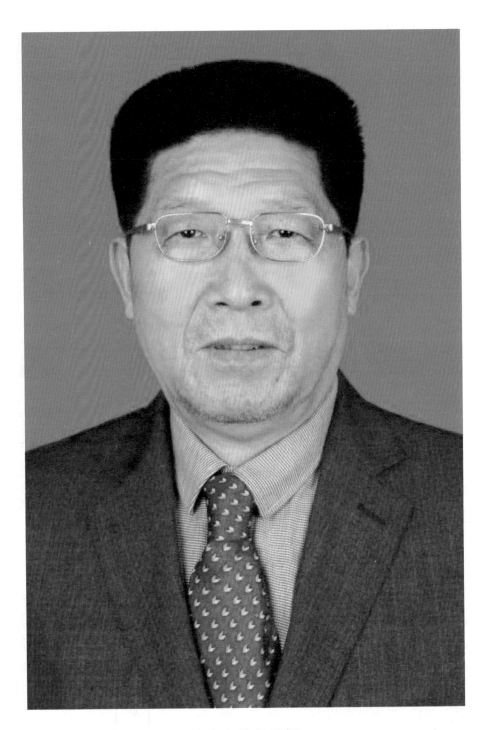

本书主编杨承祖

发皇古义，融会新知。

衷中参西，攻克肿瘤。

壬辰年八月

翁维良

中国中医科学院首席专家翁维良题词

仁心济世术精岐黄

锐意创新勇克顽疾

欣闻谢远明中医肿瘤诊治辑要问世

谨致恭贺 杜雨茂敬书

卫生部首批国家级名老中医杜雨茂题词

内容提要

　　本书介绍了谢远明老中医的学术思想和临证经验，收集整理了谢老 50 余年来临证中经治的 20 余种恶性肿瘤，选择病案 100 例（其中含谢老 93 例，徒弟杨承祖 7 例），并加按语予以点评。同时从中西医角度进行讨论，尽可能反映该类病证的研究现状和研究进展，使读者从中获得新知。另外，首次公开了谢老 10 首治癌方剂，为他多年来临证经验的精华，具有一定的实用价值。

序 一

　　陕西省中医药研究院主任医师杨承祖将其所编的一摞《肿瘤名医谢远明五十年临证录》书稿送到我的案头，出版在即，嘱我写点什么，为此我陷入了深深的沉思……

　　谢远明先生是我的同乡、同学、同道，他是全国第二批500名老中医药专家学术经验继承工作指导老师并享受国务院政府特殊津贴。1949年他跟随当地名医陈元奎学习中医，1953年经政府考试合格录为中医师，1958年进入陕西省中医师资班（陕西中医学院前身）深造，与我同学、同吃、同住3年，结下了深厚的同窗友谊。毕业后被择优分配至陕西省中医研究所（现陕西省中医药研究院暨陕西省中医医院）。

　　他一生悉心于中医学研究，始终坚持在临床第一线，接触了大量的病案并掌握了众多疾病的特点和治疗经验。他致力于从中医瘀证对肿瘤进行治疗的研究，主张非痰即瘀致病，倡导辨证辨病结合，同时根据肿瘤形成的特点和个体差异，善用大方重药，善用虫类药物及毒药，临床疗效刀劈斧截、立竿见影，因此活人无数，形成了自己独特的学术风格。这一套理论和方法不仅在治疗肿瘤方面取得了辉煌的成绩，还在治疗内科疑难杂症如血液病、肾病方面用药独特、颇有新意，积累了丰富的临床经验。同时在总结临床实践经验的基础上，大胆创新，根据病情的需要，分别创制了益气化瘀汤、化瘀利湿汤、消瘿汤、利胆汤等，可谓其医学生涯中的闪光点。从医以来，他勤于笔耕，潜心研究历代医家的经典著作，汲取众家所长，又借鉴西医学的研究成果来充实所学，"通古融今，继承创新"，撰有《中医药方剂近代研究与临床应用》《脱发的中医防治》两部专著。发表《消瘿汤治疗甲状腺肿块60例观察》《活血化瘀法在肿瘤临床的应用》《益气化瘀法治疗中晚期肝癌 25 例临床观察》等 24 篇论文。其中《脱发的中医防治》一书获陕西省中医药管理局 1989 年科技进步奖三等奖。还曾主持"复方华山参片""新平消片"等新药的研究工作。

他一生热爱中医事业，不顾诊务繁忙毅然接任陕西省中医药研究院基建办主任一职，组织他治愈的病患及中医事业爱好者，群策群力，在物资困难的时代又好又快地完成了陕西省中医药研究院门诊大楼的建设，为中医事业立下一个辉煌的标杆。

但是谢远明晚年为中医后继乏人常常叹息并深感不安，曾多次为陕西省中医药研究院研究生基地奔走呐喊并从各个渠道培养中医人才。他不顾自己年老事繁，克服种种困难，通过卫生部推荐，分两批挑选了杨承祖、曹利平等 4 位主任医师作为弟子进行临床带教、师承面授，传递自己的学术成果并完成了卫生部关于中医学术师带徒的光荣任务，还教授了像翟伟胜、席庸等热爱中医的学生数人，使之成为优秀的临床医生。他还利用各种场合向不同人群传递中医思想，让大家了解中医、走近中医，为中医事业及后继人才的培养付出了心血。

谢远明的弟子杨承祖主任医师主编的《肿瘤名医谢远明五十年临证录》即将付梓，聊述斯语，亦是对吾贤兄的怀念。

国医大师　　　　张学文

陕西中医药大学名誉院长

壬辰年春月

序 二

北宋著名政治家范仲淹说过这样一句话："不为良相，便为良医。"纵观往古来今，良相固然寥若晨星，良医其实也很难求，原因在于"良"之不易。什么是"良"？孙思邈的《大医精诚》给出了答案：既"精"且"诚"。通俗地说，便是既要医德高尚，又要医术精湛。陕西省中医医院已故名老中医谢远明先生便是这样的"精诚"良医。

先生早年师从陕南名医陈元奎，由于勤恳，也由于颖悟，21 岁时便获得政府的中医师资格认定，从此不断进益，终成一代名医。先生在陕西省中医医院的工作要追溯到陕西省中医研究所时期，当时的情况与现在不同，各方面条件都很艰苦，但先生兢兢业业，做医疗，做科研，特别是在中医药防治肿瘤方面，可谓呕心沥血，执着探索，取得了很大的成就，不仅得到了学术界的认可与好评、后学者的敬仰与爱戴，更得到了患者及家属的信任与感激。

我从事中医教学、科研及医药卫生管理工作 30 余年，对先生的学识和人品早有耳闻，20 世纪 90 年代我到陕西省中医医院工作之后，由于工作关系，与他多有交往。当时谢先生正处在事业的鼎盛时期，不仅找他看病的人多，他承担的科研工作也很繁重，还要讲学授徒，很是忙碌。尽管如此，他仍在积极思考和努力，毫无懈怠，更无一丝自满。他曾多次找我长谈，但只谈科室工作，谈医院发展，谈中医的学术，谈年轻人的培养，从未向院里提过任何有关个人的要求。我钦佩他医术的高明，更景仰他医德的高尚。对先生的工作，我总是尽可能地给予支持，也常常主动与他交流，就这样，我们逐渐建立了很深的个人友谊。我到陕西省卫生厅工作后，仍挂念先生，因为他当时身体已经很差。后闻先生作古，不由怅然，久久不能自已。

先生在学术上的成就是众目共睹的，尤其在中医药防治肿瘤方面，他做出了杰出的贡献，影响遍及全国各地。像这样的中医学术大家，正是范仲淹所说的"良医"，也完全符合孙思邈对"大医"需要"精"而"诚"的标准。贤人已去，德术犹存。先生矢志医学，献身事业，其对医术之精益求精，对患者极端热诚，值得我们认真传承和弘扬。

目前，先生弟子杨承祖率诸位后学贤者编写《肿瘤名医谢远明五十年临证录》甫成，邀我为序。对于先生，我很敬佩，于是展稿读之。其书3篇，上篇为"谢远明学术思想"，包括辨证特色、用药特点两个方面，中篇为"谢远明临证验案"，辑录先生治疗脑瘤、上颌窦瘤、甲状腺瘤、食管癌、肺癌、乳腺癌、肝癌等恶性肿瘤的经验，下篇为"谢远明治疗肿瘤专方"，对先生常用的枳朴六君子汤、一贯煎、血府逐瘀汤等从源流考证、应用指征、加减化裁、处方分析、临床应用等方面进行分析研究。是书总体上反映了先生在中医药防治肿瘤方面的成就和心得，具有较高的科学性、实用性，具有相当广泛的参考价值。掩卷之时，不禁慨然，先生虽远而有术如此，复何遗憾？若先生后学及更多的年轻人能继承和发扬先生的医术医德，再上层楼，则先生不死，中医更兴。是为序。

陕西省卫生厅原厅长

刘少明

2020 年 5 月

序 三

陕西省中医医院名老中医谢远明先生离开我们已有十余年了，先生毕生酷爱中医，长期耕耘于中医临床，善治各种疑难杂症与肿瘤，积累了非常丰富的临床经验。先生弟子杨承祖主任医师率诸位后学贤者整理出《肿瘤名医谢远明五十年临证录》书稿送我研读，使我重新回忆起谢老先生。先生担任我院肿瘤科主任多年，作为国家级名老中医，在肿瘤的诊治方面研究颇深，创造出一个又一个的医学奇迹，此书便是力证。

肿瘤是人类健康的严重威胁，但并非不治之症。《灵枢·九针十二原》论曰："今夫五脏之有疾也，譬犹刺也，犹污也，犹结也，犹闭也。刺虽久犹可拔也，污虽久犹可雪也，结虽久犹可解也，闭虽久犹可决也。或言久疾之不可取者，非其说也。夫善用针者，取其疾也，犹拔刺也，犹雪污也，犹解结也，犹决闭也。疾虽久，犹可毕也。言不可治者，未得其术也。"这就说明肿瘤是可知的，也是可治的。谢老书稿所反映的治癌之法可谓是因人、因病辨证施治，不拘一格，有时双处方交换使用，有时口服与外用结合，有时汤药加丸剂，有时先服汤药后以丸剂巩固疗效，屡见奇效。

"他山之石，可以攻玉"。谢老一生，好学上进，对于新技术、新疗法、新药物等兼收并蓄，因此促成了他衷中参西，辨病辨证相结合的医疗特色，这在传统老中医中是少见的。

"飞瀑之下，必有深潭"。谢老数十年如一日，长期坚持在临床一线，不断完善诊疗经验，凝练学术思想，常因疗效卓著而患者盈门，更因其独树一帜的学术思想而桃李满天下。

研究谢老经验书稿之后，我油然想起宋代《严先生祠堂记》中的歌咏："云

1

山苍苍，江水泱泱，先生之风，山高水长。"我想借此书付梓之时，略述斯语，算是对一代名医谢远明先生的缅怀和颂扬吧。

承祖系谢远明老中医的师带徒开门传人，随师研习肿瘤法门数载，深得其传。整理出版该书为中医药防治肿瘤提供了新思路，也会给更多肿瘤患者带来生命的曙光。是书成稿之际，承蒙先生弟子杨承祖主任之托，乐为之序。

陕西省卫健委党组书记

刘勤社

2020 年 5 月

前 言

神圣的中医学使命，促使我痛下决心，历经数载，率诸君集其智力完成了这本书的编写，了却了我多年来的一桩心事。

是书分为上、中、下3篇。上篇介绍了谢远明老中医的学术思想，从辨证特色和用药特点两个方面予以阐述。其辨证特色有4个方面：①益气健脾，扶正化瘤；②补肾益气，培本消瘤；③滋养肝肾，溯源抑瘤；④活血化瘀，穷根治瘤。用药特点为重用益气药，重用利水渗湿药，擅用养阴药，擅用活血化瘀、逐瘀破结之虫类药，且量大而力猛。由此形成了他独特的学术经验。

中篇是临证经验，收集整理了谢老50年来临证中经治的20余种恶性肿瘤病例，选择其中100余例，剔除资料缺失、中断治疗者，合计病案100例。我们对此进行了分类、客观报道，并加按语予以点评，每类病案后从辨治要点、治法分析、选方遣药特点等方面做以小结，同时从中西医角度进行论述，尽可能反映该类病证的研究现状和研究进展，从而使读者从中获得新知。

下篇主要是对谢老方药的研究，首次公开了谢老枳朴六君子汤、一贯煎、消瘰汤、当归六黄汤、益气化瘀汤、化瘀利湿汤等10首治癌方剂，从组成、功效、主治、应用指征、加减化裁、处方分析、临床应用、注意事项、现代研究等方面进行论述，以证实其治癌的科学性，阐述其方治癌原理。本书所披露的方药为他多年来临证经验的精华，无处不渗透着他辛勤的汗水和心血。为了使其经验流传后世，使更多的医者、患者受益，我们将其加以整理，完成老师生前之夙愿，并以此表达怀念之情。

本书编写力求真实客观，如实记载谢老学术思想和医疗经验。另一方面，为了读者阅读方便，我们对原始病历中非规范用字、药名、计量单位等进行了修正和变通。个别古代应用而今天没有文献用例的字改为现代规范用字。老中医对药名，有时会像书法家写字一样，赋予诸多变化，谢老也不例外，例如他将䗪虫写成地鳖虫，或土元，或元虫，编写中统一为土鳖虫。还有，谢老将僵蚕写成姜虫，或姜蚕、天虫、僵虫，这里统一为僵蚕。将淫羊藿、仙灵脾统一为淫羊藿。将全虫改为全蝎。病例中涉及一些非法定计量单位，在修改中将质量的习惯计量单位斤、两，换算为 kg、g 法定计量单位。表示体温的摄氏度改为℃，等等。

本书编写过程中得到陕西省卫生厅原厅长刘少明，陕西省卫健委党组书记刘勤社，陕西省中医药管理局原局长苏荣彪，陕西省中医药研究所原副院长魏少阳、原副院长于辉瑶、科研医疗处原处长辛智科、文献研究所原所长苏礼、文献研究所原所长焦振廉的关心帮助、鼓励和支持，在此一并表示感谢。由于水平和能力有限，时间仓促，不足之处在所难免，抛砖引玉，祈望同道多加指正，以便再版时修订完善。

杨承祖

2020 年 3 月

目 录

上篇·谢远明学术思想

学术生涯 …………………………………………… 3
学术特点 …………………………………………… 5

中篇·谢远明临证验案

脑瘤 ……………………………………………… 29
上颌窦癌 ………………………………………… 38
甲状腺癌 ………………………………………… 40
食管癌 …………………………………………… 44
肺癌 ……………………………………………… 66
乳腺癌 …………………………………………… 97
肝癌 ……………………………………………… 109
胆囊癌 …………………………………………… 123
胰腺癌 …………………………………………… 127
胃癌 ……………………………………………… 140
贲门癌 …………………………………………… 148
结肠癌 …………………………………………… 152
直肠癌 …………………………………………… 162
肾癌 ……………………………………………… 171
卵巢癌 …………………………………………… 175

宫颈癌 ·· 182

前列腺癌 ·· 187

纵隔瘤 ··· 193

后腹膜肉瘤 ··· 196

纤维肉瘤 ·· 199

恶性黑色素瘤 ·· 204

恶性淋巴瘤 ··· 207

霍奇金病 ·· 214

白血病 ··· 218

下篇·谢远明治疗肿瘤专方

枳朴六君子汤 ·· 231

一贯煎 ··· 237

血府逐瘀汤 ··· 244

化瘀利湿汤 ··· 251

消瘿汤 ··· 255

参芪地黄汤 ··· 258

黄芪内托散 ··· 263

举元煎 ··· 267

益气化瘀汤 ··· 270

当归六黄汤 ··· 274

编后感言 ·· 278

上篇·谢远明学术思想

学术生涯

谢远明（1932 年 3 月 4 日—2007 年 6 月 1 日），是当代著名中医临床学家、肿瘤内科著名专家，生前系陕西省中医药研究院暨陕西省中医医院主任医师、肿瘤科主任。1992 年开始享受国务院批准的政府特殊津贴，1997 年被国家人事部、卫生部、中医药管理局认定为全国第二批老中医药专家学术经验继承工作指导老师。历任陕西省中医药学会常务理事、中国抗癌学会陕西分会常务理事、中华中医药学会临床药物评价专家委员会委员、陕西中医药学会肿瘤分会主任委员、陕西省新药审评委员会委员、西安市科技咨询委员会委员、《陕西中医》杂志编委、陕西省中医药研究院附属医院肿瘤科主任等职务。

谢远明老中医祖籍四川省巴中县，1932 年 3 月 4 日出生于陕西省汉中市南郑县湘水寺乡。自幼聪颖，喜爱文史，崇尚儒学，接受孔孟之道熏陶，对其核心思想领会颇深。1949 年中学毕业后，拜当地名医陈元奎先生为师，学习中医。"黎明即起诵经典，挑灯夜读觅新知。"勤求上进，一丝不苟。《内经》《难经》《伤寒论》潜心钻研；《神农本草经》《濒湖脉诀》逐一诵背，打下了扎实的中医理论功底。1953 年经政府考试定为中医师，悬壶乡里。3 年后因业绩突出，被吸收至海棠乡卫生所工作，并荣任副所长。1958 年入陕西中医师资班（陕西中医学院前身）深造，理论基础进一步得到充实和提高，后被择优分配至陕西省中医研究所（今陕西省中医药研究院暨陕西省中医医院），从事中医临床及科研工作，时间长达半个世纪。

谢远明老中医医德高尚，视患者若亲人，省病问疾，无论身份、贫穷富有，一视同仁。对疑难重危邀请出诊者，不避寒暑，风雨无阻，从不计酬金之有无或多少，对经济条件优越，实在不易谢辞者，仅收微薄之辛苦费；对经济拮据者，有时甚至还给予相应资助。在门诊中，他常为了病人加班延点，延误了吃饭休息；晚年，为了病人，不顾个人 70 多岁高龄和病痛，手持拐杖，坚守医疗第一线。对癌症病人，常善言释疑，谆谆开导，鼓励病人要正确面对癌症，与之勇敢斗争。他告诫人们，多数病人是被"癌症吓死的"，只要保持平静的心态，同时进行精心的治疗，还是可以救治的。数十年来他挽救了不少的病人，部分治愈，部分带瘤生存 10 多年。这种崇高的品德和敬业精神令我们敬仰，确为后学者的楷模。

谢远明老中医精通中医经典，对历代先贤崇敬有加，尤其推崇张仲景、李东垣、孙思邈、巢元方、李时珍、吴鞠通、王清任诸医家。对《伤寒论》《金匮要略》《备急千金要方》《本草纲目》《温病条辨》《医林改错》《脾胃论》《太平惠民和剂局方》等医学典籍，爱不释手，潜心钻研；对经典名句、名段铭记在心，可出口成诵。他对经方推崇备至，可随手拈来，常收桴鼓之效，但又尊古而不泥古，灵活运用于处置方案中。他认为王清任的《医林改错》是一本不可多得的中医典籍，对其中的血府逐瘀汤、少腹逐瘀汤、膈下逐瘀汤、通窍活血汤等方，活学活用于临床，治疗肿瘤及多种疑难病症，常常收到意想不到的良效。特别是应用血府逐瘀汤治疗食管癌、纤维腺瘤、脑震荡、嗜酸细胞瘤、神经性呕吐、胸痹、肋间神经痛、胸膜瘤、顽固性头痛、顽固性失眠、不明原因长期低热、癫痫、狂躁、红斑性狼疮、眼底出血、视网膜静脉淤血、巩膜炎等30余种病颇有经验。其应用指征：病程较长，顽固不愈，手足心热，状若阴虚，而投以滋阴药不效者，痛有定处，口渴不欲饮，舌质紫暗或紫红，舌边尖尤为明显。他指出应用本方的关键是要把握瘀血的病机及主症，只有紧扣病机，用之必效。同时指出本方11味，一般情况下其用量均为10g，选药精当，用量适中。

谢远明老中医在长期临证中常用的治癌处方20余首，分别是枳朴六君子汤、一贯煎、参芪地黄汤、举元煎、血府逐瘀汤、少腹逐瘀汤、膈下逐瘀汤、仙方活命饮、乌梢蛇败毒散、消瘿汤、滋阴润肺汤、利胆汤、益气化瘀汤、化瘀利湿汤等。从整理的100例病案中可以看出，使用频率最高的依次为一贯煎、枳朴六君子汤、参芪地黄汤、血府逐瘀汤4首方剂。由此得出，谢老治疗肿瘤有重视整体观念、辨证施法、依法选方的特点，同时长期结合临床，认真总结，大胆创新，根据病情的需要，分别创制了益气化瘀汤、化瘀利湿汤、消瘿汤、利胆汤等，每用于临床，均能收到满意的效果，可谓其医学生涯中的闪光点，为后人留下了宝贵的经验。在长达半个世纪繁忙的医疗工作中，以其精湛医术，救治肿瘤患者数以万计，使不少濒于死亡的患者延长了生命，深受三秦民众的信任和拥戴。

谢远明老中医一生致力于中医学研究，治学严谨，学验俱丰，熟谙中医经典，临床精于辨证施治，倡导辨证辨病结合，专病专方配合，同时根据肿瘤病形成的特点和个体差异，灵活化裁用药，或益气，或养阴，或利湿，或化痰，或逐瘀，或破结。用药特点：①重用益气药；②重用利湿药、渗湿药；③重用养阴药；④擅长运用活血化瘀、逐瘀破结之虫类药，且量大力猛。治疗肿瘤等疑难顽疾，善于守方，量大力专，具有自己独特的学术风格。发表有学术价值的论文26篇，其中《活血化瘀法在肿瘤临床的应用》《健脾化瘀法治疗中晚期肝癌25例》《消瘿汤治疗甲状腺肿块60例临床观察》等论文影响最大。编著《陕西验方选编》《脱发的防治》《中药方剂近代研究与临床应用》专著3部。主持"复方华山参治疗癌性疼痛""新平消片的基础实验与临床研究"防治肿瘤的新药研究课题。

教书育人也是谢远明老中医生前非常重视的工作之一，他晚年为中医后继乏人常常叹息，深感不安，曾多次为陕西中医药研究院研究生基地建设呼号呐喊，以求得上级的支持。1996年到2002年国家人事部、卫生部、中医药管理局分别颁发《全国老中医药专家学术经验继承工作管理办法》的通知（人发〔1996〕58号）《全国老中医药专家学术经验继承工作管理暂行规定》的通知（人发〔2002〕44号），他被选入全国500名师承工作导师之一，分两批挑选了4位徒弟，不顾自己年老体弱，忍受病痛，克服困难，花费6年时间，临床带教，师徒面授，精心培育，为中医后继人才的培养付出了极大的心血。他带教的门生在单位皆成为业务骨干，还有的成为学术带头人，承担部省级科研项目，发挥了重要作用。

谢远明老中医离开我们已经14年了，但他把勤求上进、潜心诊务、勇于探索、生命不息、登攀不止的精神永远留给了我们，可谓上善若水。尤其是晚年，他不顾年迈和身染沉疴的病痛折磨，坚守工作一线，前来求诊的众多患者常常将诊室围得水泄不通，他任劳任怨，均逐一接待，悉心诊治，患者满怀希望而来，满意而归。同时他不辞劳苦，言传身教，拳拳之心，谆谆教诲，把一生所积累的宝贵经验毫不保留地传授于晚生后辈，使他独特的学术经验后继有人。本书收集的病案，乃谢老数十年治疗肿瘤的成功案例，无处不渗透着他辛勤的汗水和心血，为了使其经验流传后世，使更多的医者患者受益，我们将其经验加以整理，以促进中医药抗癌事业的发展进步，尽力把继承整理工作做好，了却老先生生前之夙愿，并以志怀念之情。

学术特点

谢远明老中医在长达半个世纪的诊疗实践中，擅长肿瘤诊治，尊古不泥，另辟蹊径，大胆创新，积累了丰富的临证经验，逐渐形成了独特的学术风格。兹从辨证特色、用药特点两个方面予以介绍。

一、辨证特色

（一）益气健脾，扶正化瘤

1.病因病机与治疗

脾在五行中属土，为阴中之至阴，通于长夏之气，喜燥恶湿，脾含意，在志为思，在体合肌肉主四肢，开窍于口，其华在唇。脾的主要生理功能为主运化，主升举，主统血。其中以运化为核心，通过运化水谷，为机体生命活动提供精微物质。脾与胃在解剖上"以膜相连"（《素问·太阴阳明论》），在生理上互为表里。《素问·灵兰秘典论》曰："脾胃者，仓廪之官，五味出焉。"因其运化水谷精微，灌溉营养一身，故称之为"后天之本""气血生化之源"。李东垣提出：脾胃为元气之本，气机升降之枢纽，强调脾之阳气之升发。张介宾指出：五脏之中皆有脾气，而脾胃中有五脏之气。脾气健旺，其运化水谷的功能旺盛，才能不断地化生气血等生命物质，提供足够的谷食精气，进而使全身各脏腑器官得到充分的营养。反之，则会发生病理现象，出现多种病证。谢老认为，肿瘤的产生、发展以及转归，与人体正气关系密切，尤其与脾胃之气的旺盛与否有直接的关联。李东垣在《脾胃论》中说："内伤脾胃，乃伤其气；外感风寒，乃伤其形。"还说："伤其外为有余，有余者泻之；伤其内为不足，不足者补之。"李东垣还提出："若胃气一虚无所禀受，则四脏经络皆病，况脾全借胃土平和，则有所受而生荣，周身四脏皆旺，十二神守职，皮毛固密，筋骨柔和，九窍通利，外邪不能侮也。"又说："胃虚则五脏、六腑、十二经、十五络、四肢皆不得营运之气，而百病生焉。"张介宾在《景岳全书》中也说道："盖人之始生，本乎精血之源；人之既生，由乎水谷之养。非精血，无以立形体之基；非水谷，无以成形体之壮。精血之司在命门，水谷之司在脾胃。故命门得先天之气，脾胃得后天之气也。是以水谷之海本赖先天为之主，而精血之海又必赖后天为之资。故人自生至老，凡先天之有不足者，但得后天培养之力，则补先天之功，亦可居其强半。此脾胃之气所关于人生者不小。"因为脾胃健旺，饮食能进，气血自生，疾病自能痊愈。另外脾胃五行属土，土为万物所归，糟粕浊气，皆从此而得清理。所以调理脾胃气机，使其升降自如，清浊自分，气血调和，经脉通畅，六腑顺行，为祛邪治病之关键所在。故此，他创立益气健脾、扶正化瘤法，治疗肝癌、食管癌、胃癌、胰腺癌等多种癌，均取得成功。

肿瘤的形成，可以认为是正气不足，而后邪气留之导致。而人体正气主要源于水谷精微，所以与脾胃关系密切，肿瘤患者可因耗气伤血，久病导致脾虚乏源，从而使肿瘤进一步恶变和扩散转移。恶性肿瘤患者普遍存在脾虚的症状，机体的免疫功能也明显低于正常人。健脾益气类药物能明显增加淋巴细胞转化率，使 IgG 量增加，也可提高人的 E 玫瑰花瓣形成率及淋巴细胞转化率，并能使 IgG 明显提高。党参、黄芪、茯苓、黄精对体液免疫也起激活作用，黄芪还可以促进机体诱生干扰素的能力，提高干扰素的滴度。另外还可以促进单核巨噬细胞的吞噬功能及人体淋巴细胞的转化功能，并使抗体产生作用延长。脾虚肿瘤患者的消化排空速度比正常人明显加快，从而影响食物的消化吸收，使得机体营养物质获得有障碍，恶性肿瘤的消耗及肿瘤毒性物质作用使机体营养障碍进一步加重。采用健脾益气的治法可以纠正和改善这种状态。并且可以调节消化道功能，增加胃肠酶的分泌，提高胃泌素，保护和增强小肠吸收功能，促进 RNA 和蛋白质的合成。机体物质代谢的改善，有利于抗癌能力的提高，也就是所谓的"正气"的提高。健脾益气药物还有直接抑制癌细胞的作用，减轻放化疗的毒副作用。尤其是对于高龄、体弱不适合手术以及手术后的患者，健脾益气能调补气血、增强体质，恢复元气，促进创口愈合和机体康复。

脾虚患者临床多表现为脘腹虚胀，纳呆，食后腹满加重，大便次数增多、便溏，身倦乏力，面色少华，形体羸瘦，舌质淡而胖嫩，舌苔白腻，脉细弱。谢老多选用黄芪建中汤、枳朴六君子汤加减及甘温之品补脾益气、扶正培土，在肿瘤脾虚患者临床中取得良好效果。

2. 临证举隅

（1）肝癌

用益气健脾法治疗的理论根据的渊源为张仲景《金匮要略》"见肝之病，知肝传脾，当先实脾"之法，他指出：肝癌多见肝脾两虚，肝胃不合者，其病机在肝者为血瘀成积，在脾胃者为气虚不运，二者可互为影响而加重病情，治疗选用枳朴六君子汤益气健脾为主，活血化瘀为辅。自 1979 年至 1989 年 10 年间，经治 25 例肝癌，其中原发性肝癌 11 例，继发性肝癌 14 例。在 14 例继发性肝癌中，食管癌术后肝转移 4 例，胃癌术后肝转移 7 例，原发病灶不明肝转移 4 例，另 1 例为肝血管癌，后因饮酒肿块剧增，1 个月后出现腹水，抽腹水后确诊。药用党参、茯苓、丹参各 30g，白术 15g，陈皮、半夏、枳壳、厚朴、乌梢蛇、土鳖虫各 10g，蜈蚣 2 条，甘草 6g，每日 1 剂，水煎，分早晚温服。随证化裁：肿瘤剧烈疼痛者加全蝎 10g，罂粟壳 15g。同时用蟾酥、冰片各 10g，麝香 3g，75% 医用酒精浸泡 48 小时后外搽局部，具有一定的止痛作用。出现腹水者加牛膝 30g，大腹皮 10g，猪苓 60g；便秘者加大黄（后下）、桃仁各 10g。治疗结果：25 例均随访至 1989 年年底，其生存期最短者 4 个月，最长者 10 年。其中 2 年以内者 17 例。5~6 年者 2 例，6 例仍在治疗中。

肝癌属积聚范畴。其发病与正气虚损密切相关，正如《医宗必读》所说："积之成也，正气不足，而后邪气踞之。"本文 25 例中晚期肝癌，始终呈现一派虚象，故治予扶正祛邪。扶正以益气健脾，扶正培本；祛邪以活血化瘀，通络消癥。这和金元时期刘完素、李东垣、罗天益等"养正则积自消"的论点也是相吻合的。

肝癌发展到中晚期，其病情一般都很复杂，如何正确辨证，直接关系到该病的治疗效果。谢老认为，对中晚期肝癌辨证，应以气血辨证为纲，脏腑辨证为目，如此提纲挈领，即可抓住疾病的实质，制定符合病情的治疗方案。

中晚期肝癌多表现出肝瘀气虚的证象，其病变在肝者为瘀血成疾，在脾者为气血不运，二者往往互为影响而加重病情，用健脾化瘀法，即是针对这种病理特点而制定的重要法则。脾为后天之本，乃气血生化之源，五脏六腑、四肢百骸皆赖其养，故金代李东垣说"养脾胃即所以安五脏"，强调了调理脾胃对治疗他脏他病的治疗作用；就肝癌而言，健脾益气可使纳食有常，气血充沛，正气渐旺而缓解肝郁，并能促进活血化瘀药物在肝脏发挥充分有效的作用，从而使中晚期肝癌这样的疑难病症也能取得显著的疗效。临床试验证实，益气健脾、化瘀消癥法是治疗中晚期肝癌的基本法则。

（2）胃癌

胃癌早期无明显症状，若见心下包块，脘中满痛或刺痛，嗳气纳呆，朝食暮吐，大便干燥或色黑，则定为晚期。脾胃为后天之本，胃有积聚之邪，必然影响水谷纳运而致气阴两虚，谢老在治疗上主张既要祛除胃中之积块，又要抚养脾胃之气阴，侧重何方，须视正气的盛衰而定。一般来说，正气尚盛，体质偏实，治宜化瘀消积，益气和胃，方中以乌梢蛇、土鳖虫、蜈蚣、全蝎、丹参、炒穿山甲等为主，佐以枳朴六君子汤。若病至中晚期或手术、放化疗后正气大衰，神疲懒言，四肢不温，大便溏薄等时，治宜益气健脾为主，辅以化瘀消积，处方以枳朴六君子汤为主，佐以下瘀血汤（大黄、土鳖虫、桃仁）。他曾用此方治疗15例胃癌患者，其中肿块缩小或消失、长期存活者3例。胃癌后期，气阴大伤，呈现肝胃阴虚者，方选一贯煎加白芍、黄芪、女贞子或黄精、麦冬、天冬、石斛、玉竹等益气养阴。

（3）食管癌

食管癌中医称为"噎膈""噎食""膈食""膈证"等。多因忧思、急躁等情志不遂，或长期暴饮暴食、喜进热食、硬食，喜饮烈性酒等损伤食管而发病。早期偶感进食时咽下梗噎，不经治疗可自行消除。当生气或忧郁后其症状重新出现，病情继续发展有轻微咽下困难，进食时感觉发噎，症状逐渐加重，或仅可进流食，甚者汤水咽下困难。伴有腹部胀满，进行性消瘦。部分患者伴有咽喉干燥、背沉、嗳气、胸骨后闷胀。癌瘤破溃可呕吐鲜血，且混有食物，或有柏油样便。部分病人因癌瘤穿破气管或侵及神经，出现声音嘶哑，或阵发性咳嗽。部分病人因颈部淋巴结转移压迫或破坏臂丛神经，引起上肢疼痛，抬举困难，活动受限。谢老在总结食管癌诊断时指出：结合病史，年龄40岁以上，尤其是男性患者有进行性吞咽梗噎，胸骨柄疼痛，并有灼烧感，要警惕食管癌的存在。必须以X线食管钡餐检查，食管镜活体组织检查，或食管脘部细胞检查即可确诊。

他在分析食管癌病机时认为，其肿块病位在食管，但与肝、脾、肾、三焦功能失调密切相关。气血津液不足，脾肾虚损为本；气滞、痰湿、血瘀、燥热为标。故在治疗时要标本兼治，强调以治本为主，兼顾消肿散结，化瘀通络。治本以脾为中心，选用枳朴六君子汤理气健脾以培补后天；治标多用黄药子、土贝母、蚤休、浙贝母、黄芩、黄连、龙葵以清热解毒、消肿散结；乌梢蛇、蜈蚣、土鳖虫、全蝎、僵蚕以通络止痛、破血逐瘀。呕吐频作，半夏增至15g，另加姜竹茹、旋覆花^(后下)、代赭石^(先煎)；呕吐鲜血或便血，加白及、三七、地榆炭、棕榈炭、小蓟；上肢痛，抬举困难加桑枝、羌活、马钱子；声音嘶哑，口干舌燥，舌质暗红，可改用一贯煎加味治疗。

（4）胰腺癌

胰腺癌早期缺乏特异性临床表现，故多数病人很难得到早期诊断和及时治疗。谢老主张对早期出现的可疑症状，包括数月或半年以来上腹持续性隐痛不适，间歇性下腹或腰背隐痛，排除胃肠道或肝胆疾病者；原因不明的消瘦，体重下降超过10%，或阻塞性黄疸者；年龄40岁以上而突发胰腺炎或糖尿病者，均要仔细分析，应做B超、CT、核磁共振等相应检查，以免漏诊、误诊。对有各种症状体征，而经检查仍无法确诊的疑似病人，建议及早剖腹探查，了解肿块大小和是否扩散转移，力争手术根治，以延长病人生存时间，为进一步采用中西医治疗创造条件。他分析多数前来就诊的患者，有手术后，有放化疗后治疗效果不明显者，或放化疗中毒副反应剧烈而中断者，或病情延误至中晚期者，都有一个共同的特点，就是病人正气损伤明显，多数病人表现为脘腹或肋下胀痛，纳呆食少，或不欲饮食，巩膜黄染，面色萎黄，形体消瘦，舌质紫暗或暗红，苔厚腻或黄厚腻，脉弦滑。治宜理气健脾为主，佐以清热利湿。处方为枳朴六君子汤加茵陈30g，焦栀子10~20g，黄柏10g，丹参30g，或龙胆草10g，半枝莲10g。肋下或脘腹疼痛明显者，加娑罗子30g，延胡索30g，罂粟壳10~15g，或香附12g，郁金12g，乌梢蛇10g，蜈蚣2条，土鳖虫10g；恶心呕吐，加旋覆花^(后下)10g，代赭石^(先煎)30g，竹茹10g，或丁香10g，柿蒂30g；小便色黄夹赤，涩痛而少，加石韦30g，泽泻10g，车前子^(包煎)30g；胃中灼热，腹胀，少腹下坠，小便不畅，加槟榔30g，砂仁^(后下)10g，木香^(后下)10g，黄连10g，荜澄茄15g；发热，恶寒怕冷，加桂枝15g，白芍15g，葛根30g；高热，口渴，大汗出，鼻衄，体温38℃以上者，加生石膏30g，知母12g，金银花30g，粳米30g。

（5）肠癌

肠癌术后广泛转移，累及肝、肺、腹腔、淋巴结等，一脏或多脏器转移者，症见疲乏无力，头晕目眩，纳呆或脘腹不适，胀满，舌质暗，苔白腻，脉沉细，用枳朴六君子汤理气健脾，扶正固本，加贞芪散（黄芪、女贞子）益气养阴；四虫（乌梢蛇、蜈蚣、土鳖虫、全蝎）化瘀通络，解毒散结。随证加入茵陈、焦山栀、金钱草或黄连、荜澄茄，或苍术、藿香、生薏苡仁，或白扁豆、炒麦芽、广木香、砂仁，或杜仲、沙苑子，或半枝莲、半边莲、白头翁、白花蛇舌草、蚤休等。

（6）多种晚期癌

谢老常说，多种癌症到了晚期，中西药均无好方法，唯用枳朴六君子汤加味治疗，尚可使病人脾胃功能得以调理，从而饮食增加，营养改善，精神转佳，延长其生存时间。

益气健脾、扶正化瘤是谢老治疗晚期恶性肿瘤的常用法则之一，其重心是顾护后天，其核心是整体观念。从患者全身的特点考虑，而不只是局限在癌症病灶本身。对多数的癌症病人来说，局部治疗是不能解决根治问题的，还必须从整体观念来看待癌症。癌症本身的多中心生长，癌症局部治疗的复发或再生长；癌症的转移问题，这也是局部治疗所不能解决的。益气健脾，扶正化瘤辨证方法从整体上看待人体和疾病这两个方面，有它自己固有的特点和长处。

（二）补肾益气，培本消瘤

1. 病因病机与治疗

肾在五行属水，为阴中之阴，水火之宅。《素问·六节藏象论》曰："肾者，主蛰，封藏之本，精之处也……通于冬气。"其封藏之性，可体现在藏精、纳气、固胎，主司月经及二便等多个方面。肾中所藏之精气，是构成人体和维持生命活动的精微物质，其主要生理作用在于促进机体的生长、发育和促进生殖能力的形成，是生命之源。"五脏之阴气，非此不能滋；五脏之阳气，非此不能发。"（《景岳全书·传忠录》）"夫精者，身之本也。"（《素问·金匮真言论》）可见肾之精气在维持人体整体阴阳平衡，充分发挥各自生理功能方面起着至关重要的作用，故有"肾为先天之本"之说。病理状态下，肾精（气）亏损可影响肝、脾、肺、心诸脏而发生相应病证；五脏功能失调，也必累及于肾，而导致肾之阴阳失调，此即"五脏之伤，穷必及肾"（《景岳全书》）的规律。谢老非常重视肾精、肾气与五脏生理和病理的关系，特别在临证中尤其强调肾的作用，认为肾藏精，为水火之府，五脏六腑之根，生理上为"精气之海"，病理上为"生死之窦"。重视对肾的调理，是其治疗肿瘤的大法之一，是扶正培本法的一个重要方面。他根据肿瘤的发病特点，长期总结肾癌、前列腺癌、膀胱癌、子宫癌、卵巢癌、恶性淋巴肉瘤、粒细胞性白血病等肿瘤均与肾虚有关，肾乃"先天之本"，主骨生髓，主一身之阳气，对生命具有重要作用，古人云"五脏之伤，穷必及肾"，故谢老确定了滋肾益气、培本消瘤法，用参芪地黄汤化裁，守方治疗，均取得了一定的成功经验。

2. 临证举隅

（1）肾癌

肾癌以腰困酸痛为主症，伴有神疲乏力，双下肢困或酸困痛，小便不利，舌质暗，苔白，脉沉细者，证属肾气亏损，兼瘀血阻滞，治以补肾益气，扶正培本，佐以化瘀止痛。方选参芪地黄汤加补骨脂 30g，女贞子 30g，乌梢蛇 10g，蜈蚣 2 条，土鳖虫 10g，生薏苡仁 30g，忍冬藤 30g。失眠多梦加炒酸枣仁 30g，夜交藤 30g，合欢皮 30g；大便干燥，加大黄 10g，桃仁 10g，火麻仁 30g，柏子仁 30g。

（2）白血病

急性淋巴性或非淋巴性白血病，或单核细胞性白血病，症见胸闷、心慌、多梦失眠、神疲乏力，舌淡红、苔白，或有裂纹，脉弦细或细数，证属虚劳者，治以益气养阴，扶正培本，佐以清热解毒。处方参芪地黄汤加鹿角胶^(烊化)10g，龟甲胶^(烊化)10g，女贞子30g，当归10g，水牛角^(先煎)10g，板蓝根30g，赤芍15g，忍冬藤30g，或加黄连10g，荜澄茄15g。时发瘀斑，舌质暗，脉细略数，黄芪增至60g，加牡丹皮、地骨皮各12g，紫草30g，以益气清热活血化瘀；身热夜甚，心烦少寐，斑疹隐隐，舌绛而干，脉数者，合用清营汤（水牛角代犀角、生地黄、玄参、竹叶心、麦冬、丹参、黄连、金银花、连翘）；斑色紫暗，神昏谵语，或身热，舌质红绛并各种出血者，合用犀角地黄汤（水牛角、生地黄、赤芍、牡丹皮）；外透斑疹，色赤，口渴或不渴，舌红，脉数者，合用化斑汤（生石膏、知母、生甘草、粳米、水牛角、玄参）；发热汗出，乏力，脉细，加银柴胡15g，金银花30g，或合用当归六黄汤（当归、黄芪、黄连、黄芩、黄柏、生地黄、熟地黄）；化疗后症见发热，以午后为著，伴头晕、腰胀、乏力等合用青蒿鳖甲汤（青蒿、鳖甲、知母、牡丹皮、生地黄）；脘腹胀满，纳呆食少加木香、砂仁各10g，炒麦芽30g，或枳壳15g，白术15g，炒三仙（炒山楂、炒麦芽、炒神曲）各15g；腹胀、腹痛，大便干燥加枳实、厚朴、黄芩、大黄^(后下)各10g；身痛乏力、口舌咽干、夜寐不安，舌质红，苔薄黄，合用酸枣仁汤（炒酸枣仁、知母、川芎、远志、茯苓），或加生龙骨、生牡蛎、夜交藤。

（3）恶性淋巴肉瘤

局部肿块，按之痛，腰膝酸软，下肢无力，纳呆少食，舌质暗，苔白或微黄，脉细数。证属肾气亏损，痰瘀互结者，治以益气补肾，化痰逐瘀。处方参芪地黄汤加僵蚕10g，浙贝母15g，夏枯草30g，忍冬藤30g，乌梢蛇10g，蜈蚣2条，土鳖虫10g。或酌情加入炒穿山甲10g，生牡蛎30g；或全蝎10g，水蛭6g；或以黄芪内托散交替服用。化疗后气阴损伤，神疲乏力，口干咽燥明显，舌质暗红而少津，脉细数，加女贞子30g，北石斛30g，生地黄10~15g，沙参30g等；抽出血性胸水，症见呼吸急促，双下肢痿软，行走困难者，加丹参30g，川芎10~15g，三七10g或侧柏叶30g，荷叶30g，藕节30g。

对于以肾气虚弱为主证的多种恶性肿瘤，谢老紧抓补肾益气，培补先天的治疗法则，不仅可以改善临床症状，提高抗瘤能力，同时对抑制肿瘤的发展有一定的作用。耐心坚持长期服用，可以达到消除肿瘤的目的。

（三）滋养肝肾，溯源抑瘤

1.病因病机与治疗

"肝肾同源"，又称为"乙癸同源"。明代李中梓在《医宗必读·乙癸同源论》

中明确提出"乙癸同源，肾肝同治"之说，揭示了肝肾在生理、病理上存在着相互资生、相互影响的密切关系。

肝藏血、肾藏精，精与血之间存在着互相转化的关系。《张氏医通·诸血门·诸见血证》说："气不耗，归精于肾而为精；精不泄，归精于肝而化清血。"肾精充盛，有赖于肝血的滋养；肝血充盛，有赖于肾精的化生。肾精与肝血，一荣俱荣，一损俱损，同盛同衰，休戚相关。

肝肾之阴相互资生，肝属木，肾属水，水涵则木荣，母实则子壮。肝阴也能滋补肾阴，母子相生，子亦能奉母。阴阳既能互生，又能互制。肾阴充盛，则能滋养肝阴，并制约肝阳不致偏亢，制约相火而使其不致妄动，这种关系称之为"水能涵木"；反之，肝阴充盛，疏泄功能正常，又可促进肾阴的健旺。由于肝肾阴阳的相互资生，相互制约，从而保持肝肾阴阳的充足与协调平衡。另外肝肾同具相火，《素问·五常政大论》说："君火以明，相火以位。"元代朱震亨在《格致余论·相火论》中说："具于人者，寄于肝肾两部。"正常生理情况下，肝有相火，使血不寒，司气机之升发，尽疏泄之职；肾有相火，输布一身，使水火得济，以奉生身之本。相火为肝肾两脏共同专司，其宜潜藏。肝肾精血充足，肝肾之阴充盛，则相火得以制约，宁静而守位于肝肾。肝主疏泄，肾主封藏。肝气疏泄，可使肾司封藏而开阖有度；肾司封藏，则可制约肝之疏泄太过。

另外，肺肾在五行中为金水，有母子相生关系，金能生水，肺阴充足，输精于肾，使肾阴充盛；肾阴为一身阴液的根本，故水能上润于（肺）金，使肺阴不虚。肺主通调水道，为水之上源，肺气肃降，使水液下行于肾，有助于肾主水；肾为主水之脏，肾气推动，肾阳蒸腾，有利于肺的通调。肺主气，司呼吸，其气肃降，有利于肾之纳气；肾主气，以维持呼吸深度，肾气充足，摄纳有权，也有利于肺气肃降。

肝肾同源，精血互化；肺肾之间又存在着金生水的母子关系。三脏生理上有着密切的联系，在共同维持人体阴液的平衡上发挥着重要的作用。

病理上三脏亦相互影响，特别是肿瘤的发生发展过程更是如此。因虚致病，是肿瘤发生的内在因素。肝肾阴虚、肺肾阴虚是多种肿瘤的病理基础；因虚致实，是此类疾病发展的必然结果。具体说它是一种全身属虚、局部属实的疾病，掌握其特点，有利于临床辨证立法，依法选方处药。谢老常用滋养肝肾之阴之法，选用一贯煎加味治疗肺癌、支气管癌、甲状腺癌、乳腺癌，或多种癌症晚期失去手术机会者，或因病人体质虚弱，耐受力差，不能接受全程放化疗者，或对放化疗不敏感者，或多脏器转移，或放化疗后津液损伤，出现放射性肺炎、放射性肺纤维化和放射性食管炎者。其辨证要点为：口干舌燥、声音低微或嘶哑，或干咳，或痰中带血，舌质红或暗红少津，少苔或无苔，脉细数，肝、肾、肺三脏阴虚者，应用中医药有一定的优势。

2.临证举隅

（1）肺癌

中医称之为肺积，临证多见咳嗽咯痰，或干咳无痰，或痰中带血，气短胸闷，舌质红，苔白或微黄，脉沉细或细数，证属肺肾阴虚者，治以益气养阴，润肺化痰。处方一贯煎加僵蚕10g，浙贝母15g，黄芪60g，女贞子30g。肺阴损伤较显著者加玄参30g，石斛30g；气短明显者加红参（另煎兑服）10g或太子参30g，蛤蚧（研末冲服）半对；久咳虚喘，劳咳咯血者，加冬虫夏草（冲服）10g，阿胶（烊化）10g，川贝母15g；纳差食少者，加白术15g，枳壳10g，炒麦芽30g，生薏苡仁30g，或黄连10g，荜澄茄15g；兼经脉瘀滞，舌质紫暗者，加乌梢蛇10g，蜈蚣2条、土鳖虫10g。兼郁热咯吐黄稠痰，或咯痰腥臭者，加忍冬藤30g，黄芩10g，龙葵30g，鱼腥草30g；咯吐黑痰，质黏成块，或咯时汗出者，加桑白皮10g，黄芩10g，麦冬增量至60g；咳嗽咯痰量多色白，咽痒者加陈皮10g，姜竹茹10g，莱菔子30g，白芥子15g，紫苏子15g；咯痰质稠，不易咯出者，加胆南星12g，百部18g，木瓜15g，丹参30g。兼热郁结块者，加夏枯草30g，生牡蛎30g，败酱草30g；咯吐血丝量多，或有血块者，加小蓟30g，荷叶30g，三七粉（冲）10g，或地榆炭30g，棕榈炭30g，侧柏叶30g；胸痛明显者，加丹参30g，赤芍15g，三七10g，罂粟壳10~15g。

（2）乳腺癌或乳腺癌术后

症见胸部痛，或引胁肋，口干喜饮，纳差食少，腰酸困不适，舌质暗红，少苔，脉细数。证属肝肾阴伤，气滞血瘀。治以补益肝肾，活血化瘀。处方：一贯煎加丹参30g，川芎15g，水蛭10g，石菖蒲15g，郁金12g，葛根30g。兼肝经郁热，双目干涩者，加决明子30g，菊花10g；气短懒言者，加黄芪30g，五味子10g；腰膝酸困，双下肢无力者，加沙苑子15g，桑椹15g，补骨脂30g；兼胸水者，加葶苈子10~12g，车前子（包）30g，大枣3枚；上肢单侧肿胀，疼痛重着者，加露蜂房10g，鹿角霜10g，或全蝎10g，僵蚕10g，山慈菇10g；胸闷盗汗，五心烦热者，加青蒿10g，鳖甲（先煎）10g，知母12g，牡丹皮12g，或地骨皮30g，银柴胡15g，白薇10g，麻黄根15g。

（3）甲状腺癌广泛转移

甲状腺术后发现肝、肺脏肿瘤转移灶，经化疗后出现声音嘶哑，口干咽燥，心慌气短，头晕目眩，神疲乏力，纳差食少，失眠多梦，白细胞低，舌质红或暗红，苔少，脉沉细略数。证属肺肾阴虚，气郁痰阻。治以滋阴清热，润肺化痰。处方：一贯煎加黄芪60g，女贞子30g，百合30g，天冬30g，僵蚕10g，浙贝母15g，枳壳15g，白术15g，生薏苡仁30g。或酌情加入半枝莲30g，土贝母30g，以清热解毒，抗癌抑瘤；或加入乌梢蛇10g，蜈蚣2条，土鳖虫10g，以逐瘀通络；或加入冬虫夏草（研末冲服）10g，以益肾补肺，止血化痰。

肝肾同源，肺肾相生的辨证特色体现了五行生克制化的特点。肝肾同源，精血互化；肺肾之间为金水相生的母子关系。三脏生理上有着密切的联系，在共同维持人体阴液的平衡上发挥着重要的作用。滋养肝肾，溯源抑瘤正是谢老在这种理论指导下提出的辨治恶性肿瘤的有效法则之一，应引起医者的高度重视，并予以深入研究。

（四）活血化瘀，穷根治瘤

1. 病因病机与治疗

血瘀证是指血液运行迟缓、阻滞和凝聚不通的病理状态。血瘀证也是肿瘤形成的基本病理之一。西医学对恶性肿瘤患者血流变的检测，发现全血还原黏度、红细胞电泳时间、纤维蛋白原、红细胞沉降率和血沉方程 K 值 5 项有增高，说明患者血液流畅性降低，黏稠度增高。诸多临床资料都证明了肿瘤患者血液高凝状态的客观存在，尤其是消化道肿瘤及供血丰富的肝癌、肺癌等癌转移者，血液高黏状态更为严重。活血化瘀药物具有降低血小板表面活性，抑制血小板凝集，提高纤维蛋白溶酶活性，可以改善肿瘤患者血液的高凝、高黏状态。活血化瘀药物还可以改善微循环，增加血流供给，并具有改善结缔组织代谢作用，可以使得瘢痕皮肤软化。研究表明，活血化瘀药物可以通过前列腺素（PG）的拮抗作用发挥其抗炎作用，从而抑制胶原纤维的生物合成与结缔组织的增生。

临床药理研究证明，多种活血化瘀药物都具有抗肿瘤作用，并可以调节机体的免疫功能。比如，当归、赤芍、丹参、莪术、牡丹皮等能够促进单核巨噬细胞系统功能，通过巨噬细胞吞噬活动对肿瘤细胞的生长扩散起遏制作用，从而发挥活血化瘀药物的抗肿瘤能力。丹参、降香有一定程度的诱生干扰素作用。鸡血藤、川芎、莪术、茜草、当归具有升高外周血液白细胞的作用。

由于肿瘤周围有大量的纤维蛋白凝集，并形成了纤维蛋白网络，使得抗癌药物和免疫活性细胞不容易进入瘤体内，影响疗效，而通过活血化瘀药物的应用能防止或破坏肿瘤周围及其瘤体内纤维蛋白凝集，改善肿瘤组织的微循环，使得抗癌药物和免疫活性细胞容易深进到瘤体内，从而杀灭肿瘤细胞。

肿瘤细胞一旦从原发灶脱离入血，可诱发血小板聚集，随着其转移活性的增高，血小板聚集活性也相对增高，活血化瘀药物的应用可降低纤维蛋白含量，增加纤维蛋白的溶解，增加血流量，改善血液循环和机体的高凝状态，使得肿瘤细胞处于抗癌药物和机体免疫功能控制下，借以提高疗效。活血化瘀药物对免疫功能具有双向调节作用，既有免疫抑制作用，也有免疫增强作用。

中枢神经系统对人体具有主宰和调节功能，并且和肿瘤的生长有密切关系，活血化瘀药物对中枢神经系统有着调节作用，可以恢复内环境平衡，有助于对肿瘤的抑制。癌肿患处一般都有炎症，往往降低了机体的抵抗力，有利于癌细胞的增殖，因此消炎是治疗癌症的重要环节。活血化瘀药物一方面影响毛细血管的通透性，减少渗出，另一方面能改善局部血液循环，促进渗出物的吸收，减少细菌感染的机会，减轻炎症的病理损害。

血瘀证主要具有疼痛、肿块、出血、色脉改变等证候。谢老在论述血瘀证形成时指出主要有以下4个方面的因素，治疗应针对成因施治。

（1）气滞致瘀

气为血帅，血随气行，气行则血行，气滞则血瘀。气能行血是指气的推动作用是血液循行的动力，气一方面可以直接推动血行，另一方面又可以促进脏腑的功能活动，通过脏腑的功能活动推动血液运行。唐容川在《血证论》中说："运血者即是气。"《素问·五脏生成》也说："气行乃血流。"血在脉管中流行，依靠气的统率和推动，所以气的正常运行对保证血液的正常循行有着重要意义，造成气滞的原因主要有七情内郁、痰湿、食积等，所以谢老在临床上治疗血行失常，常以调气为上，调血次之。

（2）气虚致瘀

气的运动变化是血液化生的动力，从摄入的饮食物转化成水谷精微，从水谷精微转化成营气和津液，再转化成血液，每个过程都离不开气的运动变化，而气的运动变化又通过脏腑的功能活动表现出来。气的运动变化能力旺盛，则脏腑的功能活动旺盛，化生血液的功能也强；反之，化生血液的功能也弱。气旺则血充，气虚则血少。血为气之母，有形而静。血的运行，全靠气的推动。气虚则推动无力，故血行迟缓，进而形成血瘀。《景岳全书·胁痛》说："凡人之气血犹源泉也，盛则流畅，少则壅滞，故气血不虚则不滞，虚则无有不滞者。"《读医随笔·承制生化论》更明确说道："气虚不足以推血，则血必有瘀。"所以谢老在治疗癌症患者时常配合补气药，就是为了补益生血。

（3）因寒致瘀

寒为阴邪，性凝滞而主痛，如果寒邪侵犯人体，阳气受损，温煦推动功能减弱，则使经脉气血阻滞，血液运行失常，变生瘀血。寒性收引，《素问·举痛论》云"寒则气收""寒气客于脉外则脉寒，脉寒则缩蜷，缩蜷则脉绌急……""寒气入经而稽迟，泣而不行"。《素问·调经论》说："寒独留，则血凝泣。"所以人体感受寒邪后，会出现经脉凝滞，血液循环涩滞不畅，形成瘀血。

（4）血热致瘀

邪热入血煎熬津液，使血液黏稠而不易流通，或血热互结，而成血瘀。《伤寒论·辨阳明病脉证并治》说："阳明证，其人喜忘者，必有蓄血。"《温病条辨·卷三》说："时欲漱口不欲咽，大便黑而易出者，有瘀血也。"

同时强调，瘀血证的形成与五脏中"心主血脉""肝藏血，主疏泄""肺朝百脉""肾主温煦"等功能有着密切的关联。

2. 症状与体征

血瘀证的常见症状与体征可以分为以下 12 种：

①肿块：病理性肿块，可出现在身体任何部位，如颅内、五官、内脏、肢体等，一般为固定不移动。

②固定性疼痛：刺痛或绞痛，痛而拒按，或休作有时，疼痛夜甚。

③出血：衄血，便血，血尿，皮下紫斑等，血色多紫暗或伴有血块。

④血管异常：包括舌下静脉曲张，毛细血管扩张，血管痉挛，唇及肢端紫绀。

⑤皮肤甲错，干燥，少华，肥厚，鳞屑增多。

⑥月经紊乱，行经色暗，紫黑夹有血块，痛经。

⑦肢体麻木或偏瘫。

⑧周期性精神异常，狂躁或健忘。

⑨口干而不欲饮。

⑩发热：自觉发热，测体温并不升高者，多见于夜间。

⑪腹大有形，青筋暴露，蛛纹丝缕或腹水。

⑫舌质紫暗，或舌体瘀斑，瘀点，脉细涩，结代，沉弦或无脉。

上述诸多症状与体征，但见一症，便可考虑诊断为血瘀证。

3. 瘀血证的出血部位

按瘀血部位的深浅及所在脏腑可分为：上窍血瘀证、血府血瘀证、膈下血瘀证、少腹血瘀证、会厌血瘀证、肢体血瘀证，按上（心肺）中（脾胃）下（肾，膀胱）可分属于不同的脏腑。为了使医者在临证中不易漏诊，谢老强调血瘀证辨证时还应注意有形血瘀证和无形血瘀证的辨析。有形血瘀证，如各种肿瘤包块，质地坚硬，边缘不规则，推之不移，如岩磐石。无形血瘀证，通过查体之外，一则利用现代生化检测手段来延伸我们的感官以获得证据，如血液高血凝状态等；另外根据病程来判断，以协助诊断。清代王清任在《医林改错》中的"久病入络为瘀"，叶天士《临证指南医案》中"大凡经主气，络主血，久病血瘀"等论断，提示多种慢性疑难病，尤其病程半年以上者，多在某种程度上兼有血瘀。实际上无形的血瘀证在临证中非常多见，应认真分析，方可确定诊断。

4. 临证举隅

（1）益气化瘀法

适用于正气亏虚，气虚血滞，脉络瘀阻，气虚血瘀所致的脑瘤。症见持续性头痛，或剧烈头痛，头昏头胀，或进行性视力减退，呕吐，语言障碍，或肢体软弱或偏瘫等。谢老受《医林改错》补阳还五汤益气化瘀法则的启示创制益气化瘀汤，药物组成：黄芪、丹参、赤芍、川芎、决明子、水蛭、焦山楂。

（2）养血化瘀法

广泛适用于肿瘤中晚期，或手术，放疗、化疗后多种血虚血瘀证。症见头晕目眩，心悸失眠，面色无华，女子月经量少或闭经，神疲乏力，舌淡，口唇，爪甲色淡，脉细而涩。谢老善用胶艾汤（阿胶、艾叶、甘草）、当归补血汤、桃红四物汤，常配以何首乌、黄精、桑椹、旱莲草、女贞子、西洋参、龟甲、鳖甲等。由于血虚而致瘀的患者多为肿瘤晚期，病情复杂，他习惯在其他辨证选方的基础上灵活套用，将益气养血，活血化瘀的法则巧妙地用于其中，匠心独运，实属难得。

（3）行气活血法

适用于气滞血瘀型多种肿瘤。可根据瘀血停留的不同部位进行选方。

①上窍血瘀证：瘀血阻滞头面。症见头昏头晕，或耳聋，脱发，面色青紫，潮热等。处方：通窍活血汤：赤芍、川芎、桃仁、红花、老葱白、鲜生姜、红枣、麝香。麝香为名贵短缺药，多用升麻 15~30g 代之。

②血府血瘀证：瘀血阻滞胸中。症见胸痛，头痛，日久不愈，痛如针刺而有定处，或呃逆日久不止，或饮水即呛，干呕或内热憋闷，或心悸怔忡，失眠多梦，急躁易怒，入暮渐热，口唇暗红，或两目晦暗，舌质暗红，或有瘀斑，瘀点，脉涩。处方：血府逐瘀汤。他指出血府逐瘀汤是王清任在继承《内经》《难经》仲景化瘀学说的基础上发明的一帖名方，其以疏肝行气、滋阴养血、活血化瘀为组方法则。临床应用很广泛，非常实用。

③膈下血瘀证：适用于瘀血阻滞于膈下，症见肿痞块在两肋下或腹中，疼痛，痛处不移，或卧则腹坠似有物者。以膈下逐瘀汤（五灵脂、当归、川芎、桃仁、红花、牡丹皮、赤芍、乌药、延胡索、香附、枳壳、甘草）活血化瘀，行气止痛。

④少腹血瘀证：适用于寒凝血瘀结于少腹。症见少腹瘀血积块，或痛而无积块，或少腹胀满，或伴经行腰酸，或月经 1 个月 3~5 次，连绵不断，断而又来，其色紫黑，或夹血块，或崩漏等。以少腹逐瘀汤（小茴香、干姜、延胡索、没药、当归、川芎、桂枝、赤芍、蒲黄、五灵脂）活血化瘀，温经止痛。

⑤利（渗）湿化瘀法：适用于湿瘀交阻的瘀血证。水湿郁结日久，气机阻遏，血液运行不畅而致血瘀，即为湿阻血瘀证。水湿积聚，皆可致瘀血，反之血瘀日久不消也常兼水湿，如《金匮要略》所述："血不利，则为水。"临床多见于肾癌、前列腺癌等泌尿系肿瘤，或肿瘤晚期所导致的下肢水肿，甚者按之没指，小便不利，或色黄短少等。谢老创制化瘀利湿汤，利湿行水，活血化瘀，疗效显著，可谓宝贵经验之一，应进一步探索其药理作用，扩大其临床应用。

由于肿瘤是一种难治、顽固性疾病，必须按疗程坚持长期用药。一般 1 个疗程约需半年，平均需 2 个疗程，多则 3~4 个疗程。中药汤剂治疗到一定程度，即病情相对稳定时，为了巩固疗效，节省药材，便于携带和服用，可改用丸剂。其具体做法是根据每个病人病情和已用的有效方药，取 10~24 剂，共研细末，炼蜜成丸，每丸 6~9g，每次 1 丸，早晚温开水冲服。依实际情况可重复使用，或按病情变化而化裁制丸服用。

活血化瘀，穷根治瘤的辨证治法，应属于新概念、新思路。虽然瘀血的提法在传统中医中历史悠久，源远流长，但是与当代科学解释的瘀血机制尚属两个层面。现代活血化瘀方药研究，发现了它对恶性肿瘤血行转移的具体作用及其机制。活血化瘀方药可以改善肿瘤患者血液高黏状态，防止肿瘤栓子的形成，对脱离原发瘤并移行进入血液循环的肿瘤细胞有直接或间接的抑杀作用，能够防治恶性肿瘤的血行转移，取得穷根治瘤的效果。肿瘤转移异常复杂，涉及许多因素，但按中医辨证论治的原则，具体分析肿瘤发展不同阶段血瘀证候证型的变化特点，正确选用活血化瘀方药，可以获得满意的疗效，取得一致的研究结果。

二、用药特点

谢远明老中医在治疗恶性肿瘤中积累了丰富的经验，辨证具有特色，其用药更有鲜明的特点。正如古语所云："用药之妙，如将用兵。兵不在多，独选其能，药不在贵，唯取其效。"

（一）重用益气补虚药

《素问·刺法论》说："正气存内，邪不可干。"说明了正气对疾病发生和防御的重要意义。恶性肿瘤发病迅速，病情险恶，患者多具有进行性消瘦甚至恶病质的特点，常出现气血阴阳的虚衰。气虚、阳虚表示机体功能的衰退，阴虚、血虚表示体内津液精血的耗损。益气补虚就是要扶助人体的正气，调节气血阴阳的不平衡，可以提高患者抵御肿瘤的能力，控制肿瘤的发展。益气补虚药物可以增强机体的免疫功能，改善骨髓造血功能，提高内分泌及体液调节功能，调节机体物质代谢，调节细胞内环磷酸腺苷含量及其与环磷鸟苷的比值，有利于抑制癌细胞的生长，还有些益气补虚药物可抑制肿瘤的转移和浸润，同时有可能预防肿瘤和治疗癌前病变。

谢老所接诊的患者绝大多数都是中晚期癌症。慢性消耗人体机能又是此类病的特点，一般造成虚证居多，以气、血、津液亏损较为严重，因此在用药时剂量为重，超过 30g 以上的有：黄芪、党参、太子参、白术、山药、扁豆、饴糖（可用炒麦芽替代）等，尤其黄芪以 30g 为基础量，视气虚的程度，60g、90g、120g 递增，或直接用 120g。黄芪味甘、微温，归脾肺经，有补气升阳、益卫固表、利水消肿、托疮生肌的功效。人体外周血淋巴细胞转化实验证明，黄芪水煎剂可以促进正常人和肿瘤病人的淋巴细胞转化率，恶性肿瘤病人淋巴细胞的反应性低于正常人，使用较高的药物剂量，方能取得与正常人淋巴细胞相当的促分裂效应。另外，高浓度黄芪皂苷使 Wistar 大鼠离体工作心脏的心脏收缩性能立即呈剂量依赖性增强，低浓度黄芪皂苷使心脏收缩性能立即减弱，提示黄芪皂苷对心肌有正性肌力作用，与强心苷类药物相似。应用黄芪治疗 92 例缺血性心脏病，黄芪组每日给黄芪 50g，水煎服，每日 3 次，并分别与心痛定和复方丹参片做对照，30 天为 1 疗程，均连续用药 1 个疗程以上，3 组服药期间停用其他扩冠药物。结果黄芪组 92 例中，显效 30 例，有效 54 例，无效 8 例，总有效率为 91.3%，疗效明显优于对照组（P < 0.05），并能明显改善心电图等多种临床客观指标，其中心电图改变明显，总有效率为 82.6%。研究还表明黄芪是治疗白细胞减少症状的有效药物，且增加剂量能提高疗效。其次用大枣 3~5 枚，甘草 6~10g。养血药选用当归、龙眼肉、阿胶，一般剂量为 10g，熟地黄 10~24g，何首乌、夜交藤、鸡血藤皆在 30g。

（二）重用利湿渗湿药

在肿瘤发展以及转归中，湿邪是不容忽视的成因之一。湿为阴邪，易阻遏气机，导致气机升降出入失调。三焦气化失常，是人体水液输布运化发生障碍而形成的。其可以停留在人体局部，凝聚不去，阻滞经络，导致肿瘤的形成，也可以流溢四肢筋骨，产生转移灶。湿易困脾，损伤阳气。"湿胜则阳微"（《外感温热篇》），"湿胜则水泄，甚则水闭跗肿"（《素问·六元正纪大论》），湿邪使病情更加复杂化。如肝癌、肺癌晚期会有胸腹腔积液，气急难平，腹部胀满；还有些肿瘤压迫阻塞血管淋巴管回流，而产生癌性水肿。

因此谢老在制定方案时，重视利湿渗湿、芳香化湿药的选用。常用利湿渗湿药为茯苓、猪苓、泽泻、车前子、薏苡仁、茵陈蒿、地肤子、冬葵子、滑石、萆薢、萹蓄、赤小豆、石韦、金钱草、海金沙，除地肤子、泽泻用 10g 外，其他用药多为 30g，猪苓有时多达 60g，因其药性偏凉，故常配桂枝、枳壳、木香等温性理气药以佐之，效果更好。芳香化湿药常用苍术、厚朴、藿香、佩兰、砂仁、白豆蔻、草豆蔻，或重用荷叶 30g 以上，清暑利湿，升阳止血。

（三）擅用滋阴养阴药

肿瘤晚期，或手术，或放疗、化疗后不仅常见气血亏虚，而且脏腑阴液亦伤，谢老善以滋阴养阴法尽量调整脏腑间阴阳失衡，常选用的药物有沙参、麦冬、天冬、石斛、女贞子、百合、黄精、桑椹、黑芝麻，用量均在 30g，枸杞子、旱莲草各 15g，龟甲、鳖甲、玉竹各 10g，以尽可能纠正阴虚之偏差，创造相对平衡的内环境，以利于肿瘤患者康复。滋阴类药物可提高癌症患者巨噬细胞功能及免疫功能，进一步的动物实验也提示该类药物有提高体液免疫和细胞免疫的作用。现代研究表明滋阴法的代表方剂六味地黄汤对诱发和自发肿瘤有抑制作用，观察到六味地黄汤能够抑制动物肿瘤的自发率和诱发率，对突变和癌变都有一定的防护作用。

（四）擅用破血逐瘀之品，药猛力专

人身气血在脏腑经络、四肢百骸中运行，升降出入，流畅无阻，气血相依，气为血帅，血为气母，气郁、气滞、气虚、气聚、血寒、血热都能聚血成瘀，出现积聚癥瘕。明代董宿在《奇效良方·积聚门》中说："气上逆，则六输不通，温气不行，凝血蕴里不散，津液凝涩渗着不去，而成积矣。"清代王清任在《医林改错》中说："今请问在肚腹能结块者是何物？若在胃结者，必食也；在肠结者，燥粪也……肠胃之外，无论何处，皆有气血……结块者，必有形之血也。血受寒则凝结成块，血受热则煎熬成块。"说明了肿瘤的形成与瘀血有着密切关系。肿瘤包块的形成，多为风寒邪热，湿痰凝聚，阻滞经络，导致血瘀成块，正如《诸病源候论》所述："肿之生也，皆由风邪寒热客于经络，使血滞不通，瘀积而成肿也。"由于血行不畅，瘀血凝滞，"不通则痛"，患者有固定性疼痛，因为血属阴，故疼痛每于夜晚加重，因为血行不畅或局部瘀血，所以颜面晦暗，指甲及皮肤粗糙没有光泽，舌质暗有瘀斑，其肿块坚如磐石，推之不移。运用活血化瘀药物可以改善肿瘤患者血液的高凝状态，改善微循环，某些活血化瘀的药物有直接杀死肿瘤细胞的作用。谢老针对其病理特点，在辨证选方的基础上，擅长使用虫类药以破血逐瘀、祛风通络、散结消肿。最常使用的是乌梢蛇、蜈蚣、土鳖虫三味，乌梢蛇、土鳖虫多用 10g，蜈蚣 2 条，个别病例高达 30 条。其次选用水蛭、穿山甲、全蝎、地龙、僵蚕、螃蟹等，或单味，或一二味合而用之，以加强破血逐瘀之功，药力峻猛，效力专宏。同时擅用三棱、莪术、姜黄、郁金、僵蚕、地龙、大黄、土鳖虫、乳香、没药、娑罗子、延胡索、蒲黄、五灵脂等对药，以加强行气活血、逐瘀散结之功，其化瘀消瘤之作用较为理想。

附：实验与临床研究

扶脾化瘤法是谢老治疗恶性肿瘤的主要法则之一。近年来，我们对其主方枳朴六君子汤做了改组，命名为扶脾化瘤饮，分别进行了临床及实验研究，并于 2010 年申报了陕西省科技攻关项目（No.2010K14-03-12），将研究结果在《陕西中医》发表。

一、临床研究

扶脾化瘤饮治疗脾胃虚弱型中晚期胃癌 32 例。

（一）临床资料

2 组 62 例均为本院门诊和住院病人，TNM 分期为Ⅲ、Ⅳ期胃癌患者，中医辨证属脾胃虚弱型，随机分为治疗组 32 例，其中男性 18 例，女性 14 例；年龄 35~84 岁，平均年龄 54.2 岁；病程 7 个月 ~8 年；病理诊断：其中腺癌 25 例，黏液腺癌 4 例,未分化癌 3 例。对照组 30 例,其中男性 16 例,女性 14 例;年龄 33~80 岁,平均年龄 55.6 岁;病程 4 个月 ~7 年;病理诊断:腺癌 23 例,黏液腺癌 5 例,未分化癌 2 例。两组在性别、年龄、病程、病理及临床分期等方面均无显著差异(P>0.05),具有可比性。

（二）治疗方法

治疗组采用以益气健脾、化痰散结为法的扶脾化瘤饮内服。扶脾化瘤饮主要由黄芪、党参、茯苓、生薏苡仁、白花蛇舌草各 30g,白术、半夏、枳壳、厚朴、半枝莲各 15g 组成,每日 1 剂,水煎 200mL,分早晚 2 次口服,疗程 3 个月。对照组口服平消胶囊（国药准字 Z61021330）。

（三）疗效标准

临床症状观察参照《中药新药临床研究指导原则》相关标准,将纳差、乏力、疼痛、消瘦等常见症状按轻、中、重分为 3 级分别计分,采用尼莫地平法对治疗前后总积分进行比较以判断疗效,积分减少 ≥ 70% 为显效,积分减少 ≥ 30% 为有效,积分减少 <30% 为无效,公式为:[（治疗前积分 - 治疗后积分）÷ 治疗前积分]×100%;生活质量指标采用 Karnofsky 评分标准;免疫功能的变化:观察治疗前后的 T 细胞亚群 CD4、CD8 及 CD4/CD8 的比值变化。

统计学方法:结果用均数 ± 标准差（x̄±s）表示,凡自身对照资料可以采用配对 t 检验,两组均数比较采用成组 t 检验,有效率用 χ^2 检验。所有数据处理均以 SPSS12.0 统计软件进行分析。

（四）治疗结果

临床症状及生活质量:治疗组 32 例,显效 9 例,有效 11 例,无效 12 例,总有效率 62.5%;对照组 30 例,显效 5 例,有效 13 例,无效 12 例,总有效率 60.0%,两组症状疗效比较无显著性差异（P>0.05）;治疗组治疗后生活质量提高和稳定 18 例,有效率为 56.25%;对照组生活质量提高和稳定 15 例,有效率为 50.0%,无显著性差异（P>0.05）。

免疫功能的变化情况见附表。

附表 1 治疗前后两组病人 T 细胞亚群变化（x̄±s）

组　别	时　间	n	CD4	CD8	CD4/CD8
治疗组	治疗前	32	32.08 ± 7.35	27.25 ± 4.16	1.19 ± 0.38
	治疗后		37.51 ± 7.52 △ ▲	26.54 ± 3.18	1.41 ± 0.42 △ ▲
对照组	治疗前	30	31.14 ± 6.31	28.02 ± 6.22	1.14 ± 0.35
	治疗后		32.26 ± 5.62	27.84 ± 5.17	1.15 ± 0.44

注:△治疗后与对照组比较 P<0.05,▲与本组治疗前比较 P<0.05。

（五）讨论

中晚期胃癌患者机体正气不足，正气虚伴随肿瘤发生发展以及治疗和预后的全过程。西医学认为，幽门螺杆菌感染与胃癌的发生有密切关系。肿瘤患者细胞免疫功能受抑制，主要表现为 $CD8^+$ 细胞的升高，$CD4^+/CD8^+$ 比值的降低，免疫调节功能水平显著低下，机体处于免疫抑制状态。扶脾化瘤饮以益气健脾、化痰散结为法，主治由脾气虚弱、湿滞中焦、痰瘀互结所致的胃癌。研究表明，健脾益气类方药能提高晚期胃癌患者生活质量及细胞免疫水平。临床观察表明，中药扶脾化瘤饮在提高脾胃虚弱型中晚期胃癌患者生活质量、改善临床症状方面与传统抗肿瘤药平消胶囊疗效相当，但在提高机体免疫功能方面优于平消胶囊，其疗效机制有待进一步的实验研究验证。

二、实验研究

扶脾化瘤饮抑瘤及延长生命的实验研究。

（一）材料与方法

1. 试验药物与仪器

扶脾化瘤饮（陕西省中医医院提供，批号 101008），给药时用蒸馏水稀释至所需浓度；环磷酰胺（CTX）（江苏恒瑞医药股份有限公司，批号：08040321）。倒置显微镜（日本 NikonE200）；细胞计数板（浙江玉环县求精医用仪器厂）；电子分析天平（北京赛多利斯）；超净工作台（苏州净化设备工程有限公司）。

2. 动物和瘤株

昆明种小鼠，清洁级，18~22g，由第四军医大学（现空军军医大学）实验动物中心提供，实验动物合格证号：SCXK（军）2007–007；S180 腹水瘤瘤株，由第四军医大学实验动物中心提供。

3. 方法

（1）实验造模

动物模型选择生长 6~8 天的健康传代 S180 腹水型肉瘤小鼠，颈椎脱臼处死后酒精消毒腹部，在无菌条件下，抽取腹水（浅黄色）放入试管内。取少量腹水滴于小试管内，加生理盐水稀释后混悬，用细胞计数器计数。将腹水用生理盐水进行稀释，使得用于接种的混悬液活细胞数约为 1×10^7 个 /mL，冷冻保存。取小鼠 50×3 只，体重 18~22g，每次试验均采用单一性别，每只小鼠无菌条件下腋下接种瘤细胞悬液 0.2mL，计瘤细胞数约为 2×10^6 个。整个操作应在 60 分钟内完成。

（2）实验分组

给药 24 小时后按体重随机分为 5 组，分别为荷瘤对照组（常水 20mL/kg）、阳性对照组环磷酰胺 20mL/kg（灌胃给药）和扶脾化瘤饮 6g/kg、3g/kg、1.5g/kg 剂量组（灌胃给药）。接种S180瘤细胞后次日开始给药，每天1次，连续给药10天。

（3）观察指标

①肿瘤生长抑制率：末次给药后次日，称体重后颈椎脱臼处死小鼠，立即剥离取出瘤块，剔除其他组织后称重，按下列公式：肿瘤抑制率% = ［（模型组瘤重 – 给药组瘤重）/ 模型组瘤重］× 100%，计算体重和抑瘤率。试验重复3次。

②生命延长率：给药结束后继续观察，记录各组小鼠生存时间，按下列公式：生命延长率% = ［（给药组平均生存期–对照组平均生存期）/对照组平均生存期］× 100%，计算生命延长率，试验重复3次。

4. 统计学分析

处理数据以 $\bar{x} \pm s$ 表示，采用SPSS11.0统计软件处理，组间比较采用t检验。

（二）结果与分析

1. 体内抑瘤作用

附表2结果表明，扶脾化瘤饮6g/kg、3g/kg、1.5g/kg剂量组和环磷酰胺组对荷S180腹水瘤小鼠的抑瘤率分别为53.74%、39.46%、18.37%和63.95%，与模型对照组平均瘤重经 t 检验，P ≤ 0.01~P ≤ 0.05，显示扶脾化瘤饮各剂量组和环磷酰胺组对S180肉瘤的生长有抑制作用。

2. 生命延长作用

从附表3可以看出，实验中对照组7天内死亡率<20%，无一只生存期超过4周，治疗组观察期以60天为限。

结果可见，扶脾化瘤饮6g/kg、3g/kg、1.5g/kg剂量组和环磷酰胺组对荷S180腹水瘤小鼠的平均生命延长率分别为31.85%、17.95%、11.75%和42.04%，平均生命延长时间均明显长于荷瘤对照组（P ≤ 0.01~P ≤ 0.05）。

附表2　扶脾化瘤饮对小鼠荷S180肉瘤生长的影响（$\bar{x} \pm s$）

组　别	剂　量	动物数（只）（始/末）	动物体重（g）（始/末）	瘤　重（g）	抑制率（%）
荷瘤对照组	（水）20mL/kg	30/30	20.67 ± 1.069/29.65 ± 2.67	1.47 ± 0.45	
环磷酰胺组	20mg/kg	30/30	20.70 ± 1.18/25.88 ± 3.23 ▲	0.53 ± 0.33 ▲	63.95
大剂量组	6g/kg	30/30	20.50 ± 1.04/27.44 ± 4.75 △	0.68 ± 0.57 ▲	53.74
中剂量组	3g/kg	30/30	20.73 ± 1.20/28.26 ± 3.68	0.89 ± 0.52 ▲	39.46
小剂量组	1.5g/kg	30/30	20.43 ± 0.90/27.18 ± 3.62 ▲	1.20 ± 0.56 △	18.37

注：与荷瘤对照组相比：△ P<0.05；▲ P<0.01

附表3　扶脾化瘤饮对 S180 腹水瘤小鼠生存时间的影响（$\bar{x} \pm s$）

组　别	剂　量	动物数（只）	生存时间（%）	生命延长率
荷瘤对照组	（水）20mL/kg	30	17.27 ± 3.06	
环磷酰胺组	20mg/kg	30	24.53 ± 4.31 ▲	42.04
大剂量组	6g/kg	30	22.77 ± 4.43 ▲	31.85
中剂量组	3g/kg	30	20.37 ± 4.00 ▲	17.95
小剂量组	1.5g/kg	30	19.30 ± 3.86 △	11.75

注：与荷瘤对照组相比：△ $P<0.05$；▲ $P<0.01$

（三）讨论

胃癌是常见的恶性肿瘤，是消化系统最多发的肿瘤，占全球癌症死亡原因的第 2 位。胃癌已经并将继续成为严重危害人类健康的重大疾病。当前，外科手术是胃癌首要的治疗方法，然而由于胃癌早期症状多较轻，也无体征，故常常因不容易被发现而被忽略。通常发现胃癌时，大多已属中晚期，错过了根治的时机。对于无法切除的中晚期胃癌以及转移性胃癌，临床多采用放疗、化疗、化放疗或中西医结合等方法综合治疗。由于手术、化疗和放疗等治疗手段也难以预防和控制胃癌转移复发，一般手术后 1~3 年复发率极高，多发生远处脏器转移或腹腔淋巴结转移，甚至产生癌性腹水或者全身广泛转移，所以目前临床更倾向于中西医结合的综合治疗。近 10 年来中西医结合在减轻胃癌放疗、化疗的毒副反应，控制腹水，抑制癌痛等方面表现出显著的效果。扶脾化瘤饮以益气健脾、化痰散结为法，全方重用党参、黄芪为君，益气补虚；白术、半夏燥湿健脾，茯苓、薏苡仁渗湿健脾合用为臣；枳壳、厚朴行气燥湿，化痰消积；白花蛇舌草、半枝莲清热利湿、解毒消痈共为佐使。主治由脾气虚弱、湿滞中焦、痰瘀互结所致的胃癌。本方符合"扶正培本""养正以消积"的治癌大法，其特点是重用益气补虚和燥湿健脾之品，其用量超过目前常用处方的 1 倍以上，其效力也明显不同于其他处方。实验研究表明，扶脾化瘤饮大、中、小剂量组对 S180 肉瘤有明显的抑制作用，抑瘤率分别为 53.74%、39.46%、18.37%，并能明显延长 S180 荷瘤小鼠的生存时间，生命延长率分别为 31.85%、17.95%、11.75%，提示扶脾化瘤饮具有抑制脾胃虚弱型中晚期胃癌，延长生存时间的作用。扶脾化瘤饮在临床中能明显提高外周血白细胞数，提示可能是通过免疫调节机制发挥一定的治疗作用，对于上述可能的作用机制以及其抗肿瘤作用的物质基础有待进一步研究。

参考文献

［1］国家食品药品监督管理局. 中药新药临床研究指导原则［M］. 北京：中国医药科技出版社，2002.

［2］王海鹏，田小林，冉福林，等. HP 相关性胃癌组织中 COX–2 和 Bcl–2 的表达

及其意义［J］. 陕西医学杂志，2009，38（7）：815.

［3］李豫江，李志刚，丛竹军. 免疫增强剂对胃癌、大肠癌围手术期免疫功能的影响［J］. 陕西医学杂志，2009，38（2）：627.

［4］陆敏. 健脾益气法对晚期胃肠癌患者生活质量及细胞免疫功能的影响［J］. 陕西中医，2008，29（9）：1130-1131.

［5］陈灏珠. 实用内科学［M］. 12版. 北京：人民卫生出版社，2005：109.

［6］胡玥，王瑞平. 中西医结合治疗晚期胃癌现状［J］. 广西中医学院学报，2007，10（3）：103-106.

中篇·谢远明临证验案

谢远明老中医行医几十年，因为善于将经典理论与临床实践紧密结合，在治疗各种恶性肿瘤病症时能够独辟蹊径，所以取得良好的效果。现总结谢老部分病案，以飨诸位同仁。

脑　瘤

一、脑垂体瘤术后复发

米某，男，50岁，干部。2001年3月14日初诊。

主诉：脑垂体瘤术后2月余。

现病史：患者自1999年9月1日于西安交通大学医学院第一附属医院行垂体瘤手术，术后复发，于2001年元月10日于北京协和医院再次行垂体瘤术。现症：头痛，身体乏困，易出汗，眼睛干涩，纳可，眠可，大小便调，舌红苔黄厚腻，脉沉细而数。

诊断：中医：头痛。证属：气虚血瘀。

西医：脑垂体瘤术后复发。

治法：益气化瘀。

处方：益气化瘀汤加味：黄芪120g，赤芍15g，川芎15g，决明子30g，焦山楂30g，水蛭（研末冲服）6g，乌梢蛇10g，蜈蚣2条，土鳖虫10g，女贞子30g，枸杞子15g，菊花15g。12剂，每日1剂，水煎服。

2001年3月26日次诊：服上药后胃脘部胀满，纳食稍减，余无异常，舌质淡红，苔腻，脉沉细。

处方：上方加黄连10g，荜澄茄15g，台乌药10g。12剂，每日1剂，水煎服。

2001年4月9日三诊：病情稳定，脉沉细，苔白。处方：上方加枳壳15g，白术15g，生薏苡仁30g。12剂，每日1剂，水煎服。

2001年4月29日四诊：服上药后症状明显好转。偶感乏困，精神差，尿急，纳食可、睡眠可，大便调。舌质淡红，苔稍黄腻，脉沉细。处方：上方加何首乌30g。12剂，每日1剂，水煎服。

2002年10月28日五诊：乏困，精神差症状改善，纳可，大便调，尿急，声音嘶哑，舌边尖红，边有齿痕，苔黄腻，脉沉细。处方：补阳还五汤加味。组成：

黄芪 120g，当归 10g，地龙 10g，川芎 15g，赤芍 15g，桃仁 10g，红花 10g，丹参 30g，决明子 30g，焦山楂 30g，全蝎 10g，蜈蚣 2 条，半枝莲 30g，乌梢蛇 10g，天麻 12g，钩藤 12g。12 剂，每日 1 剂，水煎服。

2002 年 11 月 14 日六诊：声音嘶哑减轻，尿急，无尿频、尿痛，纳可，大便调，头沉闷，肩背酸困，舌质淡红，苔黄腻，脉弦细。

处方：上方加益母草 30g，益智仁 30g。12 剂，每日 1 剂，水煎服。

2002 年 12 月 2 日七诊：声音嘶哑消失，尿急减轻，舌质淡红，苔黄腻，脉弦细。处方：上方去天麻、钩藤，加白花蛇舌草 30g。12 剂，每日 1 剂，水煎服。

2003 年 1 月 13 日八诊：服上药后症状减轻，声音嘶哑消失，尿急减轻，颠顶稍有痛感，舌质淡红，苔腻略厚，脉弦。处方：上方加水蛭^{（研末冲服）}10g。12 剂，每日 1 剂，水煎服。

2003 年 3 月 3 日九诊：心烦易怒，颠顶隐痛，头枕部不适，纳可，二便调，尿急，舌质淡红，苔干黄腻，脉弦细。处方：上方加白芷 30g，细辛 3g，蔓荆子 15g，僵蚕 10g。12 剂，每日 1 剂，水煎服。

2003 年 3 月 31 日十诊：心烦减轻，易惊醒，心慌，醒时尤甚，颠顶阵痛，上肢乏力，纳可，二便调，舌质淡红，苔根部略腻，脉弦细。处方：上方加沙苑子 30g，香附 12g。12 剂，每日 1 剂，水煎服。

2003 年 6 月 3 日十一诊：服上方后病情平稳，诉右侧耳部不舒，夜间易惊，心慌好转，乏力消失，时有烘热不舒，纳可，二便调，睡眠可，舌质红，苔黄腻，脉弦细。处方：上方加黄连 10g，黄芩 10g，大黄 6g。12 剂，每日 1 剂，水煎服。

2003 年 7 月 3 日十二诊：服药后右耳部不舒消失，烘热感明显减轻，夜间易惊醒情况好转，近日胃脘时有隐痛，以服中药后为重，颠顶部时有沉重、疼痛，纳可，二便调，平素易怒，舌质红，苔薄黄，脉弦。处方：上方去大黄、黄芩，加荜澄茄 15g，延胡索 30g。12 剂，每日 1 剂，水煎服。

2003 年 10 月 20 日十三诊：服药后病情尚平稳，诉偶有颠顶疼痛，全身乏力，以午后为重，胃脘仍时有隐痛，纳可，二便调，夜寐可，时有潮热汗出，夜间较多，舌质红，边有齿痕，苔薄微黄，脉弦细。处方：上方加枳壳 15g，白术 15g，茯苓 30g，太子参 30g，三七 10g，杜仲 10g。12 剂，每日 1 剂，水煎服。

2004 年 4 月 5 日十四诊：服药后病情尚平稳，诉头顶部及枕部沉重疼痛，乏力好转，胃痛消失，仍有潮热汗出，程度减轻，舌质红，苔薄微黄，脉弦细。处方：继用上方，12 剂，每日 1 剂，水煎服。

2005 年 7 月 18 日十五诊：服药后病情一直平稳，近日受惊吓，头痛有所复发，无头昏，纳可，二便调，舌质红，苔薄白，脉沉细。处方：补阳还五汤加水蛭 10g，决明子 30g，焦山楂 30g，丹参 30g，白芷 30g，细辛 3g，蔓荆子 15g，乌梢蛇 10g，蜈蚣2条，土鳖虫10g。12剂，每日1剂，水煎服。

3年后随访，病人健在。

按语：益气化瘀汤是以益气化瘀之功效命名的，主治颅脑外伤致慢性硬膜下血肿、脑梗死、脑瘤等，症见神萎肢软，头目晕眩而痛，胸闷纳呆，便秘或溏，苔薄质紫体胖，边有齿纹，脉细或滑。方解：黄芪益气升阳，利水消肿；当归、赤芍、川芎、丹参活血化瘀，益肝通络，祛瘀消癥，共奏益气化瘀、养肝通络之功。谢老在处方中进行了剂量的变化，更贴近病情。治疗过程中的加减变化也是十分恰当合理的，随病情的演变而变化，针对性很强。

一般而言，有颅压增高症状的，大多为邪实型，而有内分泌紊乱的脑垂体瘤则以正虚型居多。脑瘤患者患病后不是一成不变的，而是随着病情的恶化或缓解，证型会发生变化，脑瘤初起大都为风痰、痰湿或痰瘀交阻，随着病情的发展，则有肝火、肝风的见症，当病情缓解或到后期，则以肝肾阴虚为主，或以脾肾阳虚为主。气虚不固，易出汗，身困乏力，脑为髓海，赖肝肾之阴津濡养，罹患脑瘤，痰瘀凝聚占位，且有化火生风之势，耗津灼液，遂使肝肾阴虚，髓海失荣，而致目睛干涩，舌红苔黄腻，脉沉数。治宜益气化瘀，活血通络。谢老以益气化瘀汤加味，大剂量的黄芪补气升阳，益卫固表，利水消肿；乌梢蛇、蜈蚣、土鳖虫、水蛭活血化瘀；赤芍清热凉血，散瘀止痛；川芎活血行气，祛风止痛；焦山楂入血分，性温能通行气血，有活血祛瘀止痛之功；肝开窍于目，肾精上注于目，加补肝阴、清肝热的枸杞子、菊花、石决明；女贞子滋补肝肾。若胃脘胀满、纳呆，可加乌药、枳壳、白术。尿急，声音嘶哑，舌边尖红，边有齿痕，苔薄白，脉沉细，谢老方用补阳还五汤加味，补阳还五汤补气活血通络，全蝎、蜈蚣、乌梢蛇、水蛭等虫蚁搜剔之药破瘀逐痰，通络开窍；天麻、钩藤祛风通络，清热平肝；半枝莲、白花蛇舌草清热解毒、利湿通淋。尿急加益智仁固精缩尿；心烦易怒，颠顶隐痛，头枕部不适，尿急，舌质淡红，苔干黄，脉沉细，加白芷散风除湿，通窍止痛；细辛祛风散寒，通窍止痛，温肺化饮；蔓荆子祛风利湿通经络，僵蚕息风止痉，祛风止痛，化痰散结；易惊醒，心慌，醒时尤甚，颠顶阵痛，上肢乏力，加沙苑子补肾固精，养肝明目；香附行气解郁，止痛消肿。易怒、脉弦，加延胡索理气止痛。颠顶部疼痛，全身乏力，以午后为重，胃脘仍时有隐痛，潮热汗出，夜间较多，舌质红，边有齿痕，苔薄白，脉弦细，加三七化瘀止血，活血定痛；丹参活血通经，祛瘀止痛，凉血清心除烦；白术补气健脾，燥湿利水，止汗；太子参补气生津；茯苓利水渗湿，健脾补中，宁心安神；杜仲补肝肾，强筋骨。

二、原发性颅内胶质细胞瘤

李某，女，60岁，农民。

主诉：视物模糊不清1月余。

现病史：因视物模糊不清，于1998年7月10日来我院眼科住院治疗15天。经查眼底无器质性病变，视力左0.5，右0.7。按一般眼疾常规治疗15天无效，继之出现右侧肢体功能障碍，疑为：①神经症；②颅内占位性病变不排除。经CT检查，确诊为原发性胶质细胞瘤，曾咨询第四军医大学（现空军军医大学）西京医院神经科等单位，因瘤体位置不理想而未手术。无奈之际仅抱一线希望来门诊求治。现症：右侧肢体不遂，跛行，形体消瘦，视物昏花，模糊不清，时感头痛，语言謇塞，纳谷不香，大便量少，小便微黄，舌质暗，苔微黄略腻，脉弦细略涩。

诊断：中医：脑瘤。证属：气虚血瘀，兼有湿热。

　　　西医：原发性颅内胶质细胞瘤。

治法：益气化瘀，散结消肿，佐以清热化湿。

处方：益气化瘀汤加味：黄芪60g，丹参30g，水蛭(研末冲服)10g，赤芍15g，川芎15g，决明子30g，焦山楂30g，乌梢蛇10g，蜈蚣2条，土鳖虫10g，西洋参(另煎兑服)15g，白芷30g，荷叶(后下)30g，野菊花15g，鸡内金(研末冲服)15g。每日1剂，水煎500ml，早晚分服。嘱服6个月。

1999年1月17日复诊：服药后上述症状略有减轻，病情基本稳定。处方：效不更方，上方继服3个月后，2001年4月16日复查CT，颅内瘤体与前对照明显缩小，改作丸剂，连用12个月。

2002年12月5日复诊：视力明显提高，头痛消失，右侧肢体活动受限较前明显缓解，生活可以自理，并可做一般家务。

2003年6月16日随访安然无恙。至2012年未用任何治疗，虽右侧肢体活动不十分理想，但可下地干农活，在家操持家务。

按语：头为诸阳之会，阳气不足，则气血不得运行，遂气虚血瘀，壅遏而成瘤，致使头痛，语言謇塞；脾胃虚弱则纳呆，食少则无法充养形体，故形体消瘦；气虚无力化生血液，导致血海空虚，则视物昏花，模糊不清；气虚无力推动肠道，故大便量少。谢老以益气化瘀汤加味散结消肿，黄芪甘温补气升阳，托疮排脓；丹参活血通经，祛瘀止痛，凉血清心除烦；水蛭、乌梢蛇、蜈蚣、土鳖虫等血肉有情之品活血逐瘀；西洋参益气生津；赤芍清热凉血，散瘀止痛；川芎活血行气，祛风止痛；白芷散风除湿，通窍止痛；荷叶清暑利湿，升阳止血，补脾；野菊花清热解毒；鸡内金消食健胃；决明子清热明目，润肠通便。

三、肺癌术后脑转移

白某，男，60岁，陕西省某汽车运输公司职工。2003年12月17日初诊。

主诉：右肺癌术后2年，脑转移瘤半年。

现症：头痛以左侧为著，伴气短、乏力、咳嗽，吐痰量少而黏稠，双肩及腰部疼痛，彻夜不眠，舌质略暗，边尖略红，苔微黄而腻，脉沉细。

诊断：中医：脑瘤。证属：气虚血瘀，兼痰热互结。

西医：肺癌术后脑转移。

治法：益气化瘀，佐以化痰清热。

处方：益气化瘀汤加味：黄芪60g，丹参30g，川芎15g，赤芍15g，决明子30g，水蛭10g，焦山楂30g，乌梢蛇10g，蜈蚣2条，土鳖虫10g，川贝母12g，桑白皮10g，淫羊藿30g，桑椹30g，炒酸枣仁60g，知母12g。每日1剂，水煎500mL，早晚分服。

2004年元月17日次诊：上方连用30天，头痛、咳嗽减轻，吐痰清稀，继服60天，头痛明显减轻，咳嗽吐痰消失，彻夜难眠亦有改善。处方：上方减去炒酸枣仁、知母，加冬虫夏草粉，每次3g，每日2次冲服。连用60天。

2004年3月24日三诊：头痛基本消失，睡眠明显改善，每夜可睡5小时左右，仍感疲乏，动则气短，舌质微暗，苔白略腻，脉沉细。处方：上方加高丽参10g，麦冬30g，五味子10g。嘱其继按原服法坚持治疗半年。同时告知其家属随时电话通报病情。

2004年10月10日四诊：病人头痛消失，睡眠尚好。舌质微暗，苔白略腻，脉沉略细。处方：上方去乌梢蛇、蜈蚣、土鳖虫，加白术15g，茯苓30g。隔日1剂，嘱其继续治疗半年。

2005年4月10日五诊：患者无任何不适，经CT复查，脑转移瘤消失。

2012年随访，患者仍可做一般家务。

按语： 本例患者右肺癌术后2年，脑转移瘤半年，体质瘦弱，脾气耗损，水湿运化失司，湿聚生痰；痰湿阻滞气机，气滞血瘀。脾虚气滞，痰瘀凝结，当属本病发病病机。谢远明老中医用扶正培本法以守后天之本。用水蛭、蜈蚣活血化瘀，通络散结，以消癌瘤；决明子清肝明目；淫羊藿、赤芍、桑椹、炒酸枣仁、知母养阴安神。现代药理研究表明，水蛭、蜈蚣等化瘀通络、走窜上行之力较强，具有抗肿瘤作用。谢老在扶正培本的基础上，用此类药合用乌梢蛇、土鳖虫、川贝母等，治疗脑瘤收效。

四、脑松果体瘤

郑某，女，55 岁，1990 年 7 月 20 日初诊。

主诉：头痛伴呕吐 1 月余。

现病史：患者 1 个月前无明显诱因突发头痛，呈胀痛，并伴剧烈呕吐，持续发作，阵发性加剧，到西安医科大学第二附属医院诊治，行 CT 检查示三脑室后部见直径约 2cm 圆形密度略高病灶，边缘清楚，内有小点状钙化，三脑室后部受压闭塞，以上脑室扩大、中线无移位提示三脑室后部肿瘤，松果体瘤可能（1990 年 7 月 13 日 CT 号：10206）。后到西安市中医院服用中药，头痛、呕吐略有减轻。慕名找谢老诊治。现症：头胀痛，呈间歇性发作，多在下午、晚间发作，伴有呕吐，口淡无味，纳少，乏力，小便量少，色黄，大便正常，舌质紫暗，苔薄白，脉细弱。

诊断：中医：头痛。证属：肾阴亏虚，瘀血阻滞。

西医：脑松果体瘤。

治法：滋补肾阴，化瘀止痛。

处方：六味地黄汤加味：熟地黄 24g，山药 12g，山萸萸 12g，牡丹皮 10g，泽泻 10g，茯苓 10g，全蝎 10g，乌梢蛇 10g，蜈蚣 2 条，丹参 30g，半枝莲 30g，半边莲 30g，忍冬藤 30g。12 剂，每日 1 剂，水煎服。

1990 年 8 月 5 日二诊：服药 12 剂后，自觉头痛明显减轻，发作次数亦减少，精神好转，纳食渐增，舌脉同前。继在原方基础上加减变化，坚持治疗 2 年。头痛、呕吐症状消失。患者精神佳，面色红润，纳食正常，大、小便正常。

1992 年 12 月 17 日在西安市中心医院复查 CT 见：三脑室后部示直径约 1cm 之不规则高密度区，脑室系统无扩大，局部脑池无明显受压，与外院片对比病灶明显缩小（CT 号：103399）。坚持服药至 1994 年 5 月，无自觉症状，病人病情稳定。

按语： 六味地黄汤为补肾要药。肾为先天之本，主骨生髓，脑又为髓海，其主在肾，肾精充盛则脑充发荣，精力充沛。本例患者诊断明确，因其素体肾精亏虚，脑髓生化乏源，清窍空虚失养不荣而致头痛，病久入络，瘀血阻滞于脑部则形成脑瘤。谢老治疗上从治病求本出发，用六味地黄汤益肾补精，使精充脑荣，加用乌梢蛇、蜈蚣、土鳖虫、丹参活血化瘀通络，半枝莲、半边莲抗癌解毒，因辨治准确，故效果明显。

五、脑胶质瘤切除术后

吴某，男，36 岁，农民，延安市志丹县人。2015 年 6 月 21 日初诊。

主诉：间断性头痛 5 年。

现病史：5 年前患者因头痛，抽搐，2010 年 3 月 9 日行 MR 检查示右侧额叶占位性病变，强化 MR 显示右侧额叶占位，多考虑低级别胶质瘤可能，垂体柄轻微右偏，微腺瘤可能。诊断：右额叶新生物。①胶质瘤；②转移瘤。于 3 月 19 日在全麻下行开颅肿瘤切除术，切除部分组织送冷冻，回报：胶质增生，考虑为肿瘤区域，又切除 2cm×2cm×2cm 大小组织。期间给予输血、营养、脱水等对症治疗，一般情况尚可。既往有癫痫病史，一直服用抗癫痫药物（具体用药及剂量不详）。现症：间断性头痛，呈闷痛，每逢劳累、天气变化、休息欠佳时发作，伴全身乏力，口干，口苦，偶有耳鸣，时抽搐，睡眠欠佳，纳食尚可，二便正常。舌质暗略红，苔中根微黄腻，脉弦细。

诊断：中医：头痛。证属：气虚血瘀，兼湿热互结。

西医：脑胶质瘤切除术后。

治法：益气清热，化瘀通络。

方药：益气化瘀汤加减。黄芪 40g，丹参 30g，焦山楂 30g，赤芍 15g，川芎 15g，水蛭 6g，决明子 30g，葛根 30g，石菖蒲 12g，郁金 15g，乌梢蛇 10g，蜈蚣 1 条，土鳖虫 10g。7 剂，每日 1 剂，水煎服，早晚各一次。

2015 年 7 月 2 日次诊：服药后头痛减轻，抽搐基本稳定，舌质暗略红，苔中根微黄腻，脉弦细。处方：上方加荷叶 20g。14 剂，每日 1 剂，水煎服。

2015 年 7 月 30 日三诊：药后头痛明显减轻，发作次数减少，抽搐未发作，舌质暗略红，苔中根微黄腻，脉弦细。处方：上方黄芪增至 60g，水蛭 10g，蜈蚣 2 条。20 剂，水煎 3 次，早晚各 1 次，水煎服。

2015 年 12 月 8 日四诊：头痛偶然发作，发作次数继续减少，双目干涩，睡眠欠佳，舌质暗略红，苔中根微黄腻，脉弦细。处方：上方加桃仁 10g，红花 10g，白花蛇舌草 30g，生龙骨、生牡蛎各 30g，生石决明 30g，野菊花 15g，牛膝 15g。20 剂，一天半 1 剂，水煎服。

2016 年 3 月 1 日五诊：头痛减轻，多为天气变阴，或受风寒，或劳累后发作，睡眠欠佳时轻微抽搐，平素易感冒，舌边尖暗微红，中根部微黄腻，有裂纹，脉细。处方：上方加炒白术 15g，防风 10g。20 剂，每日 1 剂，水煎服。

半年后随访，病情控制稳定，头痛、抽搐极少发作。2018 年 11 月初电话询问，患者无任何不适。

按语：本病例为脑胶质瘤术后，手术后大伤元气，气为血之帅，气虚血行瘀滞，不通则痛，则见全身困乏，头痛；脾虚易生湿，湿气郁久则化热，湿热互结，上蒙脑窍，则见头痛性质为闷痛；舌质暗略红，苔中根微黄腻，脉弦细均为气虚血瘀，兼湿热互结之征象。以益气化瘀汤加石菖蒲、郁金以化痰开窍。气虚血瘀，脉络瘀滞，加之素有痰热互结，上扰而引动内风，故加用乌梢蛇、蜈蚣、水蛭以息风止痉，化瘀通络；二诊后患者舌苔示仍有湿热，因湿性黏腻重浊，难以去除，加荷叶之轻清之品，宣化湿热；三诊、四诊患者病情明显好转，加大益气化瘀之品的用量，使瘀血去新血生；五诊合玉屏风散加减，以调节体质，扶正方可祛邪，邪去则身安。

【经验小结】

中医学认为：脑为髓之海。脑瘤乃髓海病变，与脏腑清阳之气密切相关，脑瘤的形成，内在因素主要为脏腑功能衰弱，清阳不升，浊阴不降，致使血行不畅；又复感风、火、湿外邪。内外相抟，痰湿、气滞、血瘀相继形成。痰湿、瘀血结聚，阳气阻滞，痹阻脉络，日久形成。其主要病机属正虚邪实，邪实在局部，以瘀血及痰湿为主；正虚在全身，以元气亏虚，肾阴不足多见。

脑瘤在临床上发病率虽然很低，但由于病变部位特殊，其恶性程度很高，发展迅速，危害极大，治疗上非常棘手，谢老认为即使是良性脑瘤，亦应高度重视，才能够挽救患者的生命。

5例患者的治法依次为：益气化瘀；益气化瘀，散结消肿，佐以清热化湿；益气化瘀，佐以化痰清热；滋补肾阴，化瘀止痛；益气清热，化瘀通络。其治法特点为"一清""一散""二补""三化"。"一清"为清热；"一散"为散结；"二补"是补益元气，滋补肾阴；"三化"即为化瘀、化痰、化湿。治则虽较为复杂，但条理清晰，益气化瘀贯彻始终。具体用法依病情实际而确定。

谢远明用药特色

①所选基础方，从治病求本出发。对于气虚血瘀，谢老常用自拟方益气化瘀汤；对于阴虚血瘀则用六味地黄汤，随证加用乌梢蛇、蜈蚣、土鳖虫等虫类药通络止痛，攻毒抗癌，丹参、川芎、赤芍等活血化瘀，半枝莲、半边莲抗癌解毒，临床若化裁得当，则疗效倍增。

②谢老自拟处方益气化瘀汤吸取了补阳还五汤组方之精义，重用补气药黄芪达120g，至少也需用到60g，以期有益气化瘀之效；在通络疏经方面，谢老增加虫类药乌梢蛇、土鳖虫、全蝎、水蛭，以增强破血逐瘀通络之功。另外谢老还非常注意特殊药物的服法、煎法，以达到最佳效果。如水蛭、鸡内金要求研末冲服，西洋参要求另煎兑服。而这些细节常被大部分医师忽略。

【学堂笔记】

中医没有脑瘤的准确定名，称谓不一，基于临床症状较为复杂，在中国医学中分别归属于头痛、呕吐、目盲、癫痫、眩晕、痿证等范畴，也归属于癥瘕或岩（癌）的病种中。我国古代医学文献在头风、真头痛、厥逆、癫痫等疾病中有类似症状的描述，如《灵枢·厥病》曰："真头痛，头痛甚，脑尽痛，手足寒至节，死不治。"明确指出了"真头痛"的临床表现和预后。《灵枢·大惑论》云："故邪中于颈，因逢其身之虚……入于脑则脑转。脑转则引目系急，目系急则目眩以转矣。"《素问·奇病论》曰："髓者以脑为主，脑逆故令头痛。"《灵枢·海论》曰："髓海不足，则脑转耳鸣，胫酸眩冒……"《素问·五脏生成》曰："头痛巅疾，下虚上实，过在足少阴、巨阳，甚则入肾。"《素问·厥论》："厥或令人腹满，或令人暴不知人。"又道："巨阳之厥，则肿首头重，足不能行，发为眩仆。"《中藏经》："头目久痛，卒视不明者，死。"

颅内肿瘤的病位虽然在脑，但与肝、脾、肾等脏腑有关，痰、瘀、毒、虚为其主要病理因素。感受邪毒，饮食偏嗜是外因，七情内伤，先天不足，或后天失养，或久病耗伤，正气虚弱是颅内肿瘤发病的内因。《类经》曰："五脏六腑之精气，皆上升于头，以成七窍之用，故为精明之府。"《灵枢·九针论》曰："四时八风客于经脉之中，为瘤病者也。"若外感六淫之邪，机体的气血阴阳失于平衡，导致清阳之气不升，浊阴之气不降，以致气血郁结，留于脑内成积。长期饮食偏嗜，嗜酒肥甘厚味，损伤脾胃，脾失健运，痰浊内阻，因此毒蓄体内，郁热伤津，气机不利，脉络不通，毒邪与痰瘀互结，可使颅内肿瘤发生。七情内伤也是颅内肿瘤发生的一个重要原因，忧患郁怒则肝失疏泄，气机运行不畅，而致瘀血阻滞；或气滞津停，聚湿成痰，或气郁化火，灼津成痰，痰瘀交阻，积于清窍，而成颅内肿瘤。颅内肿瘤的产生与肾的关系更为密切，《灵枢·海论》曰："脑为髓之海，其输上在于其盖，下在风府……髓海有余，则轻劲多力，自过其度；髓海不足，则脑转耳鸣，胫酸眩冒，目无所见，懈怠安卧。"由于先天不足、房劳、惊恐伤肾导致肾脏亏虚，脑失所养，诸邪乘虚而入，脑部清阳之气失用，津液输布不利，加之瘀血与顽痰互结酿毒，积于脑部，发为肿瘤。

颅内肿瘤包括原发性脑肿瘤和继发性颅内肿瘤两种。其中原发性脑肿瘤占中枢神经系统原发性肿瘤的80%~90%，椎管内肿瘤占10%~20%。其年总发病率，国外为10/10万，我国为4~9/10万。成人恶性颅内肿瘤约占全身恶性肿瘤的1.5%，居全身恶性肿瘤的第11位；在儿童，则占全身恶性肿瘤的20%~30%，是仅次于白血病的第2种恶性肿瘤。本病发病高峰年龄为20~50岁，在性别方面，男女之比为1.2~1.5：1，除脑膜瘤和垂体瘤的发生率，女性多于男性外，其他颅内肿瘤的发生率大多为男性多于女性。颅内肿瘤分类较复杂，几乎每种组织都能产生肿瘤，因此其病因尚未完全清楚。目前已发现49种癌基因，其中有3种颅内肿瘤支持该学说：视网膜母细胞瘤、脑膜瘤、神经纤维瘤病。除癌基因外，损伤、射线、化学物质和病毒，可能也与肿瘤的发生有关。

颅内肿瘤的临床表现主要分为两大类：颅内压增高和局灶性症状。颅内压增高的表现主要为进行性加重的间隙性头痛，尤以清晨从睡眠中醒来和夜间出现较多，头痛剧烈时可伴随呕吐，常呈喷射状（儿童常见，成人少见）。同时眼底镜检查可见视神经乳头水肿，视神经乳头水肿与头痛、呕吐并称为颅内压增高的"三征"，但仅 1/4 的患者可见，所以不能简单地以眼底检查阴性而排除脑瘤的可能。

局灶性症状则取决于肿瘤的部位，可产生各种各样的症状和各种类型的综合征，出现的机制是由于肿瘤压迫、浸润、破坏周围的神经组织，导致该部位的神经功能受损，产生相应的神经症状，因此早期的局灶性症状有定位意义。至于症状出现的时间则取决于以下 4 个方面：①部位：如果肿瘤位于颅后窝和中线附近，容易出现静脉窦血液回流和脑脊液循环障碍，症状就出现得早；②速度：如肿瘤恶性度高则生长快，症状也就出现得早；③脑水肿程度：水肿程度重则症状出现得早；④全身情况：患者如有其他全身性疾病如妊娠毒血症、呼吸道感染、颅脑伤等则症状出现得早。

上颌窦癌

上颌窦癌

何某，男，52 岁，干部。2004 年 10 月 11 日初诊。

主诉：右侧鼻塞不通 3 月余。

现病史：患者 3 个月前因右侧鼻塞，伴右耳失聪，经陕西省人民医院检查诊断为"右侧上颌窦癌"。放疗 3 个月，具体不详。现感头痛，鼻塞，疲乏无力，胃脘不舒，平素易感冒，痰多，质黏稠，舌质暗红，苔薄黄，脉弦细。

诊断：中医：鼻渊。证属：气虚毒瘀。

西医：上颌窦癌。

治法：益气升阳，解毒散结。

处方：黄芪内托汤加味：黄芪 30g，皂角刺 15g，没药 10g，当归 10g，金银花 30g，甘草 10g，土贝母 15g，生牡蛎 30g，炒穿山甲 10g，乌梢蛇 15g，蜈蚣 2 条，土鳖虫 10g，女贞子 30g，生薏苡仁 30g，夏枯草 30g。12 剂，每日 1 剂，水煎服。

2004 年 11 月 29 日次诊：服上药后，病情好转，诉鼻通气有所改善，但右耳听力仍未恢复正常，乏力，胃脘不舒，痰多，痰色黄，质稠，夜寐尚可，二便调，舌质暗红，苔黄腻，脉弦细。处方：上方加辛夷^{（布包）}15g。12 剂，每日 1 剂，水煎服。

2004年12月12日三诊：服药后病情好转，鼻通气好转，仍有乏力，胃脘疼痛不舒，咳痰，痰色黄稠，右耳听力差加重，基本听不到声音，纳可，二便调，舌质红，苔黄腻，脉细弦。处方：黄芪30g，皂角刺15g，当归10g，红花30g，没药10g，甘草10g，土贝母15g，生牡蛎30g，炒穿山甲10g，乌梢蛇10g，蜈蚣2条，土鳖虫10g，女贞子30g，生薏苡仁30g，夏枯草30g，辛夷^{（布包）}10g，白花蛇舌草30g，野菊花15g。12剂，每日1剂，水煎服。

连续随访2年，除右耳听力差以外，余无特殊不适。

按语： 本例患者为上颌窦癌晚期，虽经放疗病情有所控制，但鼻塞、头痛依然存在，同时出现疲乏无力，易于外感，咳吐黄痰，黏稠量多。舌质暗红，苔黄腻，脉弦细等。实为气虚血瘀，热毒内结之证。谢老选用黄芪内托汤加味，解毒散结，益气升阳，托毒生肌。方中黄芪补气升阳，益卫固表。配当归、甘草养血活血，益气补血。配金银花、野菊花疏风散热，辛凉解表，清热解毒，托毒外出。伍皂角刺活血消痈，托毒排脓。合没药活血祛瘀，消肿止痛。加乌梢蛇、蜈蚣、土鳖虫、穿山甲破血逐瘀，消肿散结。夏枯草、白花蛇舌草清泻肝火，化痰散结，解毒消痈。生牡蛎、土贝母软坚散结，解毒消肿。辛夷助金银花宣通肺气，通利鼻窍。重剂量应用红花活血祛瘀，通经止痛，以助当归养血活血之力。

【经验小结】

中医学认为阳明热毒侵袭上焦，故见颌面肿胀，牙痛龈肿或鼻塞鼻衄，或眼肿流泪，眼球突出，开口困难等症。若病情迁延日久，可致气虚血瘀，毒气下陷，时则癌瘤破溃，流出恶性分泌物，发热恶寒，纳食无味，全身乏力，出现颌下、颈部淋巴结转移。

上颌窦癌治疗需辨其证型。常见证型有4种：①痰热交结型；②阳明热毒型；③气滞血瘀型；④气虚毒瘀型。本例为气虚毒瘀型，治疗应以益气升阳、解毒散结为法。

谢远明用药特色

本例所选之基础方是黄芪内托汤，组成为黄芪、皂角刺、没药、当归、金银花、甘草6味中草药。功效为益气升阳，解毒散结，托疮排脓。处方原为散剂，谢老将此方改为汤剂，以求速效。随证所加药味为土贝母、生牡蛎、炒穿山甲、乌梢蛇、蜈蚣、土鳖虫、女贞子、生薏苡仁、夏枯草、辛夷、白花蛇舌草、野菊花，主旨较为明确，即解毒散结，清热利湿，通络开窍。但要注意的是软坚散结之生牡蛎，渗湿健脾之生薏苡仁，行肝气、开肝郁、清热散结之夏枯草都要重用，最少也要用到30g。另外女贞子配合黄芪是为贞芪散，用以益气养阴，其用量至少为30g。

【学堂笔记】

本病在中医学属于"颧疗""颧疽""鼻渊""龈漏"范畴，其病变部位在头面部，处于上焦，为阳明经所系，其证多属热证。《医宗金鉴》曰："颧疗初起粟米形，证由阳明火毒生。"上颌窦癌的发病不外乎内外两个方面，或因病邪侵入导致正气虚弱，或因正气虚弱招邪致病，病机早期属于火毒郁结，内有蓄热，晚期多属火毒郁结，阴虚内热。由此可见，阳明热盛，火毒郁结，是上颌窦癌的主要病因。

上颌窦癌的发病率为全身恶性肿瘤的0.7%~2.5%，占鼻及鼻副窦肿瘤的70%~80%。好发于40~60岁的年龄段，以男性多见。上颌窦癌主要为鳞状细胞癌，次是腺癌、囊腺癌或未分化癌。颈淋巴结转移常见于晚期病例，约为18%。

上颌窦癌初期发生于窦内黏膜，早期症状较为隐匿，多数患者就诊时，出现症状表明已是晚期。面部肿胀常常是患者最早出现的症状，具体肿胀部位可随肿瘤位置不同而有所不同，可位于上颌前方、鼻旁、眶下或颧部。肿瘤的侵蚀挤压及伴随的炎症，可使患者出现面部或颅部疼痛，约一半以上的病人出现上牙疼痛，其次为头痛和面痛。一部分患者可因肿瘤侵入鼻腔引起鼻塞。以上3个症状是上颌窦癌最常出现的症状。还可见鼻衄、脓涕、眼球移位、面部麻木、开口困难、牙齿松动等，甚至出现耳鸣、听力减退等肿瘤侵犯鼻咽部的症状。晚期病例也可见患侧颈淋巴结肿。

甲状腺癌

一、甲状腺癌

余某，男，50岁，工人。2005年5月16日初诊。

主诉：声音嘶哑1年余。

现病史：患者于2003年8月不明原因出现声音嘶哑，即在西京医院求诊，诊为"甲状腺转移癌（鳞癌）"，遂立刻手术治疗，并化疗6个疗程。于2004年6月结束化疗，复查未见异常，但2004年冬季开始出现咳嗽，在西京医院检查，发现肺脏、肝脏均有肿瘤转移灶，又进行3个疗程化疗。现症：乏力，心慌，气短，白细胞低，头昏，纳差，舌质淡苔薄白，脉沉细。

诊断：中医：音哑。证属：气阴两虚，痰瘀阻滞。

西医：甲状腺癌。

治法：扶正培本，疏肝健脾。

处方：一贯煎加味：麦冬 60g，沙参 30g，生地黄 30g，枸杞子 15g，当归 10g，川楝子 10g，黄芪 60g，女贞子 30g，僵蚕 10g，浙贝母 15g，枳壳 15g，白术 15g，生薏苡仁 30g，天冬 30g，百合 30g。12 剂，每日 1 剂，水煎服。

2005 年 5 月 30 日次诊：服药后病情平稳，诉头晕、乏力、精神差，夜间体温 37.8℃左右，怕冷、怕风，大便不爽，常用开塞露，在第四军医大学化疗后感到下肢肌肉酸痛，骨痛。处方：上方加生石膏 30g，知母 10g，延胡索 30g。12 剂，每日 1 剂，水煎服。

2005 年 6 月 15 日三诊：服药后病情平稳，仍有头晕，畏寒，畏风，大便不利，小便可，乏力好转，精神差，夜间体温偶尔会达 38℃左右，下肢肌肉酸痛有所好转，舌质红，苔薄白，脉沉细。处方：一贯煎加黄芪 60g，女贞子 30g，僵蚕 10g，浙贝母 15g，枳壳 10g，白术 12g，生薏苡仁 30g，天冬 30g，百合 30g，延胡索 30g，生石膏 30g，龟甲 10g。12 剂，每日 1 剂，水煎服。

上方随证化裁，连服 1 年后，患者已上班。

按语：谢老处以一贯煎加味，生地黄、麦冬、枸杞子补肝肾，当归补肝血，这些药通过补肝阴之虚来润肝、养肝。脾胃在中焦，是升降的中枢，肝主升，肺主降，肝与肺之气也是调整人体气的升降功能的。肝肺功能正常，那么人身中气的升降就正常，现在肝气不舒，也影响了肺气，肺主音声，并与大肠相表里，北沙参既补肺阴，又补肺气，使得肺气恢复下降之功。又用川楝子来直接清泄肝热，疏肝气，这样解除肝郁。但是川楝子苦寒，不宜重用，以防伤及脾胃，所以通过大量的补阴，加百合、天冬就能更好地达到疏肝的目的，再加补气健脾的药，如黄芪、白术，发热可加清热药生石膏、知母、龟甲，若痰多可加陈皮、竹茹祛痰，咽喉不利可加桔梗、甘草利咽。

二、浸润性滤泡性甲状腺癌

周某，男，70 岁，干部，籍贯浙江。2005 年 6 月 13 日初诊。

主诉：颈部新生肿块反复发生 18 年余。

现病史：1982 年偶然发现右锁骨上窝新生瘤样物，唐都医院手术切除后病理示"胎儿型甲状腺瘤"，1986 年颈右侧皮下相继出现 3 个肿块，经病检示"甲状腺细胞移植"。至 1988 年 6 月，皮下肿块发展到 14 个，右 8 左 6，在西京医院诊为"甲状腺癌广泛转移"，行甲状腺次全切除术。病理示浸润性滤泡性甲状腺癌。现症：乏力，纳差，口干，二便调，夜寐差，舌质暗红，苔少，脉细。

诊断：中医：瘿积。证属：肝肺阴虚，痰湿凝结。

西医：浸润性滤泡性甲状腺癌。

治法：消瘾散结，滋阴清热。

处方：一贯煎加味：麦冬60g，沙参30g，生地黄24g，枸杞子15g，当归10g，川楝子10g，僵蚕10g，浙贝母15g，胆南星15g，半夏15g，黄芪60g，女贞子30g，生薏苡仁30g，瓜蒌仁30g，龙葵30g，乌梢蛇10g，蜈蚣2条，土鳖虫10g。12剂，每日1剂，水煎服。

2005年6月30日次诊：服药后病情平稳，颈部肿块缩小，乏力，消瘦，纳差，夜寐差，口干，舌质暗红，少苔，脉细。处方：上方加冬虫夏草1g。12剂，每日1剂，水煎服。

2005年7月16日三诊：服药后病情好转，口干减轻，乏力明显好转，纳食有所改善，夜寐差，舌质红，苔少，脉细。处方：上方加土贝母15g，半枝莲30g。12剂，每日1剂，水煎服。

分别于半年、1年及2年后随访，患者仍健在。

按语：情志内伤，气滞肝郁是导致本病的主要因素。肝气郁结，痰湿凝聚，瘿肿遂成。痰气郁结日久，忧恚久而不解，遂化火郁热，内扰心神，造成口干，夜寐差。肝郁传脾，遂乏力纳呆。舌暗红，苔少，脉细为阴虚内热之象。谢老以一贯煎加味，僵蚕清热散结化痰，乌梢蛇、蜈蚣、土鳖虫活血化瘀，黄芪补气健脾，胆南星清热化痰，半夏燥湿化痰、清瘾散结，生薏苡仁清热健脾渗湿，女贞子滋补肝肾，瓜蒌仁清热化痰、宽胸散结，龙葵清热解毒，冬虫夏草益肾补肺，半枝莲清热解毒。病程较长，体质虚弱者，可配伍生牡蛎、生龙骨、何首乌、大枣、黄精、党参、黄芪；血瘀甚者，可加桃仁、红花、当归活血养血。

【经验小结】

气、痰、瘀三者壅聚于颈部是本病的基本病理，初期以气滞为主，中晚期以痰凝血瘀为主。部分患者，由于痰气郁而化火，火热耗伤阴精，而导致阴虚火旺，其中尤以心、肝两脏阴虚火旺的病理变化更为突出。初起多为邪实，病久则由实转虚，尤其以气虚、阴虚为主。其病机与肝、脾、心、肾关系最为密切。临床诊治时，谢老注意疏肝、养心、健脾、滋肾以治其本；应用理气、化痰、祛瘀、软坚散结等以治其标，把扶正与祛邪有机地结合起来。

甲状腺癌多因情志不舒，肝郁气滞所致。肝郁则乘脾土，脾失健运，水湿运化无权，则聚而生痰，痰凝气滞，而致血瘀，痰瘀随肝经之气聚于颈部，遂成瘿瘤。痰瘀郁滞化火伤阴，而生内热。脾失健运，无力化生水谷精微生气，故乏力心慌气短，舌质淡脉沉细乃脏腑虚衰，正气不足之象。治宜化痰软坚，滋阴疏肝。

谢远明用药特色

2 例甲状腺癌，皆以一贯煎加味治疗。一贯煎功效滋阴疏肝。方中重用麦冬60g，润肺养阴，益胃生津。《名医别录》谓之能"保神，定肺气，安五脏"，合沙参、生地黄、当归滋养肺胃，生津养血，制方重在滋补，可行无形之气，扶正以消癌瘤。即所谓治病求本，非重剂不能力挽狂澜。随证加入黄芪60g，女贞子30g，以加强益气养阴之功；加瓜蒌、半夏、浙贝母、胆南星、僵蚕，意在化痰散结；加生石膏、知母，以清气分之热；加生牡蛎、生龙骨，软坚散结；加桃仁、红花活血化瘀；加半边莲、土贝母、龙葵，以清热解毒，抗癌抑瘤。辨证用药，随证化裁。

【学堂笔记】

甲状腺癌属于中医学石瘿范畴，东汉许慎的《说文解字》曰："瘿，瘤也。"刘熙《释名》曰："瘿，婴也，在颈瘿喉也。"《外科正宗》曰："筋骨呈露曰筋瘿，赤脉交结曰血瘿，皮色不变曰肉瘿，随忧喜消长曰气瘿，坚硬不可移者曰石瘿。"陈无择在《三因极一病证方论》中指出："坚硬不可移者，名曰石瘿。"《太平圣惠方·瘿气咽喉肿塞》指出瘿瘤可以压迫食管和气管："夫瘿气咽喉肿塞者，由人忧患之气在于胸膈，不能消散，抟于肺脾故也。咽门者，胃气之道路；喉咙者，肺气之往来。今二经俱为邪之所乘，则经络痞塞气不宣通，故令结聚成瘿，致咽喉肿塞也。"

至于形成本病的原因，历代医家一致认为水土因素、情志内伤是本病发生的重要因素。早在《吕氏春秋》中记载道："轻水所，多秃与瘿人。"《诸病源候论·瘿候》载："瘿者由忧患气结所生，亦曰饮沙水，沙随气入于脉，抟颈下而成之。"《养生方》又云："诸山水黑土中出泉流者，不可久居，常食令人作瘿病，动气增患。"而《圣济总录·瘿瘤门》也记载："山居多瘿颈，处险而瘿也。"说明地理环境与本病密切相关。情志内伤之气郁是造成本病的主要病因。《圣济总录·瘿瘤门》已经明确指出："妇人多有之，缘忧患有甚于男子也。"又道："石瘿、泥瘿、劳瘿、忧瘿、气瘿是为五瘿，石与泥则因山水饮食而得之，忧、劳、气则本于七情。"《杂病源流犀烛·瘿瘤》曰："瘿瘤者，气血凝滞，年数深远，渐长渐大之证。"《济生方》曰："夫瘿瘤者，多由喜怒不节，忧思过度，而成斯病矣。大抵人之气血循环一身，常欲无滞留之患。调摄失宜，气血凝滞，为瘿为瘤。"甲状腺癌病位在颈部，其发生不外乎情志内伤，肝失条达，气滞血瘀，饮食水土失宜，脾失健运，水湿内停，聚而成痰，痰浊内阻，导致气滞血瘀痰凝于颈部。

甲状腺癌是头颈部比较常见的恶性肿瘤，占全身恶性肿瘤的 1%~2%，女性多见。由于它的病理类型较多，生物学特性差异很大。低度恶性的甲状腺癌有时可自然生存 10 年以上，有的甚至有肺部转移还能带病生存 5 年左右，但高度恶性的甲状腺癌可以在短期内死亡。绝大多数的甲状腺癌都发生于青壮年。

甲状腺癌常见的临床病理分类有 4 种：乳头状腺癌最常见，占 60%~70%，女性和 40 岁以下患者较多；滤泡状癌次常见，占 15%~20%，可见于任何年龄，平均年龄较乳头状腺癌高，多见于中年女性；髓样癌是指甲状腺滤泡旁细胞发生的癌，较少见，占 5%~10%；未分化癌又称间变癌，约占 8%，其发病平均年龄一般在 60 岁以上，病情进展迅速为其最主要的临床特征。

甲状腺癌初期，可出现颈部胀满，或无症状；中晚期随着肿块的增大，局部压迫、侵犯邻近组织，可有颈部疼痛。可伴有心悸、烦躁、易于激动、手颤等甲亢症状或神疲乏力、畏寒等甲减症状。一般而言，乳头状癌和滤泡状癌属低度恶性，预后较好；未分化癌则属高度恶性，预后多差；髓样癌介于两者之间。本病的病因目前尚不清楚，一般认为与放射线损伤、缺碘或高碘、内分泌紊乱、遗传等多种综合因素有关。

食 管 癌

一、食管鳞状上皮癌 2 级

郭某，女，67 岁，工人。1998 年 11 月 12 日初诊。

主诉：吞咽困难 2 月余。

现病史：患者 2 个月前开始吞咽困难，尤以进食硬食为甚，消瘦明显。于 11 月 4 日在西安交通大学医学院第二附属医院做胃镜检查示食管上段癌。病理切片：食管黏膜鳞状上皮癌 2 级。未经任何西医治疗，慕名找谢老诊治。刻下吞咽困难，胃脘部疼痛，恶心呕吐，纳呆，时有呃逆，面色苍白，舌暗，苔白，脉沉细无力。

诊断：中医：噎膈。证属：脾胃虚弱，痰毒内阻。

西医：食管鳞状上皮细胞癌 2 级。

治法：扶正固本，清热化瘀。

处方：枳朴六君子汤加味：枳壳 15g，厚朴 18g，党参 30g，姜半夏 15g，陈皮 10g，白术 15g，茯苓 30g，乌梢蛇 10g，蜈蚣 2 条，土鳖虫 10g，生薏苡仁 30g，大黄 6g，重楼 10g，甘草 6g。12 剂，每日 1 剂，水煎服。

1999 年 1 月 7 日次诊：自感吞咽困难偶有减轻，呃逆消失，纳呆食少，入眠差，二便调，面色稍有改善，舌红苔白厚，脉沉细。处方：上方加乌贼骨 15g，山豆根 12g。21 剂，每日 1 剂，水煎服。

1999 年 2 月 1 日三诊：服药后诸症悉减，略有食欲，二便调，舌质暗，苔白，脉沉细。处方：上方加半枝莲 30g。24 剂，每日 1 剂，水煎服。

1999 年 3 月 4 日四诊：吞咽不利明显减轻，无恶心呕吐，可进半流食。二便调，舌质红，苔黄腻，脉沉细。食管钡餐透视示食管中段现环形狭窄约长 3cm。效不更方。上方去山豆根。24 剂，每日 1 剂，水煎服。

1999 年 5 月 4 日五诊：服药后病情稳定，腰背部疼痛，可食面食，舌暗红，苔白，脉沉细。辨证：癌毒阻络，不通则痛。治法：解毒通络止痛。处方：上方加川楝子 12g。每日 1 剂，水煎服。患者服药 2 周后，腰背部疼痛消失，可进面食。

守方随证化裁，连服 2 年。分别于 3 年后、4 年后随访，病人无特殊不适。

按语：枳朴六君子汤乃谢老治疗食管癌、胃癌的常用方，其运用指征是：面色苍白，饮食减少，大便稀溏，舌质淡，苔白厚腻，或舌体胖大，脉细弱，或弦滑。本案患者素体虚弱，脾虚气滞则运化无权，久则痰湿、瘀血互结，故见面色苍白，纳呆，大便稀溏，舌质淡，苔白厚腻，脉细弱，与枳朴六君子汤的适应证极为相符。本方理气健脾，扶正培本，加用乌梢蛇、蜈蚣、土鳖虫类之品化痰通络，散结消肿。生薏苡仁健脾利水，渗湿；重楼清热解毒，消肿止痛；大黄清热解毒；乌贼骨制酸止痛；山豆根清热解毒，利咽消肿；半枝莲清热解毒，活血祛瘀，消肿止痛，抗癌；川楝子疏泄肝热，行气止痛。药证相符，故能收效。

二、食管癌术后

李某，女，51 岁，干部。2000 年 3 月 1 日初诊。

主诉：食管癌术后 1 年余。

现病史：1998 年因消瘦在西安医科大学医学院第一附属医院诊断为食管癌并行切除术，术后放疗 20 次。为求加强治疗效果，特来找谢老诊治。刻下胸骨后憋闷，吞咽硬食受限，恶心呕吐，纳呆，身困乏力，眠差，精神萎靡，消瘦，颜面及双下肢浮肿，舌质红，苔薄白。

诊断：中医：噎膈。证属：湿浊阻滞，脾胃虚弱，胃气上逆。

西医：食管癌术后。

治法：健脾和胃，降逆止呕。

处方：枳朴六君子汤加味：枳壳 15g，厚朴 18g，高丽参^{（另煎兑服）}15g，姜半夏 12g，陈皮 10g，白术 15g，茯苓 30g，黄芪 30g，女贞子 30g，白芍 15g，桂枝 10g，乌梢蛇 10g，蜈蚣 2 条，土鳖虫 10g，甘草 10g，生姜 10g，大枣 3 枚。24 剂，每日 1 剂，水煎服。

2000年4月5日次诊：服药后咽干咽痛，大便秘结，精神好转，浮肿减轻，舌红苔薄白。处方：枳朴六君子汤加玄参30g，生地黄30g，麦冬30g，黄芪30g，黄连10g，荜澄茄15g，炒酸枣仁30g。24剂，每日1剂，水煎服。

2000年6月7日三诊：病情稳定，现手足心热，纳差，小便灼热，腰痛，舌红，苔薄白。处方：枳朴六君子汤加黄连10g，荜澄茄15g，乌贼骨15g，浙贝母15g，地骨皮15g，牡丹皮12g。24剂，每日1剂，水煎服。

2001年5月11日四诊：术后放疗后2年，食欲差，可进少量流食，身困乏力，手足心热，眠差，舌红，苔薄白。处方：枳朴六君子汤加黄芪30g，女贞子30g，白芍15g，砂仁10g，木香10g，炒三仙（炒山楂、炒神曲、炒麦芽）各12g。24剂，每日1剂，水煎服。

2001年6月12日五诊：头晕，胸闷，心慌，气短，四肢乏力，手足心热，纳差，眠差，舌红，苔薄白。处方：上方加瓜蒌30g，薤白30g，淫羊藿30g，生姜10g，大枣3枚。24剂，日1剂，水煎服。

2001年7月15日六诊：服药后精神较前好转。现症：乏力，头晕，胸闷，纳食尚可，眠差，舌红苔薄白。血常规：白细胞：$3.6 \times 10^9/L$，余大致正常。处方：上方加五味子10g，麦冬30g，黄芪30g。12剂，每日1剂，水煎服。

2001年8月30日七诊：服药后病情稳定。现仍见头晕，胸闷，心慌，气短，舌红苔薄白。血常规：白细胞：$2.9 \times 10^9/L$，余未见异常。处方：丹参30g，川芎15g，赤芍15g，降香10g，三七6g，党参30g，五味子10g，麦冬30g，枳壳10g，白术15g，黄芪30g，黄连10g，荜澄茄15g，瓜蒌30g，薤白30g。12剂，每日1剂，水煎服。

2001年9月13日八诊：服药后症减。现症：腹泻每日4~5次，伴身困乏力，余症消失，舌红，苔薄白，脉弦。处方：上方加白及15g，延胡索30g。12剂，每日1剂，水煎服。

2001年11月14日九诊：畏寒，头晕，心慌，身困乏力，纳可，眠差，舌红，苔薄白，脉沉细。处方：血府逐瘀汤加味：生地黄10g，赤芍10g，川芎10g，当归10g，枳壳10g，柴胡10g，桔梗10g，牛膝10g，桃仁10g，红花10g，丹参30g，黄芪30g，葛根30g，瓜蒌30g，薤白30g，甘草10g。12剂，每日1剂，水煎服。

2001年11月28日十诊：服药后精神较前好转。现症：头晕，乏力，气短，余未见异常，舌红苔白，脉弦细。处方：枳朴六君子汤加黄连10g，荜澄茄15g，天麻12g，钩藤10g，瓜蒌30g，薤白30g，柴胡15g，黄芩10g，炒三仙各12g。24剂，每日1剂，水煎服。

2001年12月29日十一诊：服药后头晕消失。现仍气短，乏力，眠差，舌淡苔薄白，脉弱。处方：上方去黄芩，加炒酸枣仁30g，柏子仁30g，白及15g。6剂，每日 1 剂，水煎服。

2002 年 1 月 9 日十二诊：自觉心前区不适，身困乏力，舌红苔薄白，脉涩。处方：血府逐瘀汤加丹参 30g，香附 12g，郁金 12g，炒酸枣仁 30g，柏子仁 30g，瓜蒌 30g，薤白 30g。24 剂，隔日 1 剂，连服半年。

2002 年 8 月 14 日十三诊：头晕，颈部疼痛，咳嗽，气短，纳差，查体：淋巴结肿大，质硬，移动度差，压痛明显，舌红苔薄白，脉弦细。处方：黄芪内托汤加味：黄芪 60g，当归 10g，金银花 30g，皂角刺 15g，没药 10g，甘草 10g，炒穿山甲 10g，生牡蛎 20g，生贝母 15g，葛根 30g，桂枝 15g，浙贝母 15g，夏枯草 30g。7 剂，每日 1 剂，水煎服。

2002 年 8 月 21 日十四诊：药后淋巴结肿大消失。现症：心悸，气短，胸闷，纳差，眠差，舌红，苔微黄，脉细。处方：上方加枳壳 15g，瓜蒌 30g，薤白 30g，淫羊藿 30g。30 剂，每日 1 剂，水煎服。服 1 个月后精神好转，心悸，气短，胸闷消失，并能吃馒头，每餐 150g，体重较前增加。1 年后随访患者康复若常。

按语： 患者为手术、放疗后气阴耗损较甚，当时患者已出现消瘦、精神萎靡等一派脾胃虚弱恶病质之象。根据急则治其标原则，应大补肺脾之气，使气血生化有源，故重用黄芪 30g，高丽参 15g。术后放疗 20 余次，阴亏液耗，以女贞子 30g 滋补肝肾之阴，白芍敛阴养血。次诊时患者中州之气已复，阴液耗损之象仍见，故见咽干咽痛，便秘，临证时用玄参、生地黄、麦冬等大队滋阴生津之品，地骨皮清虚热；牡丹皮活血散瘀，清热凉血；木香健脾消食，行气止痛；砂仁化湿开胃，温脾理气；瓜蒌清热化痰，宽胸散结，润肠通便；薤白通阳散结，行气导滞；淫羊藿温肾壮阳，强筋骨，祛风湿；五味子敛肺滋肾，生津敛汗，宁心安神；丹参、川芎、赤芍活血化瘀；降香化瘀止血，理气止痛；三七化瘀止血，活血定痛；白及收敛止血，消肿生肌。患者畏寒，头晕，心慌，身困乏力，纳可，眠差，舌红苔薄白，脉沉细，谢老用血府逐瘀汤活血祛瘀，行气止痛。葛根解肌退热，生津止渴，升阳止泻；香附行气解郁，止痛消肿；郁金活血行气止痛，清心解郁，凉血止血；炒酸枣仁、柏子仁养血安神，宁心定志。枳朴六君子汤健脾益气化痰。天麻、钩藤镇肝息风。患者头晕，颈部疼痛，咳嗽，气短，纳差，淋巴结肿大，质硬，移动度差，压痛明显，舌淡白苔薄白，脉弦细，谢老用黄芪内托汤解毒散结，托疮排脓，主治各种淋巴结炎、淋巴结肿大、肿瘤淋巴转移。生牡蛎软坚散结，夏枯草活血消癥，贝母化痰散结。本案用药精炼，谢老善用活血化瘀及虫类药搜剔散瘀，未用通降之品而哽咽自顺，在整个治疗过程中，根据患者症状变化，用药灵活。

三、食管中段鳞状上皮细胞癌（1~2 级）

刘某，男，68 岁，退休干部。2000 年 1 月 6 日初诊。

主诉：吞咽困难 2 月余。

现病史：1999 年 12 月 13 日于西京医院住院诊断为"食管癌"，住院期间行化疗，化疗仅用 3 天即因呕血约 200mL 而停止，故要求中医治疗。现症：吞咽困难，胸痛，消瘦，咳嗽咳痰，量多，色白，纳食尚可，大便不畅。检查：精神尚可，面色苍白，舌淡白，苔腻，脉细弱。X 线：食管中段通过受阻，有长约 6cm 黏膜破损。病理报告：食管黏膜鳞状细胞癌（1~2 级）。

诊断：中医：噎膈。证属：气机不通，癌毒瘀阻。

西医：食管中段鳞状上皮细胞癌（1~2 级）。

治法：扶正培本，益气化瘀。

处方：枳朴六君子汤加味：党参 30g，白术 15g，茯苓 30g，姜半夏 12g，陈皮 10g，甘草 10g，枳壳 15g，厚朴 18g，黄芪 30g，蜈蚣 2 条，土鳖虫 10g，生薏苡仁 30g，三七 10g。12 剂，每日 1 剂，水煎服。

2000 年 1 月 20 日次诊：胸痛减轻，食半流食仍吞咽不利，纳食不香。舌质淡红，少苔，脉沉细。处方：上方加乌贼骨 15g，浙贝母 15g，女贞子 30g。12 剂，每日 1 剂，水煎服。

2000 年 2 月 14 日三诊：服药后纳谷有味，吞咽不利、胸痛减轻，无吐血，眠可，小便调，大便 2 天 1 次，脉沉细。处方：上方加延胡索 30g。24 剂，每日 1 剂，水煎服。

2000 年 2 月 24 日四诊：咯痰带血 2~3 次，量少，色稍暗，吞咽较前顺利，可进食饺子、面条。处方：上方加黄连 10g，荜澄茄 15g。12 剂，每日 1 剂，水煎服。

2000 年 3 月 9 日五诊：服上方后痰中仍有少量血，色鲜红，吞咽较前困难，仍感乏力，大便 2 日 1 行，舌苔腻，脉沉细。处方：香砂六君子汤加味：党参 30g，白术 15g，茯苓 30g，姜半夏 12g，陈皮 10g，广木香^{（后下）}10g，砂仁^{（后下）}10g，乌贼骨 15g，浙贝母 15g，枳壳 10g，厚朴 10g，三七 10g，仙鹤草 30g，黄芪 30g，女贞子 30g，甘草 10g。其女前来取药诉服上方 12 剂后，患者乏力消失，大便正常，余症稍有减轻。舌质淡。处理：谢老嘱其服用初诊时的方药半年。后改用丸剂坚持服用 2 年，每次 9g，早晚分服。3 年后随访，病人饮食基本正常。

按语：噎膈病位于中焦，由于脾胃气虚，气血生化乏源，导致气血亏虚，加之脾失健运，聚湿生痰，痰湿中阻，气机不畅，而致胃失和降，出现饮食噎膈难下，选用枳朴六君子汤，一者调理气机，二者健脾益气，三者化痰祛痰。X 线提示有长约 6cm 黏膜破损，遂用三七敛肌生新，化瘀止血，活血定痛。

四、食管中段鳞状上皮细胞癌（2 级）

张某，男，64 岁，农民。1997 年 6 月 5 日初诊。

主诉：吞咽不利 3 月余。

现病史：因吞咽不利在当地医院做上消化道双重造影示食管中段癌，食管壁僵硬，蠕动减弱，食管腔不规则狭窄，有充盈缺损，狭窄上段轻度扩大。胃镜检查：食管中段距门齿 25~30cm 处隆起性病变。活检病理切片示食管中段鳞状细胞癌 2 级。患者拒绝手术，放疗 20 次。就诊时症见消瘦，胸骨后烧灼样疼痛，吞咽时加重，能进半流食，嗳气，腹胀，咳吐大量涎沫。纳差，便秘，舌质淡暗，苔白腻，脉弦细。

诊断：中医：噎膈。证属：脾胃虚弱，痰瘀互结。

西医：食管中段鳞状上皮细胞癌（2 级）。

治法：健脾益气，化瘀消积。

处方：枳壳 15g，白术 15g，浙贝母 15g，乌贼骨 15g，党参 30g，茯苓 30g，生薏苡仁 30g，陈皮 10g，半夏 10g，厚朴 10g，生甘草 10g，全蝎 10g，土鳖虫 10g，生大黄 10g，蜈蚣 2 条。12 剂，每日 1 剂，水煎服。

1997 年 6 月 18 日二诊：胸骨后烧灼样疼痛减轻，大便通利。上方加黄连 10g，荜澄茄 15g。服用 3 个月后，吞咽顺利，胸骨后疼痛消失，纳食正常。

1998 年 1 月 20 日三诊：上方随证加减服用 6 个月后复查上消化道钡透，食管钡剂通过顺利，食管蠕动正常。

1 年后再次复查双重造影，食管狭窄消失，患者体力恢复，能参加一般劳动。

按语：脾胃虚弱，运化水液无权，酿湿成痰，阻滞气机，痰气郁结交阻，闭塞胸膈，食管气机不利，故吞咽梗噎，消瘦；胸膈痞满，嗳气，腹胀，咳吐大量涎沫；气虚，肠道蠕动无力，故便秘；痰湿郁而化热，胸骨后呈烧灼样疼痛。谢老治以开郁化痰润燥，枳壳破气除痞，化痰消积；厚朴行气燥湿消积；半夏燥湿化痰，降逆止呕，清痞散结；陈皮理气健脾，燥湿化痰；茯苓、生薏苡仁健脾利水渗湿，合用补气健脾，渗湿利水；浙贝母清热化痰，开郁散结；全蝎、土鳖虫、蜈蚣活血化瘀散结；党参健脾益气；生大黄清热解毒，泻下攻积，活血祛瘀。

五、食管上段鳞状上皮细胞癌

张某，男，60 岁，农民。于 1998 年 7 月 20 日来我院门诊就诊。

主诉：进食梗塞感 2 月余。

现病史：2 个月前患者出现咽部不适，声音嘶哑，未予以重视，继之进食时有轻度梗塞感。在当地医院 X 线钡透发现食管上段条束状肿物，0.9cm×2.2cm 大小，曾怀疑食管癌，即来西安，经某医院胃镜及病理检查确诊为"食管上段鳞状上皮细胞癌"，给支持并小剂量化疗 1 次，放疗 26 次，请求谢老诊治。现症：吞咽不利，声音嘶哑，口淡无味，纳呆食少，形体消瘦，神疲乏力，舌质略暗，苔白厚腻，脉弦滑。

诊断：中医：噎膈。证属：脾气虚弱，湿瘀互结。

西医：食管上段鳞状上皮细胞癌。

治法：健脾益气，化瘀消积。

处方：枳朴六君子汤加味：党参30g，茯苓30g，女贞子30g，生薏苡仁30g，白术15g，陈皮10g，半夏10g，枳壳10g，厚朴10g，乌梢蛇10g，土鳖虫10g，重楼10g，黄芪60g，蜈蚣2条。12剂，每日1剂，水煎服。

1998年8月5日次诊：服上药后病情平稳，纳食略有增加，神疲乏力稍有改善，进食时仍有梗塞感，声音嘶哑，口干欲饮，二便调，舌质略暗，苔白厚腻，脉弦滑。处方：上方加麦冬30g，沙参30g，草石斛30g，僵蚕10g，浙贝母15g。21剂，每日1剂，水煎服。

1998年9月10日三诊：服药后声音嘶哑明显改善，进食梗塞减轻，口干欲饮消失，夜间时有咳嗽，舌质略暗，苔白厚腻，脉弦滑。处方：上方去麦冬、沙参、草石斛，加玄参30g，生地黄30g，龙葵30g。21剂，每日1剂，水煎服。

上方依证加减连服半年，声音嘶哑，进食梗塞感消失，后做钡透示肿物消失。嘱其2天1剂，再服3个月，以巩固疗效。

按语：思虑过度则气结脾伤，络脉痞涩，气血津液不能周流，继而发生瘀阻、痰结，气结与痰相抟，阻于食管，故吞咽不利；喜怒伤肝，肝郁气滞，气郁日久可致津液、血液运行不畅而成痰、瘀、气结，顽痰瘀血互结，滞涩于食管，妨碍饮食而发为本病。脾虚不纳水谷，故食少形体消瘦，神疲乏力。谢老方用枳朴六君子汤加味，健脾益气祛痰，化瘀消积。再酌加虫类药品活血化瘀通络，大剂量黄芪健脾益气温中，麦冬、沙参、草石斛生津滋阴。

六、食管中段腺癌并纵隔转移

魏某，男，49岁，农民。1999年7月26日初诊。

主诉：吞咽不利3个月。

现病史：吞咽不利，经某医院确诊为"食管中段腺癌并纵隔转移"。服用中药（不详）30余剂，效差。2天前呕吐1次，多为胃内容物夹有血块，仅能进少许流食。现症：吞咽困难，咽干不适，纳呆食少，脘腹胀满，便秘，5天未行，舌质略暗，舌体胖，边有齿痕，苔白厚腻，脉沉细。

诊断：中医：噎膈。证属：脾虚气滞，瘀血内停。

西医：食管中段腺癌并纵隔转移。

治法：理气健脾，活血化瘀。

处方：枳朴六君子汤加味：党参30g，白术15g，茯苓30g，姜半夏12g，陈皮10g，甘草10g，枳壳15g，厚朴18g，乌梢蛇10g，土鳖虫10g，全蝎10g，当归10g，番泻叶 10g，生薏苡仁 30g，肉苁蓉 30g，蜈蚣 2 条。21 剂，每日 1 剂，水煎服。

1999 年 9 月 5 日次诊：上药连服 38 剂，吞咽困难略有缓解，脘腹胀满明显减轻，纳食增加，大便复常，咽部仍感不适，舌质暗，舌体胖，苔白厚腻，脉沉略细。上方去番泻叶，每日 1 剂，水煎连服 2 个月。

1999 年 11 月 10 日三诊：服药后吞咽困难已除，纳食复常，仅感咽部不适，大便调，舌质略暗，舌体微胖，齿痕消失，舌苔白略腻。处方：上方加桔梗 10g，21 剂，隔日 1 剂，水煎服。2000 年 3 月家属来告：能参加半日劳动。

按语： 脾主运化，能消化、吸收、输布水谷精微，营养全身。脾失健运，消化功能紊乱，饮食不化，精微失布，则纳呆食少，脘腹胀满，便秘。脾运化水谷精微的同时，也吸收、输布水液，使水津四布，五经并行，水道通调，水液平衡。脾失健运，土不制水，水津失布，水液停滞，水湿泛滥，化饮生痰，聚湿为患，则为湿浊、痰饮，阻滞气机，结而为块，吞咽困难。胃主受纳腐熟，其气以通降为顺，因痰湿妨碍中阳，不能温运胃腑脉络，以致胃络寒凝瘀阻，瘀久不散，络脉受伤，血不循经，可见呕吐夹有血块。谢老方用枳朴六君子汤理气健脾，燥湿祛痰。乌梢蛇、土鳖虫、全蝎、蜈蚣等虫类药物活血化瘀，通络止痛；当归养血活血；番泻叶泻下导滞；生薏苡仁健脾利水渗湿；肉苁蓉补肾阳，益精血，润肠燥；桔梗开宣肺气，祛痰利咽，排脓消痈。

七、食管下段及贲门鳞状上皮细胞癌

田某，女，63 岁，干部，渭南市人。

主诉：吞咽不利 1 周。

现病史：患者发现吞咽不利，当即在渭南市中心医院做钡透及胃镜检查，确诊为"食管下端及贲门鳞状上皮细胞癌"，收入住院进行介入治疗 1 次。1997 年 4 月 17 日来我院门诊要求谢老中药治疗。现症：吞咽不利，进食时疼痛并牵引胸背，饮水时呛水，纳差，头痛，二便调，舌质暗略红，苔薄白，脉弦细。

诊断：中医：噎膈。证属：脾气虚弱，食管阻滞。

西医：食管下段及贲门鳞状上皮细胞癌。

治法：健脾益气，化瘀消肿。

处方：枳朴六君子汤加味：党参 30g，白术 10g，茯苓 30g，陈皮 10g，半夏 10g，枳壳 10g，厚朴 10g，黄芪 30g，女贞子 30g，乌梢蛇 10g，蜈蚣 2 条，土鳖虫 10g，生薏苡仁 30g。6 剂，每日 1 剂，水煎服。建议在本院再次介入治疗。并嘱若有效，本方可连服 3 个月至半年。

1997 年 10 月 13 日次诊：上方连服半年后，吞咽不利较前减轻，纳食时疼痛缓解，饮食不和，时呕吐，背部疼痛，头痛消失，仍感头昏，失眠，舌质略暗微红，苔薄白，脉弦细。处方：上方加葛根 15g，炒酸枣仁 30g，12 剂，每日 1 剂，水煎服。嘱其有效，原方继服。

1998 年 6 月 4 日三诊：自述照方连服至今，吞咽不利明显减轻，食后胃脘胀满，反酸，背痛，失眠，头痛，头晕，小便灼痛，大便调，舌质略暗微红，苔白腻，脉沉细。处方：上方加重楼 10g，忍冬藤 30g，21 剂，每日 1 剂，水煎服。

1999 年 4 月 8 日四诊：上方一直服用未间断，吞咽不利，背痛消失，仅感胃脘时痛，口苦，反酸，纳食减少，大便干结，隔日 1 行，舌质微暗略红，苔白，脉弦细。处方：上方加黄连 10g，荜澄茄 15g，每月 21 剂，再服用半年。

2000 年 7 月家属来告，患者无明显痛苦，存活至今。

按语： 七情内伤，忧思郁怒，损伤脾胃，水湿不化，聚湿为饮，饮化为痰，痰气交结，积聚成块，阻滞食管，则吞咽困难；痰气阻滞脉络，不通则痛，疼痛并牵引胸背；肿块阻塞食管，使得食管变狭窄，饮水时呛水；脾虚，水谷不能按时消化、转输，停滞心下，食而不化，则胃脘胀满或纳呆。谢老用枳朴六君子汤加味，枳朴六君子汤健脾益气，燥湿祛痰。党参益气生津养血；黄芪补气升阳，益卫固表，利水消肿；生薏苡仁健脾利水渗湿；乌梢蛇、土鳖虫、蜈蚣虫类药物活血化瘀，通络止痛；女贞子滋补肝肾；半夏燥湿化痰，降逆止呕，清痞散结；陈皮理气健脾，燥湿化痰；枳壳苦泄辛散，破气导滞除胀，逐宿食；白术补气健脾，燥湿利水；茯苓利水渗湿，健脾补中，宁心安神；葛根解肌退热，生津止渴，升阳止泻；炒酸枣仁养心益肝，安神敛汗；重楼清热解毒，消肿止痛，忍冬藤清热解毒，通经活络；黄连清热燥湿，泻火解毒；荜澄茄行气止痛。

八、食管癌

丛某，男，48 岁，工人。1970 年 8 月 4 日初诊。

主诉：吞咽不利，进食有噎感 2 月余。

现病史：日进食 150~200g，且只能进流食，伴进行性消瘦，胸背疼痛，固定不移，偶有锥刺痛感，反胃，恶心，时有呕吐（为胃内容物），胸脘痞闷，舌质红有瘀斑，苔薄，脉弦细涩。经西安交通大学医学院第二附属医院 X 线钡剂拍片，诊断为食管癌。

诊断：中医：噎膈。证属：血瘀气滞。

西医：食管癌。

治法：活血化瘀，疏肝理气。

处方：丹参 30g，白术 10g，土贝母 10g，白花蛇 12g，广木香 12g，蜈蚣 4 条，土鳖虫、全蝎各 10g。每日 1 剂，日服 2 次，连服 45 剂。

1970 年 9 月 16 日次诊：服前方一个半月，自觉噎塞感减轻，精神好转，饮食增加，每日进食 300~350g。10 月 23 日拍片复查：见其原癌变局部管壁较前光滑，钡剂通过良好。继用前方加减治疗，服药年余。

1972 年 2 月 1 日三诊：诸证消失，饮食增加，日进食 500g 左右，无噎塞及其他不适感。拍片复查局部管壁光滑无缺损，黏膜纹完全恢复正常，钡通过无阻。继守前法化裁，制成粉剂，以巩固疗效。白花蛇舌草 30g，蜈蚣、广木香、乌梢蛇、土鳖虫各 30g，三七 15g，鸡内金 60g，共为细末，日服 2 次，每次 3g，药完即配，嘱勿间断。

1973 年 6 月随访复查：自觉无任何不适，X 线片示原病灶局部管壁显示僵硬，但充盈及钡剂通过良好，未见狭窄及缺损征，上段亦不扩张。守前方粉剂，巩固疗效。

1974 年 6 月 16 日及 11 月 2 日两次拍片复查，均未见异常。1981 年随访，已上班 8 年，无任何不适。

按语：气为血之帅，气能行血，气滞于体内，则可使经脉之气阻滞不畅，血运受碍，则形成瘀血，停于胃内，导致胃失和降，则反胃、恶心、呕吐、胸脘痞闷。气滞则血瘀，可使血流滞涩，不通则痛，从而使胸背疼痛，固定不移，有锥刺痛感，脉现迟涩之象。长期饮食难入，化源告竭，机体失养则肌肤枯燥，形体消瘦。谢老治以散瘀破结，滋阴养血，疏肝理气。丹参活血通经，祛瘀止痛，凉血；白术补气健脾，燥湿利水；白花蛇舌草清热解毒，利湿通淋；蜈蚣、土鳖虫、全蝎活血化瘀，通络止痛；广木香行气止痛，健脾消食；贝母清热化痰，开郁散结；三七化瘀止血，活血定痛；鸡内金消食健胃。

九、食管上段癌

安某，男，56 岁，炊事员。1971 年 2 月 26 日初诊。

主诉：吞咽困难 1 月余。

现病史：近日以吞咽困难加剧为主诉求诊。形体消瘦，面色萎黄，精神欠佳，每日进食 50g，且只能进稀糊汤，时吐白色黏痰，胸骨后及背部锥刺样痛，进食时加剧，食入即吐，脉沉细涩，舌有瘀斑，苔黄腻。经西安交通大学医学院第二附属医院 X 线拍片提示食管钡剂通过受阻，上段扩张明显，诊断为食管上段癌。

诊断：中医：噎膈。证属：瘀血内阻，气机阻滞。

西医：食管上段癌。

治法：活血化瘀为主，兼以疏肝和脾。

处方：活血消癌汤加减：丹参 30g，白术 30g，白芍 30g，土贝母 30g，僵蚕 30g，白花蛇 10g，广木香 10g，蜈蚣 4 条，三七^{（冲服）}3g，麝香^{（冲服）}0.3g。12 剂，每日 1 剂，水煎服。

1971年3月7日次诊：服前方后吞咽噎塞感锐减，饮食稍增，日进食50g，呕吐已止，余症同前，舌苔黄，脉沉细。处方：守前方继续治疗。并配服下方散剂一料：白花蛇30g，土鳖虫30g，广木香30g，蜈蚣10条，僵蚕30g，全蝎30g，三七15g，麝香0.5g，黄芪60g，鸡内金60g。共为细末，日服2次，每服3g。

1971年4月26日三诊：服前方半月，吞咽通畅，精神好转，体重增加，日进食500g左右，且可进干馍，胸背痛减轻，吐痰及呕吐完全消失，苔白，脉沉细。处方：继用前方治疗，因麝香短缺，改用山豆根15g，白花蛇舌草30g，余药同前。63剂，每日1剂，水煎服。

1971年8月4日诊：诸症消失，精神好，已上班工作，继服下方散剂，巩固疗效。处方：白花蛇30g，蜈蚣10条，土鳖虫30g，僵蚕30g，全蝎30g，广木香30g，三七15g，鸡内金60g，麝香3g。2剂，共为细末，日服2次，每服3g。

1972年1月10日X线拍片复查：原癌变部位管壁僵硬，但钡剂通过良好，上段仍有扩张。继服前散剂一料以巩固疗效。

1975年6月4日X线拍片复查：未见明显异常。停药，嘱饮食调理。

1981年12月随访，无任何不适，已上班6年。

按语：气能行津，气滞则津液输布受阻，聚湿成痰，时吐白色黏痰；痰气互结，阻滞血液运行，又造成瘀血，胸骨后及背部锥刺样痛。谢老治以活血化瘀，疏肝和脾。丹参活血通经，祛瘀止痛，凉血；白术补气健脾，燥湿利水；广木香行气止痛，健脾消食；贝母清热化痰，开郁散结；三七化瘀止血，活血定痛；白花蛇祛风，通络，止痉；蜈蚣、僵蚕、全蝎、土鳖虫活血化瘀，通络止痛；鸡内金消食健胃；山豆根清热解毒，利咽消肿；麝香开窍醒神，活血通经，止痛。

十、食管中段癌

刘某，男，67岁，干部。1970年10月12日初诊。

主诉：吞咽困难5月余。

现病史：因吞咽困难，在陕西省中医研究所（陕西省中医医院前身）做X线拍片示食管中段癌，长约8cm，黏膜破坏明显，收住本院治疗。现症：吞咽困难，饮食有噎塞感而疼痛，痛如锥刺，固定不移，胸痛彻背，痛苦难忍，伴恶心反胃，呕吐物为胃内容物或咖啡样稀水，吐后疼痛稍减，伴吐白色黏痰，便溏时有脓血。脉弦细涩，稍带数象，舌红苔黄腻。

诊断：中医：噎膈。证属：瘀血内阻，瘀而化热。

西医：食管中段癌。

治法：燥湿化痰，化瘀清热。

处方：二陈汤加味：陈皮10g，半夏15g，茯苓30g，生薏苡仁30g，白术30g，忍冬藤 30g，全蝎 10g，台乌药 10g，露蜂房 10g，山豆根 10g，甘草 6g。水煎，早晚分服，连服 1 个月。

1970 年 11 月 12 日次诊：服药后证情加重，胸背痛及噎塞感均加剧，咳嗽，痰中带血，呕吐有血块。X 线拍片复查：见其癌变局部管壁较前片光滑，钡剂通过受阻，黏膜破坏明显，脉弦涩，舌有瘀斑，苔黄。脉证合参，仍为瘀血重证，活血化瘀实乃当务之急，急投血府逐瘀汤加味：生地黄 10g，赤芍 10g，当归 10g，川芎 10g，桃仁 10g，红花 10g，柴胡 10g，枳壳 10g，桔梗 10g，血竭 12g，乌梢蛇 15g，瓜蒌 30g，胆南星 12g。早晚水煎服，连服 45 剂。并配服 706 粉（生草乌、生川乌、生南星、生半夏、广三七、血竭各等份为细末），每服 1.5g，日服 2 次。

1971 年 1 月 21 日三诊：服前方后，病情日渐好转，改为白花蛇^{（冲服）}10g，广木香 12g，广三七 3g，制马钱子 3g，瓜蒌 3g，山豆根 3g，板蓝根 3g，以化瘀活血，清热解毒。X 线拍片复查：见其原黏膜破坏征完全消失，管壁光滑，钡剂通过良好。于 1971 年 2 月 5 日出院，嘱服蜈蚣 30g，全蝎 30g，土鳖虫 30g，白花蛇 30g，广木香 30g，鸡内金 30g，三七 15g。共为细末。每服 3g，日服 2 次，以巩固疗效。

1971 年 6 月 19 日来院复查 X 线片示其原狭窄管壁完全恢复正常，舒张自如，钡剂通过良好，黏膜未见异常。继服 2 月 5 日方，巩固疗效。

1972 年 8 月随访，无任何不适。

1974 年 6 月来院复查，X 线片未见恶化。

按语： 瘀血阻滞于食管，食管狭窄，闭阻难通，则饮食难下；食管络脉受损，则吐出物如咖啡样稀水，胸膈疼痛，甚则痛引彻背；舌脉为瘀血之征。所以治宜活血化瘀，清利湿热。但由于前医处方药证不符，导致病情加重，谢老投以血府逐瘀汤活血祛瘀，行气止痛。血竭活血化瘀止血；乌梢蛇祛风通络；胆南星清热化痰；瓜蒌清热化痰，宽胸散结，润肠通便；三七化瘀止血，活血定痛；广木香行气止痛，健脾消食；山豆根清热解毒，利咽消肿；白花蛇祛风，通络，止痉；板蓝根清热解毒，凉血利咽；马钱子散结消肿，通络止痛；鸡内金消食健胃；蜈蚣、全蝎、土鳖虫活血化瘀，通络止痛。

谢老对马钱子一药，赞许有加，敢于、善于临床应用，尤其是用于食管癌的治疗，理解颇深。马钱子主治咽喉痹痛，痈疽肿毒，风痹疼痛，骨折，面神经麻痹，重症肌无力，对于食管癌的疗效更为突出。但是马钱子有大毒，特别提醒要注意其剂量！内服：炮制后入丸、散，每次 0.2~0.6g。大剂量 0.9g。外用：适量，研末撒，浸水、醋磨、煎油涂敷或熬膏摊贴。内服，如按其成分番鳖碱（士的宁）计算，一次量控制在 6mg 为宜。内服一般从小剂量开始，逐渐加量，加至患者感觉肌肉有一过性轻微颤动为最佳有效量，此反应也表明不可再加量。

十一、食管溃疡型鳞状上皮细胞癌（2级）术后

贾某，男，64岁，退休。籍贯陕西，已婚。2005年9月18日初诊。

主诉：食管癌术后3个月。

现病史：病人于2005年6月初无明显原因出现吞咽困难，遂到西安417医院做胃镜检查示距门齿35cm处见5cm大小结节息肉突起，表面呈颗粒状，边缘粗糙。病理结果显示（食管）溃疡型鳞状细胞癌2级，癌组织侵及肌层。遂于唐都医院手术切除，术后又做立体放疗12次，至9月初放疗结束。黑便，在唐都医院查出手术吻合处溃疡，止血治疗后血止。胃镜显示多发性胃溃疡。X线片示放射性肺炎。现症：乏力，咳嗽，咯痰，胃脘部疼痛，夜寐差，舌红，舌体胖，苔白，脉沉细。

诊断：中医：噎膈。证属：脾胃虚弱，气机阻滞。

西医：食管溃疡型鳞状上皮细胞癌（2级）术后。

治法：扶正培本，行气活血。

处方：枳朴六君子汤加味：党参30g，白术10g，茯苓30g，陈皮10g，半夏10g，枳壳15g，厚朴18g，乌贼骨15g，浙贝母15g，黄连10g，荜澄茄15g，乌梢蛇15g，蜈蚣2条，土鳖虫10g，生薏苡仁30g，甘草10g。12剂，每日1剂，水煎服。

2005年10月10日次诊：服药后病情平稳，仍有乏力，咳嗽咯痰，胸痛时作，胃脘部疼痛，食后加重，夜寐差，舌质红，体胖，苔白，脉沉细。处方：上方加黄芪30g，女贞子30g。12剂，每日1剂，水煎服。

2005年10月28日三诊：服药后病情平稳，乏力略有好转，仍有胸痛，胃脘部疼痛仍比较明显，以食后为重，食欲尚可，夜寐差，二便调。舌质红，舌体胖，苔薄白，脉沉细。处方：上方加炒酸枣仁30g，西洋参^{（另煎兑服）}10g，冬虫夏草^{（捣碎吞服）}1g。12剂，每日1剂，水煎服。

2005年11月15日四诊：服药后病情明显好转，乏力明显减轻，未诉胸痛、咳嗽，咯痰少量，胃脘部疼痛明显减轻，舌质红，舌体略胖，苔白，脉细。处方：上方加半枝莲30g。12剂，每日1剂，水煎服。药后身体逐渐恢复，改用丸剂服用1年，每丸9g，早晚分服。

3年后，家属电话告知病人能生活自理。

按语：忧思忿怒，饮食不节，损伤脾胃，脾失健运，水湿不化，聚湿为痰，或嗜酒无度，喜好肥甘，酿成痰浊，痰气交阻于食管，食管不利，故见吞咽困难；胃失和降，则胃脘部疼痛；脾虚不能正常输布水液，阻滞气机升降，则见咳嗽、咳痰，治宜扶正培本。谢老用枳朴六君子汤加味。枳朴六君子汤健脾益气，燥湿化

痰；浙贝母清热化痰，开郁散结；乌贼骨制酸止痛；生薏苡仁健脾渗湿；蜈蚣、土鳖虫、乌梢蛇活血化瘀，通络止痛；荜澄茄行气止痛，温中散寒；黄芪温中健脾益气；女贞子滋补肝肾；炒酸枣仁养血宁心安神；西洋参益气养阴生津；冬虫夏草益肾补肺，止血化痰，止嗽定喘；半枝莲清热解毒，活血祛瘀，消肿止痛，抗癌。

十二、食管下段贲门黏膜鳞状细胞癌（2级）

李某，女，76岁，退休。陕西人，已婚。2004年6月24日初诊。

主诉：神疲乏力半年。

现病史：2002年12月因食后欲吐伴吞咽困难，在西安交通大学医学院第二附属医院做X线钡透示食管下段贲门癌。后做病理检查显示食管黏膜鳞状细胞癌2级，于2004年6月做胃镜显示食管癌、胃癌、贲门狭窄。现症：神疲乏力，舌质色暗，舌体胖，苔白腻，脉细弦。

诊断：中医：噎膈。证属：脾气虚弱，痰瘀阻滞。

西医：食管下段贲门黏膜鳞状细胞癌（2级）。

治法：理气健脾，化瘀通络。

处方：枳朴六君子汤加味：枳壳15g，厚朴18g，党参30g，姜半夏15g，陈皮10g，茯苓30g，炒白术15g，甘草10g，乌梢蛇10g，蜈蚣2条，土鳖虫10g，大黄6g，茜草30g，生薏苡仁30g，重楼10g。12剂，每日1剂，水煎服。

2004年7月8日次诊：服药后效果可，现仍有少气懒言，倦怠乏力，纳食可，大便干，小便频，舌质暗，苔白根厚。处方：上方加炒酸枣仁30g，柏子仁30g。12剂，每日1剂，水煎服。

2004年7月22日三诊：服药后乏力减轻，现纳食少，有呃逆，夜寐差，二便调，舌质暗，苔白，脉弦。处方：上方加丹参30g，槟榔15g，砂仁30g。12剂，每日1剂，水煎服。

2004年8月23日四诊：服药后病情平稳，停药20余天，现又有呃逆频作，全身疼痛，乏力，纳食可，二便调，舌质暗，苔白，脉弦细。处方：上方加瓜蒌皮15g，薤白15g，女贞子30g。12剂，每日1剂，水煎服。

2004年9月9日五诊：服药后呃逆明显好转，现仍有身痛乏力，夜寐不安，纳食可，二便调，未诉胸痛、胃痛，无气短，无异常汗出，舌质暗，苔薄白，脉弦细。处方：上方加柴胡15g，黄芩10g。12剂，每日1剂，水煎服。

2004年9月23日六诊：服药后身痛已经明显好转，现诉腹泻，小便少，纳食少，舌质暗红，苔薄白，脉弦细。处方：枳朴六君子汤加乌梢蛇10g，蜈蚣2条，土鳖虫10g，黄芪60g，女贞子30g，大黄6g，生薏苡仁30g，炒酸枣仁30g，柏子仁30g，丹参30g。12剂，每日1剂，水煎服。

2004年10月11日七诊：服药后病情平稳，诉全身乏力，精神差，少气懒言，纳食少，大便溏稀，小便次数多，舌质暗红，苔薄白，脉弦细。处方：上方加夜交藤30g，琥珀10g，炒麦芽30g。12剂，每日1剂，水煎服。

2005年5月23日八诊：服药后乏力较明显，全身疼痛。纳食少，二便调，舌暗红，苔白，脉细弱。枳朴六君子汤加黄芪60g，女贞子30g，乌梢蛇10g，蜈蚣2条，土鳖虫10g，生薏苡仁30g，重楼15g，土贝母15g。12剂，每日1剂，水煎服。

2005年6月6日九诊：病人诉胸闷，全身疼痛，偶见乏力，纳食少，眠差，小便多，大便调，舌质暗红，苔白，脉弦。处方：上方加黄连10g，荜澄茄15g，姜竹茹10g。12剂，每日1剂，水煎服。

2005年6月20日十诊：胃部仍有不适，呃逆缓解，精神差，乏力，口干，纳食少，夜寐差，耳鸣偶发，大便干，2日1次，小便调，舌质暗红，苔少，脉细数。处方：枳朴六君子汤加黄芪60g，女贞子30g，乌梢蛇10g，蜈蚣2条，土鳖虫10g，土贝母15g，生薏苡仁30g，黄连10g，荜澄茄15g，炒麦芽30g。12剂，每日1剂，水煎服。

药后诸症渐减，改用末次方药，隔日1剂，水煎服，嘱其坚持服用半年。2年后随访，病人安在。

按语： 饮食不节或七情内伤，损伤脾胃，脾失健运，不能正常运化输布水液，酿成痰浊，痰气瘀阻于食管，食管不利，故吞咽困难；胃失和降则食后欲吐。治宜益气健脾，化痰散结。谢老用枳朴六君子汤加味，健脾益气，祛痰化湿；生薏苡仁健脾渗湿；蜈蚣、土鳖虫、乌梢蛇活血化瘀，通络止痛；重楼清热解毒，消肿止痛；大黄清热解毒；茜草凉血化瘀，止血通经。脾虚不能化生水谷精微充养机体，故见少气懒言，倦怠乏力，加炒酸枣仁、柏子仁养心安神，润肠通便；丹参活血通经，祛瘀止痛，凉血；槟榔驱虫消积，行气利水；砂仁化湿开胃，温脾理气；瓜蒌清热化痰，宽胸散结，润肠通便；薤白通阳散结，行气导滞；女贞子滋补肝肾；黄芩清热燥湿，泻火解毒；柴胡疏散退热，疏肝解郁，升阳举陷；黄芪健脾益气；夜交藤养心安神，祛风通络；琥珀镇惊安神，活血散瘀，利尿通淋；炒麦芽健脾消积；黄连清热燥湿，泻火解毒；荜澄茄行气止痛；姜竹茹清热化痰，除烦止呕。

十三、食管癌术后

冯某，女，67岁，陕西省韩城市人。2011年10月11日初诊。

主诉：上腹部胀痛2月余。

现病史：2个月前患者出现上腹胀满，随后又有腹痛，于2011年9月1日诊断为食管癌，行食管癌根治术，术后未行放化疗。现症见：胃脘胀痛，全身乏力，厌食，头晕、头痛，眠差，大便不畅，舌质暗略红，苔中根部微黄略腻，脉弦细。

诊断：中医：胃痛病。证属：脾虚气滞，兼瘀热互结。

西医：食管癌术后。

治法：扶正培本，健脾益气，清热化瘀。

处方：芪薏六君子汤加味：黄芪 50g，女贞子 30g，党参 30g，炒白术 15g，茯苓 30g，陈皮 10g，半夏 12g，生薏苡仁 30g，大黄（后下）10g，肉苁蓉 15g，火麻仁 30g，郁李仁 30g，苦杏仁 10g，乌梢蛇 10g，蜈蚣 2 条，土鳖虫 10g，重楼 10g，川续断 15g，鸡内金 15g，焦三仙（焦麦芽、焦三楂、焦神曲）各 15g，甘草 10g。7 剂，每日 1 剂，水煎 3 次，分早、中、晚服。

2011 年 10 月 28 日次诊：服上药后厌食改善，大便已通畅，余症如前，舌脉同上。处方：上方去火麻仁、郁李仁、苦杏仁、川续断、焦三仙，加枳实 15g，30 剂，每日 1 剂，水煎 3 次，分早、中、晚服。

2012 年 4 月 13 日三诊：药后胃脘痛明显减轻，胃脘胀满依然，余症同上。处方：枳朴六君子汤加味：枳壳 15g，厚朴 18g，陈皮 10g，半夏 10g，茯苓 30g，党参 30g，炒白术 15g，焦三仙各 15g，黄连 8g，荜澄茄 15g，木瓜 15g，乌梢蛇 10g，蜈蚣 2 条，土鳖虫 10g，薄荷 6g，鸡内金 15g，火麻仁 30g，炙甘草 10g。嘱连服半年，每日 1 剂，水煎 3 次，分早、中、晚服。

2012 年 10 月 15 日四诊：上方连服半年后，睡眠明显好转，纳呆、食少，胃脘部时胀满，左胁部胀满，呃逆，大便时干时稀，舌质暗略红，苔中根部微黄厚腻，脉弦细。处方：上方去火麻仁，加桂枝 10g，姜黄 10g。每日 1 剂，水煎 3 次，分早、中、晚服，嘱其连服半年。

2013 年 4 月 7 日五诊：药后胃脘部胀满减轻，平卧时偶感胃脘部不适，呃逆，大便欠畅通，左侧偏头痛，以下午或者晚上为主，体重由 84 斤增加到 89 斤，舌质暗略红，苔中根部微黄厚腻，脉弦细。处方：柴芍六君子汤合旋覆代赭汤加味：柴胡 15g，白芍 30g，党参 30g，茯苓 30g，生白术 30g，青皮、陈皮各 12g，半夏 12g，黄连 10g，荜澄茄 15g，乌梢蛇 10g，蜈蚣 2 条，土鳖虫 10g，鸡内金 15g，炒麦芽 30g，旋覆花 10g，代赭石（先煎）30g，大黄（后下）10g，槟榔 10g，甘草 10g。嘱连服半年，每日 1 剂，水煎 3 次，分早、中、晚服。

2013 年 10 月 31 日六诊：纳食少，食后偶感胀满，呃逆时作，反酸，大便欠通畅，舌质暗略红，苔中根部微黄腻，脉弦细。处方：枳朴六君子汤合旋覆代赭汤加味：枳壳 15g，厚朴 18g，党参 30g，茯苓 30g，炒白术 15g，陈皮 12g，半夏 12g，黄连 10g，荜澄茄 15g，木瓜 15g，乌梢蛇 10g，蜈蚣 2 条，土鳖虫 10g，鸡内金 15g，炒麦芽 30g，旋覆花（包煎）10g，代赭石（先煎）30g，桔梗 10g，大黄（后下）10g，槟榔 10g，神曲 15g，浙贝母 30g，乌贼骨 15g，莱菔子 30g，甘草 10g。嘱连服 1 年，每日 1 剂，水煎 3 次，分早、中、晚服。

2014 年 10 月 23 日七诊：纳食较前好转，左侧头痛，大便稍干，舌质暗略红，苔中根部微黄腻，脉弦细。处方：上方去旋覆花、代赭石、桔梗、大黄、莱菔子，加玄参 30g，川芎 15g，葛根 30g，火麻仁 30g。2 日 1 剂，水煎 3 次，分早、晚服用，连服半年。

2015 年 4 月 16 日九诊：上方服用半年后，食欲增加，大便略干，舌质暗略红，苔中根微黄略腻，脉弦细。处方：上方加白花蛇舌草 30g、半枝莲 10g、生薏苡仁 30g。10 剂，2 日 1 剂，水煎 3 次，分早、晚服用。

2016 年 10 月 20 日十诊：上方连服 1 年半后，头痛消失，纳食正常，大便及睡眠基本恢复正常，头晕，行走活动加重后时有发作，下肢发凉，上半身发热，舌质暗略红，苔中根部微黄腻，脉弦细。处方：上方去玄参、川芎、葛根、火麻仁、白花蛇舌草、半枝莲、生薏苡仁，加黄芪 40g，当归 8g，升麻 15g，麦冬 30g，五味子 15g，附片 10g，肉桂 10g。10 剂，2 日 1 剂，水煎 3 次，分早、晚服用。

2 年后随访，言头痛消除，纳食香，体重增加，睡眠佳，精力充沛，气色红润，心情愉快。2020 年 3 月 15 日电话随访，仍健在。

按语： 本例为食管癌术后，中医诊断为胃痛，古代医家对其成因颇有独到见解。《素问·举痛论》指出"寒气客于肠胃之间，膜原之下，血不得散，小络急引故痛"。《诸病源候论·腹痛病诸候》认为"正气与邪气交争故痛"。汉代张仲景在诊法上指出"病着腹满，按之不痛为虚，痛者为实"。本病以正气亏乏为主，其中脾虚为本，因此益气健脾贯彻整个治疗过程，守脾土，以实后天，方以六君子为基础，加用黄芪补气升阳，《医学衷中参西录》曰："黄芪，能补气，兼能升气，善治胸中大气下陷。"加女贞子性凉味甘、苦，甘补苦凉滋胃阴；加土鳖虫主入肝经，善走窜，破血逐瘀，如《金匮要略》的大黄䗪虫丸之瘀血腹痛；蜈蚣、乌梢蛇也均入肝经，攻毒散结，通络止痛，三药合力，使逐瘀血之力大增；合用火麻仁、郁李仁、杏仁，治疗老年人脾虚肠燥，大便不畅；胃远端切除，消化食物之功能自然下降，鸡内金消食健胃，有以形补形之意。患者病初 1 剂煎 3 次，1 日 3 次服用，病情改善后 2 日 1 剂药物，此亦为谢老治疗癌症患者服药的不同之处，患者诊疗十诊次，每诊详问病情，随证加减，后期调补阴阳加麦冬、五味子、升麻、附子、肉桂以益胃生津，升举阳气，温补阳气，平衡阴阳，最终圆满收官。

十四、食管中下段鳞状细胞癌

张某，男，67 岁，退休职员，西安市长安区南郊王村人，2015 年 9 月 10 日初诊。

主诉：吞咽不畅 2 月余。

现病史：2015 年 8 月 17 日患者在西安市长安区医院，查电子胃镜提示：①食管中下段癌（溃疡浸润型　进展期）；②慢性浅表性胃炎伴糜烂。病检回报：食管中下段鳞状细胞癌。为进一步求治，特前往第四军医大学西京医院，查上腹部CT示：①中段食管改变，符合食管癌；右肺上叶少许小结节影，请随诊；双肺下叶少许索条灶；右侧胸膜增厚。②上腹部增强扫描未见明显异常。上消化道EUS内镜诊断：进展期食管癌（T4bN2），多考虑侵及主动脉，不除外与气管粘连。上消化道造影：食管癌（中段）。现症：吞咽不畅，纳呆食少，形体消瘦，体重较前减轻，伴有咳嗽，咯痰量少。精神可，睡眠可，大便隔日一行。舌质暗略红，舌体略胖，苔黄厚腻，脉弦细。

　　诊断：中医：噎膈。证属：脾气虚弱，湿瘀互结。

　　　　　西医：食管中下段鳞状细胞癌。

　　治法：健脾益气，化瘀消积。

　　处方：枳朴六君子汤合乌贝散加味：枳壳15g，厚朴18g，太子参30g，法半夏12g，炒白术15g，茯苓30g，陈皮12g，浙贝母15g，乌贼骨30g，乌梢蛇10g，蜈蚣1条，土鳖虫10g，白花蛇舌草30g，半枝莲10g，半边莲10g，黄连10g，荜澄茄15g，姜竹茹10g，炙甘草10g。7剂，每日1剂，水煎服。

　　2015年9月17日次诊：服药后吞咽困难有所改善，咳嗽减轻，咯痰基本消失，后半夜口干，大便不成形，1日3~5次，舌质暗略红，舌体略胖，苔黄厚腻，脉弦细。处方：上方去半边莲、姜竹茹，加生薏苡仁30g，生石榴皮30g。7剂，每日1剂，水煎服。

　　2015年10月8日三诊：药后吞咽困难继减，纳食较前略增，咳嗽时作，咯少量白黏稠痰，口干以后半夜为主，大便不成形，舌质暗略红，苔黄厚腻，脉弦细。处方：上方加炒山药30g。7剂，每日1剂，水煎服。

　　2015年10月15日四诊：服药后吞咽困难略有缓解，咳嗽咯痰减少，口干以后半夜为主，大便量少，仍不成形，舌质暗略红，苔黄厚腻，脉弦细。处方：上方加黄连10g，荜澄茄15g，补骨脂30g。7剂，每日1剂，水煎服。

　　2015年10月22日五诊：吞咽困难继减，纳少，咳嗽减轻，咯少量白痰，口干以后半夜为主，大便量少，仍不成形。舌质暗略红，苔黄厚腻，脉弦细。处方：同上方。7剂，每日1剂，水煎服。

　　2015年10月29日六诊：症状如上所述，纳食少，受冷气后仍有咳嗽，咯少量黏痰，咳之困难，口干以后半夜为主，大便量少，不成形。舌质略暗微红，苔黄厚腻，脉弦细。处方：上方加黄芪40g，芡实30g。7剂，每日1剂，水煎服。

　　2015年11月18日七诊：近日大便稍稀，仍有咽干，受凉后偶有咳嗽，有黏痰，咯出不利，口干欲饮水，双下肢轻度压陷性浮肿。舌质暗微红，舌体略胖，苔黄腻，脉弦细。处方：上方枳壳减至10g、厚朴12g，去白花蛇舌草、半枝莲，加白扁豆 30g，肉豆蔻 15g，五味子 10g，车前子 30g。7剂，每日 1 剂，水煎服。

2015 年 12 月 3 日八诊：大便干，量少，仍咽干，口干欲饮水，吞咽略受阻，双下肢轻度压陷性浮肿。舌质暗微红，苔微黄腻，有裂纹，脉弦细。处方：上方合五苓散。枳壳改为枳实 10g，厚朴增至 15g，黄芪 40g，加猪苓 30g，泽泻 10g，桂枝 15g，石韦 30g，白茅根 30g。7剂，每日 1 剂，水煎服。

2015 年 12 月 10 日九诊：药后吞咽困难减轻，双下肢浮肿略减，舌脉同上。处方：上方加生薏苡仁 30g。7剂，每日 1 剂，水煎服。

2015 年 12 月 17 日十诊：服药后双下肢水肿较前减轻，受凉后咳嗽，咯黏痰，纳食尚可，吞咽如前，大便尚可。舌质暗微红，苔薄黄，有裂纹，脉弦细。处方：同上方。7剂，每日 1 剂，水煎服。

2015 年 12 月 24 日十一诊：近日来双下肢水肿基本消失，偶尔干咳，余症缓解，舌质暗，苔薄白，有裂纹，脉细。处方：同上方。7剂，每日 1 剂，水煎服。

半年后随访，患者病情稳定。

按语： 本病病位在胃，如《灵枢·四时气》曰："食饮不下，膈塞不通，邪在胃脘。"《太平圣惠方》认为："寒温失宜，饮食乖度，或患怒气逆，思虑伤心，致使阴阳不合，胸膈否塞，故名膈气也。"《临证指南医案·噎膈反胃》提出："胃脘窄隘。"《景岳全书·噎膈》曰："噎膈一证，必以忧愁思虑，积劳积郁，或酒色过度，损伤而成。"并指出："少年少见此证，而惟中衰耗伤者多有之。"本病例谢老之徒辨证为脾虚湿热互结，以谢老枳朴六君子汤合乌贝散加乌梢蛇、土鳖虫、蜈蚣以活血化瘀，半边莲、半枝莲、白花蛇舌草以清热，姜竹茹化痰止呕，使胃气下行，黄连、荜澄茄清热燥湿、散寒止痛、一清一散，寒热并用，使诸多凉药不损伤脾阳，祛邪不伤正。

【经验小结】

食管癌的辨证要点在于分清气、血、痰、毒，分清虚、实。病在气者，以气滞、气郁为主，痛以胀痛为特征，时作时止，情志不遂时加重，疼痛走窜不定，伴气逆呕恶。病在血者，其疼痛为刺痛拒按，痛有定处，舌有瘀斑。以痰聚结者，表现为脾胃虚弱，运化失司，痰浊内生，症见胸胁满闷，口吐黏痰，痰核累累，面黄虚肿。邪毒为患，客于食管，聚湿生痰，痰气互结，阻塞食管，日久化火，灼伤津液，则口干舌燥，大便秘结，小便短赤。病久体虚，则神疲乏力，脉细弱无力。邪气实者，多见病在发展，胸胁胀满，梗噎不通，脉弦有力。

食管癌多缓慢发病，但多渐进性加重，部分病人可恶化发展。病位在食管，与脾胃、肝肾、气血津液关系密切。本病初起多以标实为主，中期为虚实夹杂，晚期则以本虚为主。虚为津涸、血亏、阳气虚；实为气结、顽痰、瘀血、燥热、邪毒。初起多因脏腑功能失调，导致气滞、痰浊、瘀血、燥热内生，毒邪凝滞形成痰气交阻，痰热胶结，继而气滞血瘀，毒热内结，形成气、痰、瘀、热、毒互结，亏耗阴津，导致正虚邪实，使得阴津枯槁，精血耗竭，进一步发展则阴损及阳，气虚阳微。

谢老认为食管癌轻证，或由于肝脾气结，或因胃津亏虚，食管涩滞，引起痰气交阻，痰瘀互结，阻隔胃气；或胃津亏耗而损及肾阴，皆属噎膈重症，使食物下咽疼痛，甚则食入即吐，水饮难下。若病变继续发展，阴损致阳衰，则肾之精气、脾之生化皆耗竭，阳竭于上则水谷不下，阴竭于下则为关格，系开阖之机已废。基本病机是食管阻滞、胃气不降。但又有标本虚实气血之分。病标为气滞、痰阻、血瘀及相互兼杂，病本为津亏、血耗、阴阳虚损。中医药的可取之处在于固护胃气，整体调治，扶正培本。

谢老治疗食管癌，首先辨标本虚实，紧抓痰、瘀、虚三大特点。对于病情初起体质尚强者，治宜理气祛痰，化瘀解毒；久病或化疗后体虚病侵，治宜扶正祛邪，攻补兼施；晚期气虚阳微，饮食难入，面浮身肿，治宜健脾益气，化痰散结。

总体来讲，食管癌治疗方法还是有很多的，例如手术治疗、西医放化疗、介入治疗、中医治疗等，但是临床应用最广泛的当属中医中药。中医治疗食管癌适合各个时段的癌症，对患者都会起到良好的作用。食管癌早期症状一般不明显，中晚期主要以中医治疗为主。谢老所治疗的食管癌多为晚期类型，进行性咽下困难是绝大多数患者就诊时的主要症状。因为食管壁富有弹性和扩张能力，只有当约2/3的食管周径被癌肿浸润时，才出现咽下困难。因此，在早期症状出现后，在数月内病情逐渐加重，由不能下咽固体食物发展至液体食物亦不能咽下。如癌肿伴有食管壁炎症、水肿、痉挛等，可加重咽下困难。阻塞感的位置往往符合癌肿部位。此时，患者大多会体质下降，阳气虚弱。

食管癌病机之根本为阳气虚弱，机体功能下降，治宜温阳益气，扶助正气，提高机体功能。治疗主方要体现这一中医治疗原则。处方之法，不离疏肝理气、降逆化瘀、活血化瘀、软坚散结、扶正培本、生津润燥、清热解毒、抗癌止痛、温阳益气等。

谢老对食管癌的治疗中，攻补兼施，减轻不良反应，加强抗癌作用，增强免疫功能，防止复发和转移，提高生存质量和生存率，这是谢老运用中医药理论，提高疗效的重要方法。

谢远明用药特色

①选方有重点。首选积朴六君子汤。14例食管癌中，病案1、2、3、5、6、7、11、12、14，共计9例，以积朴六君子汤为主方。积朴六君子汤由六君子汤加枳实、厚朴而成，为谢老创造的方剂。脾胃虚弱，湿从内生，脾失健运，痰湿阻滞气

机，乃发诸症。方中党参健脾补气，白术健脾燥湿，茯苓健脾渗湿，半夏、陈皮燥湿化痰，木香、砂仁行气和胃，枳实、厚朴破气散湿，甘草调和诸药。诸药相合，益气健脾，燥湿行气，使脾胃健，痰湿除，诸症自消。现代药理研究证实，党参、白术、茯苓、甘草能够改善脾虚时神经肽的异常释放，缓解脾虚时的胃肠功能与代谢紊乱，从而调节胃肠功能；党参、甘草还能增强机体的适应性，改善机体免疫功能，增强抗病力；枳实、厚朴能提高胆碱能神经功能，提高血浆胃动素水平，从而促进胃动力，加快胃排空；陈皮、半夏均可促进消化液的分泌，排除肠管内积气；木香、砂仁可调节肠道平滑肌的收缩频率，进而调节肠蠕动，从而取得较好疗效，有较高的临床应用价值。枳朴六君子汤健脾益气，扶正固本，是治疗食管癌的基础方。

②自拟方有特点。病案8药物虽为自拟方，但其组成与枳朴六君子汤大同小异。病例8药味简约，这在谢老的处方中是较为少见的。其所以如此，主要是因为要解决患者进食困难，药力集中，目标明确，重点突出。第9例处方为活血消癌汤加减，针对瘀血内阻，气机阻滞病情而设。

③遣药具有个性。如病例12应用重楼，该药是治疗胃癌、肝癌、肺癌、脑瘤的主药，剂量用到15g，看似超出了常规剂量，实际是恰如其分的。有论文报道：以七叶一枝花治疗15例胃癌，单用本品每次50~100g水煎服，每日2~3次，至少10天为1疗程，最多可服7~8疗程。其中11例存活了1年以上，4例存活2年以上，无不良反应。另外，谢老对马钱子一药，敢于、善于应用，疗效显著。只是剂量偏大，需小心谨慎，密切观察，防中毒发生于万一。

【学堂笔记】

中医古代文献中所描述的"噎膈""反胃""关格"等与食管癌十分相似。

《内经》最早提出隔证之名，隋代巢元方的《诸病源候论》首次以"噎"称本病，"噎膈"的病名则是由宋代严用和在《济生方》中首先提出的。《素问》中的《阴阳别论》《至真要大论》《通评虚实论》中分别有"三阳结谓之隔""饮食不下，噎膈不通，食则呕""隔塞闭绝，上下不通，则暴忧之病也"的记载。《灵枢》中的《邪气脏腑病形篇》中有"脾脉急甚为瘈疭；微急为膈中，食饮入而还出，后沃沫"，这里的"膈中"即"噎膈"。《备急千金要方·噎塞论》曰："食噎者，食无多少，唯胸中苦塞常痛，不得喘息。"宋代《济生方》曰："其为病也，令人胸膈痞闷，呕逆噎塞，妨碍饮食，胸痛彻背，或肋下支满，咽噎气不舒。"明代赵献可曾说："噎膈者，饥欲得食，但噎塞迎逆于咽喉胸膈之间，在胃口之上，未曾入胃即带痰而出。"

关于本病的病因病机，《景岳全书·噎膈》曰："噎膈一证，必以忧愁思虑，积劳积郁，或酒色过度，损伤而成。"中医学认为本病的发生多因忧思郁怒，情志不遂，七情郁结，或嗜酒无度，恣食辛香燥热等物，损伤脾胃，以致气不布津，津液聚而为痰，痰气交阻于食管而成；或致津伤血燥，相火渐炽，日久成毒，咽管干涩，食不得入；或气滞血瘀，痰湿不化，痰瘀交结，积聚成块；或气血两亏，高年衰老，阴阳不和，水火失调，正不胜邪，瘤邪乘虚而入，成为本病。

食管癌是指原发于食管黏膜的恶性肿瘤。主要起源于食管鳞状上皮和柱状上皮的恶性肿瘤。临床上以持续性吞咽困难、梗阻、胸骨后疼痛及消瘦等为主要表现，好发部位为食管中段，其次为下段、上段。本病发病情况在不同国家和地区相差悬殊。高发地区包括亚洲、非洲东南部和法国北部，我国也是食管癌高发地区，其死亡率居于胃癌、肝癌和肺癌之后。本病的发病与性别、年龄有关。男性发病多于女性，我国的男女之比约为 1.3 ： 1~2.7 ： 1，美国为 2 ： 1~4 ： 1，以高年龄组为主。我国是世界上食管癌发病率最高的国家，食管癌死亡占全部恶性肿瘤死亡的22.34%，位居第 3 位。河南、河北、山西交界的太行山区南段为食管癌高发区，其中林州发病率高达 478.9/10 万，为全世界之最。

本病是典型的生活方式癌，发病与饮食习惯、营养状况、微量元素和癌前病变等多方面因素有关。某些理化因素的长期刺激和食物中致癌物质是食管癌的重要病因，同时食物中微量元素和矿物质的缺乏、酗酒、抽烟、基因突变、遗传因素等，也可能参与本病的发生。对我国林州地区的研究结果证明，当地居民喜食酸菜，与食管癌的发病率呈正相关。维生素 A、维生素 E、维生素 C、微量元素等缺乏可加强硝酸盐类物质的致癌作用。生活习惯如吸烟、嗜酒、嗜食烫的食物及食物粗糙、缺少蛋白质与新鲜蔬菜水果等和食管癌的发病也有关。食管癌的发病有明显的家族聚集现象。

食管癌早期症状一般较轻，持续时间较短，常反复出现，时轻时重，可有无症状的间歇期，持续时间可达 1~2 年，甚至更长。主要症状为胸骨后不适、烧灼感或疼痛，食物通过时局部有异物感或摩擦感，有时吞咽食物在某一部位有停滞感或轻度梗阻感。下段癌还可以引起剑突下或上腹部不适、呃逆、嗳气等。吞咽困难是食管癌后期的典型症状，开始时常为间歇性，可以因食物堵塞或局部炎症水肿而加重，也可以因为肿瘤坏死脱落或炎症消退而减轻，但总趋势呈进行性加重。食管癌的浸润和炎症反射性地引起食管腺和唾液腺黏液分泌增加。当肿瘤增生造成食管梗阻时，黏液积存于食管内引起反流，患者可表现为频繁吐黏液，所吐黏液中可混有食物、血液等，反流还可以引起呛咳，甚至吸入性肺炎。胸骨后或背部肩胛区持续性疼痛常提示食管癌已向外浸润，引起食管周围炎、纵隔炎，疼痛也可以由肿瘤导致的食管深层溃疡引起，下胸段或贲门部肿瘤引起的疼痛可位于上腹部。肿瘤侵犯大血管，特别是胸主动脉可造成致死性大出血；肿瘤压迫喉返神经可导致声音嘶哑；侵犯膈神经可致呃逆。压迫气管或支气管可致气急或干咳；并发食管－气管或食管－支气管瘘，肿瘤位于食管上段时，吞咽食物时常可产生呼吸困难或呛咳。食管癌患者早期体征不明显，晚期因为患者进食困难，营养状况日趋恶化，患者可出现消瘦、贫血、营养不良、失水和恶病质。当肿瘤向肝、腹膜转移时，可有大量腹水形成。

食管癌诊断主要依靠临床表现、X线钡剂造影检查、食管拉网细胞学检查及食管镜活检组织病理。早期食管癌X线表现：①食管黏膜皱襞紊乱、粗糙或中断；②小的充盈缺损；③局限性管壁僵硬，蠕动中断；④小龛影。中晚期食管癌X线表现：明显的不规则狭窄和充盈缺损。

现代医学对本病的治疗手段主要有外科手术和放射治疗、化学药物治疗、经内镜治疗等在内的非手术治疗，近年多强调手术与放疗、化疗相结合的综合治疗方法。手术切除是食管癌治疗的首选方法，早期食管癌的手术切除率为100%，手术死亡率为0~2.9%，5年和10年生存率分别可达90%和60%。由于食管癌主要是鳞癌，对放疗较敏感。放疗的适应证较外科手术为宽，晚期的中上段食管癌及病灶位于主动脉弓处的中段食管癌则不宜手术而宜采取放射治疗。放疗的效果与病灶范围有一定关系，范围小者疗效好，尤以远期疗效较好。从病灶形态而言，蕈伞型食管癌放疗敏感性最强，其次为髓质型，而缩窄型疗效最差。对晚期患者，即使已有左锁骨上淋巴结转移者也应尽量做姑息治疗，但已穿孔或有腹腔淋巴结、肝、肺、骨的广泛转移时，则不宜再做放疗。化疗通常用于不能手术或放疗的晚期病例，其疗效虽然仍不满意，但对于治疗食管癌的全身转移，化疗是目前唯一有效的方法，因此仍占有一定地位。对病灶直径＜2cm或小于食管半周的范围，浸润深度未达黏膜下层的食管癌可进行内镜下黏膜切除术，对有梗阻症状者，可通过经内镜放置食管支架以缓解症状。

肺　癌

一、肺癌手术后1

张某，女，51岁，干部。2000年8月14日初诊。

主诉：左侧肺癌手术伤口疼痛连及右上肢疼痛3天。

现病史：2000 年 5 月 24 日在西安交通大学医学院第二附属医院行手术治疗，给予手术前后化疗各一次（具体用药不详）。左侧伤口疼痛连及右上肢疼痛，食欲差，气短，失眠，二便正常，舌质暗红，苔薄黄，脉弦数。

诊断：中医：肺痿　证属：肺肾阴虚。

西医：肺癌术后。

治法：养阴清热，扶正固本。

处方：一贯煎加味：麦冬 30g，生地黄 30g，当归 10g，沙参 30g，枸杞子 15g，川楝子 10g，僵蚕 10g，浙贝母 15g，黄芪 30g，女贞子 30g，土鳖虫 10g，黄连 10g，地骨皮 30g。12 剂。每日 1 剂，水煎服。

2000 年 8 月 28 日次诊：肺癌术后第二次化疗结束。现症：夜寐差，精神可，二便正常，舌质淡红，苔白，脉弦细数。处方：上方加延胡索 30g，血竭 10g，三七 6g。每日 1 剂，水煎服。

2000 年 10 月 23 日三诊：服用上述方药后，伤口疼痛减轻，左膈肌痛，无规律，右腰部酸痛，困乏减轻，烦躁失眠，肺癌术后化疗 3 次，纳食尚可，二便正常，舌质暗，脉沉细。处方：上方加鹿角胶（烊化）10g，龟甲胶（烊化）10g，姜黄 15g，桂枝 15g。21 剂，每日 1 剂，水煎服。

药后诸症悉减。2 年后随访患者存活。

按语： 中药方剂一贯煎出自清代名医魏之琇的《续名医类案》，是临床上滋阴疏肝的首选方剂。一贯煎的组成和常用剂量为：北沙参 30g，麦冬 30g，生地黄 15g，当归 10g，枸杞子 15g，川楝子 10g。用水煎服，每日 1 剂，分 2~3 次服。本方随证加减，对一些慢性疑难疾病有良好的治疗效果。一贯煎本为滋阴疏肝的良方，而谢老用此方加减在此有"见肺之病，知肺传肝，当先实肝"之意。本案例中的患者为右肺癌术后，加上化疗之热毒损伤机体，以致伤阴耗气，气虚推动无力，则血运不畅，而致血瘀，不通则痛，肺阴亏虚，无以润肺，则燥热生。肝肾同源，通过滋养肝肾，而达到实先天之本，扶正固本之目的。同时兼用僵蚕、血竭、延胡索等活血化瘀通络之品，使标实去，正气复，从而也使患者的症状得到有效改善，提高了患者的生存质量。

二、右肺中叶鳞状细胞癌

岳某，男，69 岁，陕西蓝田县人。1998 年 5 月 4 日初诊。

主诉：咳嗽 1 周。

现病史：1998 年 4 月主因咳嗽、咳痰、胸痛在第四军医大学唐都医院行支气管镜检查示右中叶支气管肺癌。病理为：右肺中叶鳞状细胞癌 2 级。给予化疗 1 次（具体用药不详）。现咳嗽，咯白痰，偶有痰中带血，乏力，胸痛，饮食、睡眠可，二便调，舌暗红，苔白腻，脉弦。

诊断：中医：肺积。证属：肺阴亏虚。

西医：右肺中叶鳞状细胞癌。

治法：养阴清热，活血化瘀。

处方：一贯煎加味：生地黄18g，麦冬30g，沙参30g，当归12g，枸杞子15g，川楝子10g，百部18g，黄芩10g，丹参30g，僵蚕10g，浙贝母15g，乌梢蛇10g，蜈蚣2条，土鳖虫10g，龙葵30g。21剂，每日1剂，水煎服。

1998年5月25日次诊：服药后，咳痰减轻，血痰消失，舌红，苔黄腻，脉沉弦。处方：上方加炒三仙各12g。6剂，每日1剂，水煎服。

按语：化疗药物在癌症的治疗过程中，虽然消灭了对人体有害的肿瘤细胞，但对人体正常细胞如骨髓细胞、胃肠道黏膜细胞等也有相当程度的损伤。临床化疗过程中常出现的毒副反应有免疫功能下降、身体衰弱、骨髓抑制、消化障碍、炎症反应、心脏毒性、肾脏毒性、肺纤维化、膀胱炎、神经系统毒性、肝脏毒性、静脉炎等。

患者化疗后，气阴亏虚，肺阴失养，则燥热内生，损伤肺络，则有痰血，气虚津液运行不畅，气滞血瘀，阻滞脉络，不通则痛。故谢老运用益气养阴之药扶正固本，使用活血化瘀通络药物治疗标实。一贯煎滋阴疏肝。丹参凉血活血；浙贝母清热化痰，开郁散结；黄芩清热燥湿，泻火解毒；百部润肺止咳；龙葵清热解毒，消肿散结，消炎；僵蚕祛风止痛，化痰散结；乌梢蛇、蜈蚣、土鳖虫活血化瘀，通络止痛；炒三仙健脾开胃，消食止泻。通过准确的辨证施治，明显改善了患者的症状，疗效显著。

三、左肺鳞状细胞癌放疗后

钟某，男，58岁，陕西汉中市人。1999年7月12日初诊。

主诉：咳嗽6个月。

现病史：患者于1999年1月出现咳嗽，呈进行性加重，于4月27日在第四军医大学西京医院行支气管镜检查提示左上叶开口有肿物，活检做病理检查示鳞状细胞癌2级。行胸部CT示左上叶前段厚壁空洞，肺门淋巴结肿大。给予放疗30次（具体放疗计划不详）。现咳嗽，咳黄痰，乏力，消瘦，体温在38~39℃，舌淡苔薄白，脉沉细数。

诊断：中医：肺积。证属：痰热毒瘀。

西医：左肺鳞状细胞癌Ⅱ级放疗后。

治法：滋阴清热，化瘀止咳。

处方：一贯煎加味：生地黄24g，麦冬40g，沙参30g，当归10g，枸杞子15g，川楝子 12g，僵蚕 10g，浙贝母 15g，龙葵 30g，黄芪 30g，女贞子 30g，乌梢蛇 10g，蜈蚣 2 条，土鳖虫 10g，百部 18g。12 剂，每日 1 剂，水煎服。

1999 年 7 月 25 日次诊：每间隔 8 小时发热 1 次，最高体温达 39℃，给予口服"消炎痛"后体温下降至正常。现周身疲乏，纳食不香，咳嗽，吐黄痰，舌质淡，苔白，脉弦细。处方：上方加黄连 10g，黄芩 10g，青蒿 30g，鳖甲（先煎）15g。6 剂，每日 1 剂，水煎服。

1999 年 8 月 1 日三诊：仍发热，每间隔 10 小时发热 1 次，39℃持续 2 小时，其他时间体温正常，纳食每日 250g，纳食不香，咳嗽，吐黄痰，痰中无血，大便干结，4~5 日 1 行，舌质淡稍暗，苔白，脉沉细，重按无力。处方：上方加大黄 6g，火麻仁 30g。6 剂，每日 1 剂，水煎服。

1999 年 8 月 8 日四诊：仍发热，间隔 10 小时发热 1 次，39℃持续 2 小时，咳嗽，咳黄色黏痰，纳食尚可，大便 1 周未行，舌淡，苔白稍腻，脉沉细数，稍按无力。处方：7 月 25 日方加肉苁蓉 30g，当归 18g，番泻叶 6g，牡丹皮 12g，赤芍 15g，水牛角（先煎）15g。6 剂，每日 1 剂，水煎服。

药后发热等症状基本控制。

按语： 放疗会降低患者的白细胞、红细胞，使患者出现食欲不振、恶心、呕吐、腹泻、淋巴水肿、睡眠差、脱发等现象。其他放疗的副作用还有气急、胸闷、咳嗽等。

该患者为肺癌放疗后，气血津液亏虚，肺失宣降，肺气上逆则咳嗽不止。气虚不畅，气滞痰阻，肺阴不足，则燥热内生，故时有发热。故其主要病机无异于气血亏虚，痰瘀湿热内阻。故谢老在应用一贯煎培元固本的基础上，兼以蜈蚣、乌梢蛇、龙葵、浙贝母、土鳖虫等祛瘀通络化痰，黄芩、黄连、大黄清热解毒，牡丹皮、赤芍、水牛角活血凉血，火麻仁润肠通便，番泻叶泻下导滞，当归养血活血，青蒿、鳖甲清退虚热，从而患者发热症状得以控制。

四、小细胞型肺癌

张某，男，60 岁，工程师。1988 年 10 月 7 日初诊。

主诉：咳喘 5 日。

现病史：咳嗽痰中带血半年，消瘦，低热 1 年，加重 10 天。半年前在第四军医大学西京医院病理诊断为"小细胞型肺癌"，经放疗后未获控制，反而病情恶化。CT 示心包转移并有积液，胸腔积液加剧。现症：咳喘不息，咯吐黄黏痰，夹有血块，伴低热，体温 37.6℃，消瘦，神疲乏力，病情危重，舌质红绛少津，无苔，脉细数。

诊断：中医：肺癌。证属：阴虚肺热。

西医：小细胞型肺癌。

治法：养阴清肺，化痰散结。

处方：一贯煎加味：沙参 30g，麦冬 30g，生地黄 10g，当归 10g，川楝子 10g，枸杞子 15g，补骨脂 30g，地龙 30g，冬瓜仁 30g，龙葵 30g，僵蚕 10g，浙贝母 10g，冬虫夏草（冲服）10g，猪苓 60g，黄芪 60g，仙鹤草 60g。12 剂，每日 1 剂，水煎服。

1988 年 7 月 15 日复诊：服药后痰中带血，咳嗽减轻，余症如前。守方加鹿衔草 30g，另用獭肝 60g，蛤蚧 1 对，蜈蚣 10 条，地龙 60g，补骨脂 60g，僵蚕、浙贝母、冬虫夏草、人参各 30g。2 剂，共为细末，每次 10g，每日 2 次。

连续治疗 1 年多，诸症消失。CT 复查胸腔积液、心包积液完全吸收，肺癌病灶缩小，精神饱满，体力充沛。

随访 5 年，情况良好。

按语： 邪毒蕴肺化热或火热刑金耗伤阴液，灼伤肺肾之阴而见低热，咳吐黄黏痰；肺络受损，则痰中夹有血块；热易耗气伤津，故消瘦，神疲乏力；舌质红绛少津，无苔，脉细数均为阴虚内热之象。谢老治以养阴清肺，化痰散结，处方一贯煎加减。肺喜润而恶燥，以甘寒清润之沙参、麦冬养阴润肺，清热生津；生地黄清热凉血；川楝子清肝火，泄郁热，从而行气止痛；枸杞子滋补肝肾之阴；肾主纳气，故加温补肾阳的补骨脂纳气平喘；地龙清热通络平喘；僵蚕化痰散结止痛；龙葵清热解毒，消肿散结，消炎；冬瓜仁清热化痰，排脓消痈；浙贝母清热化痰，开郁散结；冬虫夏草益肾补肺，止血化痰，止嗽定喘；猪苓利水渗湿；仙鹤草收敛止血，补虚消积；黄芪健脾益气；鹿衔草止血止咳；獭肝止嗽；蛤蚧补肺益肾，纳气定喘；蜈蚣攻毒散结，通络止痛。

五、肺癌手术后 2

刘某，男，65 岁，干部。1998 年 3 月 10 日初诊。

主诉：右肺腺癌手术后 1 年。

现病史：术后因体质虚弱未做放化疗，刻下症见周身疲乏，咳嗽，气短，动则尤甚，自汗，痰少，咳痰无力，纳呆，腹胀，便溏，每日 2~3 次。查体见形体消瘦，面色萎黄，精神不振，少气懒言，舌质淡，苔白腻，脉沉细。

诊断：中医：肺积。证属：肺脾气虚。

西医：右肺腺癌手术后。

治法：补益脾肺。

处方：枳朴六君子汤加味：枳壳 12g，厚朴 12g，党参 30g，半夏 12g，陈皮 10g，茯苓 30g，炒白术 15g，百部 12g，丹参 30g，僵蚕 10g，川贝母 10g，甘草

10g。12剂。每日1剂，水煎服。

服药2周，精神明显好转，气短，自汗，咳嗽均减轻，原方加黄芪60g，黄连、砂仁各10g，荜澄茄15g，又服12剂，纳食增加，腹胀消失。

守方随证加减，服药2年，病情稳定，未见复发和转移。

按语：肺癌多用一贯煎治疗，而本例应用枳朴六君子汤化裁施治。脾气虚弱，生气不足，导致肺气虚弱，则见周身疲乏，咳嗽，气短，动则尤甚；肺病日久，耗气过多，影响及脾，则纳呆，腹胀，便溏，乏力。四诊合参，实乃肺脾气虚为主，故处方用枳朴六君子汤化裁。厚朴燥湿健脾，行气化湿，和胃调气；枳壳消积导滞，行气除胀；六君子汤健脾益气，燥湿化痰；百部、丹参、僵蚕、川贝母化痰清瘀，通络。大剂量黄芪健脾益气，黄连清热解毒，砂仁化湿开胃，理气，温脾止泻；荜澄茄行气止痛。肺主气，司呼吸，吸入自然之清气，脾主运化，吸收水谷之精气，清气和精气是生成宗气的主要物质基础。只有在肺脾的共同作用下，才能保证宗气的正常生成。

六、肺癌手术后3

义某，女，43岁，职工。2000年5月4日初诊。

主诉：肺癌手术、化疗后4个月。

现病史：症见咳嗽，咯白痰，痰黏难咯，气喘，动则尤甚，伴消瘦，纳差，口干喜饮，无咯血，全身乏力，舌质暗红，少苔，脉细。

诊断：中医：肺积。证属：肺脾气虚，气阴不足。

西医：肺癌术后。

治法：补益脾肺，益气养阴。

处方：一贯煎加味：生地黄15g，麦冬30g，沙参30g，当归10g，枸杞子15g，川楝子12g，百部18g，丹参30g，黄芪30g，五味子10g，太子参30g。12剂。每日1剂，水煎服。

2000年5月20日二诊：服药2周，咳嗽，气喘等症减轻，痰易咳出，乏力减轻，纳食增加。上方继服12剂。

2000年6月4日三诊：咳嗽轻，口干不著，痰少，易咳出，活动后气喘，仍乏困，纳食尚可，舌质淡红，苔薄白，脉沉细。四诊合参，阴虚证已减，而气虚犹存，遂改用枳朴六君子汤加减健脾益气、扶正培本以巩固病情。

按语：患者手术之后又进行了化疗，元气大伤。肺病日久，肺气不足则子盗母气，导致脾气受损则纳呆，摄入饮食物少；运化水谷精微无权则见消瘦；脾胃受损，纳呆则生成宗气不足，故见肺虚咳嗽，气喘；脾胃气虚，运化水液不利，则聚湿生痰，又久病伤阴，故痰黏难咳。脾胃在中焦，是升降的中枢；肝主升，肺主降，肝与肺之气也能调整人体气的升降功能，肝、肺的功能正常，则人身中气的升降就正常。处方选用一贯煎，用北沙参既滋养脾阴，又补肺气；又用川楝子以泄肝热，疏肝气；当归活血养血；生地黄、麦冬、枸杞子滋补肝肾。服药近1个月后，阴虚减轻，但气虚犹存，故以枳朴六君子汤健脾益气、祛湿化痰以善其后。

七、肺癌手术后4

张某，男，73岁。1998年6月16日初诊。

主诉：肺癌手术，化疗后1个月。

现病史：症见声音嘶哑，吞咽困难，咳嗽，痰少质黏，难以咯出，伴胸闷气短，神疲懒言，纳少，大小便尚调。

诊断：中医：肺积。证属：脾肺气虚。

西医：肺癌术后。

治法：健脾益气，顾护胃气。

处方：枳朴六君子汤加味：西洋参15g，白术15g，茯苓30g，橘红10g，法半夏10g，枳壳12g，厚朴12g，黄连10g，荜澄茄15g，瓜蒌30g，丹参30g，木瓜15g，甘草10g。12剂。每日1剂，水煎服。

1998年6月30日二诊：服药12剂，精神好转，纳食增加，咳嗽减轻，痰量减少，但痰黏难咯，喉部发紧，前方加白芥子10g，莱菔子30g，浙贝母15g等以加强化痰之功。

1998年7月14日三诊：又服药2周，精神较好，咳嗽轻，咯少量白黏痰，吞咽有阻塞感，仍声音嘶哑，继服前方加乌梢蛇10g，蜈蚣2条，土鳖虫10g等，以增强活血化瘀、软坚散结作用。

1998年9月8日三诊：守方服用2个月，病情稳定。

按语： 肺癌手术，化疗后损伤肺气，肺虚宣肃失常则咳嗽痰少，胸闷气短，神疲懒言；肺虚影响脾胃功能，则纳呆；声音嘶哑是由于肿瘤或转移性癌性淋巴结肿大压迫喉返神经引起；痰少质黏难咳，为阴虚之象。手术是治疗恶性肿瘤的必要手段，但可造成机体创伤，引起脏腑、阴阳、气血失调，同时肿瘤患者接受化疗又常使机体耗气伤阴，脾胃受损，影响气血生化之流通，故谢老以健脾益气、固护胃气为主。处方：枳朴六君子汤加味。厚朴燥湿健脾，行气化湿，和胃调气；枳壳消积导滞，行气除胀；六君子汤健脾益气燥湿化痰；白芥子温肺化痰，利气散结，通络止痛；浙贝母清热化痰，开郁散结；莱菔子消食除胀，降气化痰；瓜蒌清热化痰，宽胸散结；乌梢蛇、蜈蚣、土鳖虫等增强活血化瘀、软坚散结的作用。

八、右肺鳞状上皮癌术后骨转移

王某，男，51 岁。2001 年 8 月 16 日初诊。

主诉：右肺鳞状上皮癌手术切除 3 个月。

现病史：肺癌术后咳嗽，咯痰或时有痰中带血，伴胸闷气短，右髋处疼痛，低热 37.5~38℃，一直不退。于 2001 年 8 月 16 日来中医院就诊，经 X 光、CT 摄片诊断：右股骨颈处可见 2cm×2cm 转移瘤。舌尖绛，舌苔白，脉细数。

诊断：中医：肺积。证属：阴虚内热。

西医：右肺鳞状上皮癌术后骨转移。

治法：滋阴清热。

处方：一贯煎加减：沙参 30g，麦冬 30g，龙葵 30g，生地黄 30g，枸杞子 15g，丹参 30g，仙鹤草 30g，地龙 30g，黄芪 30g，当归 15g，川楝子 15g，浙贝母 10g，全蝎 10g，蜈蚣 2 条。每天 1 剂，水煎服。嘱其有效，按方坚持服用。

2003 年 9 月 2 日复诊：守方 2 年，随证略有加减，症状、体征完全消失，经 CT 复查肺癌及转移瘤消失。后随访至今健在。

按语：本例为右肺鳞状上皮癌术后。鳞状上皮癌有分化程度的不同。"分化"其实就是恶性的厉害程度。有未分化（恶性程度极高）、低分化（恶性程度高）、高分化（恶性程度低）之分。所幸本例做了切除手术。术后咳嗽，咯痰或时有痰中带血，胸闷气短，右髋处疼痛，低热一直不退，证属阴虚内热。

肺为娇脏，最怕火刑，阴液不足则虚火内炽，上刑于肺则金失清肃，故干咳少痰；阴虚生内热则患者低热不退；热迫肺络，络脉受损则咳血咳痰；舌尖绛，脉细数等是阴液不足，虚火内炽之象。治宜滋阴降火，清金保肺。谢老以一贯煎加味。生地黄清热凉血止血；沙参、麦冬养阴润肺，益胃生津；枸杞子滋补肝肾，益精养血，润肺止咳；当归养血活血；仙鹤草凉血止血；浙贝母清热化痰，开郁散结；地龙、全蝎、蜈蚣活血化瘀，通络止痛；川楝子理气清肝热；丹参活血通经，祛瘀止痛，凉血消痈；黄芪健脾益气；龙葵清热解毒，消肿散结。

九、小细胞型肺癌

张某，男，60 岁，干部。1985 年 10 月 7 日初诊。

主诉：咳嗽咯痰，痰中夹血半年。

现病史：肺癌晚期，病理证实为小细胞型肺癌，经放化疗半年病情未控制，CT 提示心包转移，胸水加剧，病情危重，咳嗽咯痰，痰中带血，胸背疼痛伴心悸气短，骨蒸盗汗，低热不退，形体消瘦，胃纳呆滞，舌质暗红、无苔、少津，脉细数。于 1985 年 10 月 7 日来陕西省中医药研究院附属医院就诊。

诊断：中医：肺积。证属：气阴两虚。

西医：小细胞型肺癌。

治法：益气养阴。

处方：一贯煎加减：沙参30g，麦冬30g，女贞子30g，冬瓜仁30g，龙葵30g，补骨脂30g，仙鹤草30g，黄芪60g，猪苓60g，枸杞子15g，川楝子15g，僵蚕15g，浙贝母15g，当归10g，生地黄10g。12剂，水煎服，每日1剂。

1985年10月20日二诊：连服12剂后，咳嗽、痰中带血减轻，无苔转薄苔，有津，守前方加鹿衔草30g，24剂，继续服。

1985年11月15日三诊：药后低热消退，胸背疼痛，心悸气短，痰中带血消失，其他症状均减轻，精神转佳，脉沉细，舌苔转薄白。守上方继用汤药，每日1剂，水煎服，同时另加散剂冲服，散剂为獭肝60g，人参30g，冬虫夏草30g，僵蚕30g，浙贝母30g，补骨脂30g，鬼臼15g，蛤蚧6对，蜈蚣2条。3剂，共细末，每次10g，1日3次，温开水冲服。

经此治疗50天后诸证减轻，精神转佳，饮食增加。

1985年12月28日四诊：B超复查胸水及心包积液均减轻，舌质紫暗转淡红，脉沉细。效不更方，仍守前法治疗。

2年后诸证消失，精神饱满，体力充沛，经CT复查胸水、心包积液完全吸收，肺癌病灶消失，已上班。

随访5年，情况均良好，于1993年11月死于脑出血。

按语：本例肺癌晚期经放化疗半年病情未控制，CT提示心包转移，胸水加剧，病情危重，咳嗽咯痰，痰中带血，胸背疼痛，心悸气短，骨蒸盗汗，低热不退，形体消瘦，胃纳呆滞。热毒郁滞，耗伤气阴，肺失宣降则咳嗽，气短；肺络受损，则痰中带血；气机不通，不通则痛，故胸背疼痛；热毒郁滞，迫津外出，则骨蒸盗汗，低热不退；脉细数，舌质暗红、无苔、少津均为气阴两虚之象。治宜益气养阴，清热化痰，谢老以一贯煎加减。生地黄清热凉血止血，沙参、麦冬养阴清肺，益胃生津；枸杞子滋补肝肾，益精养血，润肺止咳；当归养血活血；仙鹤草凉血止血；浙贝母清热化痰，开郁散结；川楝子清肝止痛；黄芪健脾益气；龙葵清热解毒，消肿散结；女贞子滋补肝肾；冬瓜仁清热化痰，排脓消痈；补骨脂纳气平喘；鹿衔草止咳止血；猪苓利水渗湿。另加散剂。獭肝止久嗽；蛤蚧补肺益肾，纳气定喘；人参大补元气；冬虫夏草益肾补肺，止血化痰，止嗽定喘；补骨脂纳气平喘；僵蚕化痰散结止痛；蜈蚣攻毒散结，通络止痛；鬼臼清热解毒，化痰散结，祛痰消肿。

特别提醒：本例患者治疗中，谢老用了鬼臼，剂量为15g。按常规鬼臼内服煎汤，剂量是1~3钱，即3~9g。但是谢老用了15g，效果良好，而且未发现毒副作用。但是，这里需要提醒读者的是，我们不要盲目地模仿，还是按教科书或中国药典规定剂量用药为好！或者从小剂量开始，逐渐增量，以确保安全为要。鬼白化学成分：根和根茎含 4.2% 醇溶性树脂，含鬼白毒素约 15%，去氢鬼白毒素约 0.33%，又含山柰酚。鬼白毒素作用类似于秋水仙碱，对人体细胞毒性大，内服后可刺激小肠，大量服用可出现血便，或导致严重衰竭性虚脱，注射给药对中枢神经系统有强烈作用，可抑制呼吸中枢，导致死亡。不良反应：内服中毒后有唇麻、恶心、呕吐、水样便，严重者昏迷、口唇发绀、眼球结合膜水肿、舌及口腔黏膜溃疡、双肺痰鸣、各种反射消失，最后心跳停止而死亡。

十、肺癌广泛转移

马某，男，68岁，干部。2005年5月30日初诊。

主诉：气短4月余。

现病史：4个月前出现不明原因气短，到西京医院求治，做 CT 后提示胸水，肝占位伴囊肿，在该院抽胸水 4 次，经查示腹腔癌可能，遂化疗 12 次，放疗 19 次，为求中医治疗，遂来我院门诊。现症：全身乏力，气短，咳嗽，咳少量白痰，脘腹胀满，纳呆，二便调，夜寐差，舌质暗红，苔白，脉沉细。

诊断：中医：悬饮。证属：脾肺气虚，水湿内停。

　　　　西医：肺癌广泛转移。

治法：健脾化湿，利水消癥。

处方：枳朴六君子汤加味：枳壳 15g，厚朴 15g，太子参 30g，法半夏 12g，炒白术 15g，茯苓 30g，橘红 10g，僵蚕 15g，浙贝母 15g，乌梢蛇 10g，蜈蚣 2 条，土鳖虫 10g，黄芪 60g，女贞子 30g，生薏苡仁 30g，葶苈子 10g，甘草 10g。大枣 3 枚。12 剂，每日 1 剂，水煎服。

2005年6月15日次诊：服上方后病情好转。仍有全身乏力，气短，咳嗽咳痰，痰色白，质黏稠，不易咳出，腹满纳呆，二便调，夜寐差，舌质暗红，苔白，脉沉细。处方：上方加木香^(后下)10g，佛手 10g。12 剂，每日 1 剂，水煎服。

2005年6月30日三诊：服药后病情平稳，乏力好转。仍有气短，咳嗽，咳痰，痰色白，质黏稠，不易咳出，腹满纳呆，二便调，夜寐差。舌质暗红，苔白，脉沉细。处方：上方加炒酸枣仁^(先煎)30g，冬虫夏草^(研末冲服)10g。12 剂，每日 1 剂，水煎服。

2005年7月15日四诊：服药后病情明显好转，乏力有所改善，纳食增加，夜寐可，二便调，舌质暗红，苔白，脉沉细。处方：上方加西洋参 10g。12 剂，每日 1 剂，水煎服。

上方随证化裁，隔日 1 剂，连服 1 年。家属告知 2 年后仍然健在。

按语：患者4个月前出现不明原因气短，做CT后提示胸水，肝占位伴囊肿，抽胸水4次，化疗12次，放疗19次。水液代谢需要多个脏腑的共同作用。如肺的宣发肃降作用，以通调水道，使水液得以正常的输布与排泄；脾的运化作用，以吸收、输布水液，使水液得以正常生成与输布。脾气虚弱，不能运化水湿，水湿内停，聚为水饮，影响肺的呼吸及宣降功能，故气短，咳嗽，咳少量白痰；肺气虚弱，宣降失职，水道不能通调，水湿潴留，影响脾的运化功能，则全身乏力，脘腹胀满，纳呆。谢老认为治宜健脾化湿，利水消癥，方以枳朴六君子汤加味。厚朴燥湿健脾，行气化湿，和胃调气；枳壳消积导滞，行气除胀；六君子汤健脾益气，燥湿化痰；浙贝母化痰开郁散结；黄芪健脾益气；女贞子滋补肝肾；生薏苡仁健脾利水渗湿；蜈蚣、乌梢蛇、土鳖虫活血化瘀，通络散结；僵蚕化痰散结止痛；葶苈子泻肺平喘，行水消肿；大枣补中益气；佛手理气和中，燥湿化痰；冬虫夏草益肾补肺，止嗽定喘，化痰；炒酸枣仁养心益肝安神；西洋参益气生津。

十一、肺癌手术后5

鱼某，男，39岁，工人。2003年12月26日初诊。

主诉：咳嗽胸痛2年。

现病史：2年前出现咳嗽，2004年11月在长安医院诊为肺癌，在陕西省第二人民医院做手术，术后到唐都医院做化疗5次。现症：自觉胸痛，咳嗽，纳眠尚可，二便调，舌质红，苔薄白，脉细数。

诊断：中医：肺积。证属：肺阴亏虚，瘀热互结。

西医：肺癌术后。

治法：养阴润肺，化瘀散结。

处方：一贯煎加味：麦冬30g，生地黄30g，当归10g，沙参30g，枸杞子15g，川楝子10g，僵蚕10g，浙贝母15g，乌梢蛇10g，蜈蚣2条，土鳖虫10g，黄芪60g，女贞子30g，生薏苡仁30g，龙葵30g。10剂，每日1剂，水煎服。

2004年1月16日次诊：服上方后病情平稳，仍有咳嗽，咳痰，痰色白，质稍黏稠，不易咳出，伴有胸闷，胸痛，乏力，气短，消瘦，纳食不佳，夜寐尚可，二便调，舌质红，苔薄白，脉细数。处方：上方加百部18g，木瓜15g。10剂，每日1剂，水煎服。

2004年1月31日三诊：服药后病情好转，胸闷胸痛减轻，仍有咳嗽，咳痰，痰色白，乏力，纳差，消瘦，二便调，夜寐可，舌质红，苔白，脉细。处方：上方加半枝莲30g，野菊花15g。10剂，每日1剂，水煎服。

2004年2月18日四诊：服药后病情好转，胸闷，胸痛，基本消失，仍有咳嗽，咳痰，质稀色白，乏力，夜寐可，二便调，舌质红，苔薄白，脉细略数。处方：上方加冬虫夏草 1g，西洋参 10g。10 剂，每日 1 剂，水煎服。嘱服药后效果较好时，再用 10 剂研细末炼蜜为丸，每丸 9g，每次 1 丸，早晚各 1 次，温开水冲服。半年后家属告知，已能上班。

按语： 肺癌术后，肃降功能下降。肺阴顺肺气下降之势，下行至肾，与肾阴相接，肺阴与肾阴，互济互助。肺司呼吸，吸入之气乃随肺阴下降至肾，肾主纳气，有赖于肾阴的收藏才能完成，而肺阴下接肾阴正好适应了这一要求。因此肺阴虚，不能与肾阴相接，则吸入之气亦无以下行达于肾中，肾无气可纳，于是气短。谢老认为治宜养阴润肺，化痰散结，处方一贯煎加减，酌加活血化瘀，通络止痛的虫类药物，以及健脾益气，开胸散结，利水渗湿，清热解毒的药物，标本同治。

十二、左肺癌伴纵隔左锁骨上淋巴结转移

答某，男，48 岁，干部。2003 年 12 月 8 日初诊。

主诉： 左肺癌纵隔左锁骨上淋巴结转移癌 2 月余。

现病史： 患者诉平素无任何异常感觉，在体检时偶然发现左肺癌。于 2003 年 7 月 28 日入住西京医院，确诊为左肺癌伴纵隔左锁骨上淋巴结转移。为求中医治疗，遂来我院门诊。现症：气短，心慌胸闷，失眠，纳可，二便调，舌质淡红，苔白，脉沉滑。

诊断： 中医：肺积。证属：阴虚痰阻。

西医：肺癌术后。

治法： 扶正培本。

处方： 一贯煎加味：麦冬 30g，生地黄 24g，当归 10g，沙参 30g，枸杞子 15g，川楝子 10g，僵蚕 10g，浙贝母 15g，乌梢蛇 10g，蜈蚣 2 条，土鳖虫 10g，黄芪 30g，女贞子 30g，炒酸枣仁 30g，龙葵 30g。12 剂，每日 1 剂，水煎服。

2003 年 12 月 29 日次诊：服上方后胸闷，气短，心慌均明显减轻，失眠改善，纳可，二便调，舌质暗红，苔黄腻，脉沉细。处方：上方加生薏苡仁 30g，砂仁 30g。12 剂，每日 1 剂，水煎服。

2004 年 5 月 31 日三诊：服药后病情平稳，右胁部不舒，纳呆，二便调，失眠，舌质红，苔薄白，脉沉细弱。处方：上方加炒穿山甲 10g，土贝母 15g，生牡蛎 30g。12 剂，每日 1 剂，水煎服。

2004 年 8 月 4 日四诊：服药后病情基本平稳，无新的不适出现，精神佳，纳可，偶有失眠，二便调，舌质红，苔白，脉沉细。处方：上方加葶苈子 10g，大枣 3 枚。12 剂，每日 1 剂，水煎服。

2004 年 8 月 19 日五诊：服上方后病情稳定，未诉有新的病情发展，纳可，二便调，少寐多梦，舌质暗红，苔根厚，脉弦细。处方：血府逐瘀汤加丹参 30g，炒

酸枣仁 30g，柏子仁 30g，琥珀 10g，黄芪 60g。12 剂，每日 1 剂，水煎服。

2004 年 9 月 2 日六诊：服药后病情平稳，纳可，二便调，失眠好转，舌质暗红，苔白根厚，脉弦细。处方：上方加葛根 30g。12 剂，每日 1 剂，水煎服。

2004 年 9 月 16 日七诊：服药后病情平稳，纳可，二便调，舌质暗红，苔白，脉弦。处方：上方加炒三仙各 12g。12 剂，每日 1 剂，水煎服。

2004 年 9 月 30 日八诊：服药后病情平稳，咳嗽背痛，全身乏力，身困重，舌红，苔白，脉沉细。处方：一贯煎加味：僵蚕 10g，浙贝母 15g，百部 18g，木瓜 10g，白术 15g，枳壳 15g，黄芪 60g，女贞子 30g，生薏苡仁 30g，龙葵 30g，瓜蒌仁 30g，薤白 30g，葶苈子 10g，大枣 3 枚。12 剂，每日 1 剂，水煎服。

2005 年 6 月 6 日九诊：诉近来病情基本平稳，肿瘤没有进一步发展的迹象，3 天前因咳嗽吸入"金喉健"喷雾剂治疗，但用后咳嗽反而加重，到西安交通大学医学院第一附属医院诊为"放射性肺炎"，用"激素治疗"3 天，症减。现症见咳嗽，喉间痰鸣，气短，舌质红，苔白，脉沉细。处方：上方加冬葵子 30g，龙葵 30g。12 剂，每日 1 剂，水煎服。

按语：中医历来推崇辨证施治，但是本例平素无任何异常感觉，只是在体检时偶然发现左肺癌。这为中医的诊断方法提出了不曾有过的课题，有待进行研究探讨。肺病潜伏日久，耗气伤阴，则气短，胸闷；气虚不能运行津液，酿痰湿生热，上扰心神，故见心慌不寐。谢老以一贯煎益气滋阴，加乌梢蛇、蜈蚣、土鳖虫活血化瘀，通络；龙葵清热解毒，消肿散结；黄芪健脾益气；女贞子滋补肝肾；浙贝母清热化痰，开郁散结；僵蚕化痰散结止痛；炒酸枣仁养心益肝安神；生薏苡仁健脾渗湿；砂仁化湿开胃，理气，温脾止泻；生牡蛎软坚散结；炒穿山甲活血消癥。患者纳可，二便调，少寐多梦，舌质暗红，苔根厚，脉弦细，谢老遂更方为血府逐瘀汤活血祛瘀，行气止痛。加丹参活血凉血；炒酸枣仁、柏子仁养心安神；琥珀镇惊安神，活血散瘀；葛根生津止渴。患者服药后，病情平稳，咳嗽背痛，全身乏力身困重，舌红，苔白，脉沉细，谢老又以一贯煎加瓜蒌、薤白开胸散结；葶苈子、大枣泻肺平喘，行水消肿；百部润肺止咳；木瓜和胃化湿；僵蚕化痰散结止痛；冬葵子利水。

十三、右肺癌手术化疗后 6

张某，男，56 岁，退休。2005 年 5 月 9 日初诊。

主诉：右肺癌手术化疗后 2 月余。

现病史：2 个月前因咳嗽咯血，在当地医院做检查后提示右肺中心型肺癌，小细胞未分化型癌，于 2005 年 2 月 23 日在唐都医院行右肺全切除，并做全疗程化疗。为求中医治疗，遂来我院门诊。现症：全身乏力气短，偶发咳嗽，无痰，无咯血，纳可，二便调，舌质淡暗，苔薄白，脉沉细。

诊断：中医：肺积。证属：肺气亏虚，痰瘀阻肺。

西医：右肺中心型肺癌。

治法：益气养阴，化痰逐瘀。

处方：一贯煎加味：麦冬30g，生地黄30g，当归10g，沙参30g，枸杞子15g，川楝子10g，僵蚕10g，浙贝母15g，乌梢蛇10g，蜈蚣2条，土鳖虫10g，黄芪60g，女贞子30g，葶苈子10g，大腹皮12g，冬葵子30g，大枣3枚。12剂，每日1剂，水煎服。

2005年6月13日次诊：服上方后病情平稳，仍有咳嗽，痰中有较多泡沫，拍片示少量胸水，眠差，纳可，现为手术后化疗3个月，化疗中反复检查白细胞减少，易反胃，纳可，二便调，舌质红，苔白，脉沉细。处方：上方加生薏苡仁30g，蛤蚧^{（研末冲服）}7g，党参30g，炒酸枣仁^{（先煎）}30g。12剂，每日1剂，水煎服。

2005年6月28日三诊：服药后病情平稳，仍有咳嗽咳痰，痰中有较多泡沫，纳可，二便调，夜寐可，舌质红，苔薄白，脉沉细。处方：上方加玄参10g。

上方坚持用半年后，随证增减隔日1剂，再用半年。电话追访健在。

按语： 患者手术并化疗后，损伤肺气，脏腑功能减弱，呼吸运动乏力，故全身乏力气短，偶发咳嗽；肺气虚，生化不足，气不化阴，阴液亏损，可见无痰，无咯血。诚如《素问·脏气法时论》所说："肺病者，喘咳气逆，肩背痛……虚则气少不能报息。"谢老以一贯煎加味，益气养阴，化痰逐瘀。用一贯煎滋养肺阴。加乌梢蛇、蜈蚣、土鳖虫活血化瘀，通络；黄芪健脾益气；女贞子滋补肝肾；浙贝母清热化痰，开郁散结；僵蚕化痰散结止痛；葶苈子泻肺平喘，行水消肿；冬葵子利水；大腹皮下气宽中，行水消肿；大枣补中益气。患者次诊时提示有少量胸水，睡眠差，加生薏苡仁健脾利水渗湿；蛤蚧补肺益肾，纳气定喘；党参健脾益气；炒酸枣仁养心益肝安神；玄参清热凉血，泻火解毒，滋阴。

十四、肺癌伴纵隔淋巴结转移

许某，男，71岁，工人。2005年5月8日初诊。

主诉：气短，胸闷，伴喑哑半年余。

现病史：半年前因气短，气喘，胸闷到西京医院求治，做CT提示左肺下叶前段团片状高密度阴影无变化。右肺中叶内侧段病灶较前略小。左上肺结节影，心包积液，纵隔淋巴结肿大。2005年5月30日，做CT后提示肺癌伴纵隔淋巴结转移，遂行肺癌切除术。术后化疗3次。为求中医治疗，遂来我院门诊。现症：气短，气喘，胸闷，伴喑哑，精神差，纳差，舌质胖淡暗，苔少，脉弦细。

诊断：中医：肺积。证属：肺脾气虚。

西医：肺癌。

治法：扶正培本。

处方：枳朴六君子汤加味：枳壳 12g，厚朴 15g，西洋参^{（另煎兑服）}15g，白术 15g，茯苓 30g，法半夏 12g，橘红 10g，沙参 30g，麦冬 30g，生地黄 15g，乌梢蛇 10g，蜈蚣 2 条，土鳖虫 10g，龙葵 30g，当归 10g，僵蚕 10g，黄芪 30g，浙贝母 15g，甘草 10g。12 剂，每日 1 剂，水煎服。

2005 年 6 月 13 日次诊：服上方后病情尚平稳，气短仍有纳差，咳痰，痰色黄多，头两侧痛，舌质暗红，苔黄，脉弱。2005 年 6 月 7 日在西京医院做 CT 检查示①右肺中叶内侧段、左肺上叶段片絮状及条索状密度增高影，多考虑肺部炎性改变伴部分纤维化；②左侧胸膜肥厚粘连；③肺气肿；④纵隔内见肿大淋巴结；⑤心包积液。处方：上方加炒麦芽 30g，黄芪 60g，女贞子 30g。12 剂，每日 1 剂，水煎服。

2005 年 6 月 30 日三诊：服药后病情平稳，纳可，气短时作，咳嗽痰多，色黄白相间，乏力，二便调，夜寐差，舌质红胖，苔白，脉沉细。处方：上方加西洋参 10g。12 剂，每日 1 剂，水煎服。

药后诸证减轻，坚持服用 10 个月，改用丸剂，再服 1 年半。停药 1 年后随访，病人尚能自理日常生活。

按语：本例患者气短，胸闷，喑哑半年余。肺气虚损影响到呼吸功能，则气短气喘；气虚不能运化津液，津液失调停于体内形成瘀血痰浊等病理产物，则会闭阻心脉，故见胸闷。谢老以枳朴六君子汤健脾益气，祛痰化湿。用沙参、麦冬滋养肺阴；生地黄清热凉血；乌梢蛇、蜈蚣、土鳖虫活血化瘀通络；当归活血养血；黄芪健脾益气；浙贝母开郁散结清热化痰；僵蚕化痰散结止痛；龙葵消肿散结；炒麦芽消积健胃；女贞子滋补肝肾；西洋参益气生津。

十五、右肺鳞状上皮细胞癌

杨某，男，73 岁，退休。2005 年 7 月 9 日初诊。

主诉：胸痛 1 月余。

现病史：经化疗后一般情况可，无咳嗽，无咳血，右肺部有疼痛感，胸闷，纳可，二便调，舌质暗红，苔白腻，脉沉细。

诊断：中医：肺积。证属：脾肺虚弱。

西医：右肺鳞状上皮细胞癌。

治法：扶正固本。

处方：枳朴六君子汤加味：枳壳 15g，厚朴 15g，西洋参^{（另煎兑服）}20g，白术 15g，茯苓 30g，法半夏 10g，橘红 10g，僵蚕 10g，浙贝母 15g，乌梢蛇 10g，蜈蚣 2 条，土鳖虫 10g，黄芪 60g，女贞子 30g，生薏苡仁 30g。12 剂，每日 1 剂，水煎服。

2005年8月5日次诊：右侧胸痛，咳轻，气短明显减轻，精神尚可，手足心发热，纳可，二便调，舌质暗红，苔白，脉弦细。处方：上方加延胡索30g，川楝子15g。12剂，每日1剂，水煎服。

2005年8月12日三诊：服药后症状减轻，右侧胸廓稍痛，咳嗽气短减轻，感觉浑身乏力，纳可，二便调，舌质红，苔薄白，脉弦细。处方：上方加白术15g，枳壳减至10g。12剂，水煎服，1日2次。

2005年9月6日四诊：服药后病情好转，右侧胁部仍有轻度疼痛，咳嗽消失，纳食乏力好转，二便调，夜寐可，舌质淡红，苔薄白，脉弦细。处方：上方加姜黄10g。12剂，每日1剂，水煎服。

坚持服药1年10个月，家属来告健在。

按语：本例患者肺气虚弱，不能推动肺叶收缩，舒张，宣发无能，肃降无权，肺气逆而上行，则咳轻；肺气虚弱，呼吸无力，每次呼出吸入之气减少，为满足全身供气的需要，呼吸频率被迫加快，患者出现短气；肺气虚弱，气机阻滞，则胸闷疼痛；气机阻滞，郁而化热，则手足心热。肺气虚弱，则子盗母气致脾胃虚弱，无力运化水谷精微充养机体，故乏力。肺主气，司呼吸，吐故纳新，进行气体交换。各种原因损伤肺气，脏腑功能活动减弱，呼吸运动乏力，可引起一系列肺气虚弱的表现。谢老用枳朴六君子汤加味。枳朴六君子汤健脾益气，祛痰化湿；浙贝母清热化痰，开郁散结；乌梢蛇、蜈蚣、土鳖虫活血化瘀，通络止痛；僵蚕化痰散结止痛；黄芪健脾益气；生薏苡仁健脾利水渗湿；女贞子滋补肝肾；延胡索行气止痛；川楝子清热行气止痛；白术补气健脾，燥湿利水；枳壳行气开胸，宽中除胀；姜黄破血行气止痛。

十六、右肺上叶中心型小细胞肺癌并淋巴结转移

康某，男，59岁，自由职业者。2003年7月17日初诊。

主诉：咳嗽，痰中带血半年余。

现病史：病人半年前无明确诱因出现咳嗽，未作对症处理。2003年6月在省纺织医院做CT，考虑右肺上叶中心型肺癌并纵隔淋巴结转移，遂于2003年7月8日在唐都医院住院，经CT及支气管镜检后诊断为：右肺上叶中心型小细胞肺癌。2003年7月9日做B超示肝、胆、胰、脾及双肾正常，病人不同意手术后出院。

现症：咳嗽，痰中带血，无胸痛，精神可，体重无明显减轻，纳可，二便调，夜寐可，舌红，脉弦细。平素嗜睡，晨起面部轻度水肿。

诊断：中医：悬饮。证属：肺燥血热，气失宣降。

西医：右肺上叶中心型小细胞肺癌并淋巴结转移。

治法：润肺清热。

处方：一贯煎加味：麦冬60g，沙参30g，生地黄30g，当归10g，枸杞子10g，川楝子10g，僵蚕15g，浙贝母15g，乌梢蛇10g，蜈蚣2条，土鳖虫10g，黄芪60g，女贞子30g，生薏苡仁30g，龙葵子30g。12剂，每日1剂，水煎服。

2003年7月28日次诊：服上方后无任何不适情况，咳嗽减轻，精神较前好转，无咽喉干涩疼痛，纳可，眠可，二便调，舌红，苔白腻，脉弦滑。叩诊：双肺有哮鸣音。血压：90/70mmHg。处方：上方加小蓟30g，荷叶30g，鱼腥草9g，12剂，水煎服，1日2次，分服。

2003年8月7日三诊：服上方后病情好转，今早起床时咳嗽引起右侧胸部撕裂样疼痛，纳可，眠可，二便调，舌红少苔，脉弦数。处方：上方加大黄6g，百部18g，黄芩10g，黄连10g。12剂，每日1剂，水煎服。

2003年8月21日四诊：服药后咳嗽减轻，咳泡沫样痰，胸闷，气短，活动后汗出，恶风，纳可，眠可，二便调，舌质红，无苔，有裂纹，苔根部黄腻，脉弦细数。处方：上方加白芍15g，桂枝10g，浮小麦30g。12剂，每日1剂，水煎服。

2003年9月1日五诊：服上方后症状明显好转，现咳嗽基本缓减，咳后气短，胸闷消失，汗少，纳可，寐可，二便调，舌红，苔稍腐。处方：上方加百合30g。12剂，每日1剂，水煎服。

2003年9月29日六诊：服上方后症状减轻，口干，咽干，夜间动则加重，咳嗽，精神尚可，面色淡黄，纳可，眠可，二便正常，舌质红苔厚微黄。处方：上方去桂枝、浮小麦，加玄参30g，炒石斛30g。12剂，每日1剂，水煎服。

2003年10月13日七诊：病情有所缓减，咳白色泡沫样痰，夜间尤甚，纳食睡眠可，精神佳，二便调，舌红苔厚，脉弦细。处方：一贯煎加百部18g，黄芩10g，丹参30g，僵蚕15g，浙贝母15g，乌梢蛇10g，蜈蚣2条，土鳖虫10g，龙葵子30g，木瓜18g，罂粟壳12g，炒石斛30g。12剂，每日1剂，水煎服。

2003年10月27日八诊：病情有所好转，偶有咳嗽，咳白色痰液，口干，纳眠可，精神佳，二便调，舌红苔白厚，脉弦细。处方：上方加生薏苡仁30g。12剂，每日1剂，水煎服。

2003年11月17日九诊：服上方后症状减轻，偶有咳嗽，痰量减少，色白腻，咳痰不爽，睡眠纳食可，喜饮水，二便正常，舌红，苔腐，脉弦微数。处方：上方加黄芪60g，女贞子30g，仙鹤草30g。12剂，每日1剂，水煎服。

2003年12月1日十诊：服上方后，咳嗽、咳痰基本消失，脸颊右侧肿胀，纳差，二便调，舌红花剥，苔白厚，脉细数。处方：上方去罂粟壳，加百合30g。12剂，每日1剂，水煎服。

2003年12月29日十一诊：咳嗽，咳白色泡沫样痰，不易咳出，痰中无血丝，胸闷，气短，胸痛，右侧面颊肿胀，纳差，口干，口渴，欲饮水，口不苦，二便调，舌红，有裂纹，苔黄厚，花剥，脉沉细。胸片示右肺癌伴右胸积液。处方：一贯煎加僵蚕 15g，浙贝母 15g，太子参 30g，蛤蚧^{（研末冲服）}半对，乌梢蛇 10g，蜈蚣 2 条，土鳖虫 10g，黄芪 60g，女贞子 30g，生薏苡仁 30g，罂粟壳 12g，龙葵子 30g。12 剂，每日 1 剂，水煎服。

2004 年 1 月 5 日十二诊：服药后，咯痰减少，现腰骶疼痛，眠差，有盗汗，舌红苔花白，脉细数。处方：枳朴六君子汤加乌梢蛇 10g，蜈蚣 2 条，大腹皮 10g，牛膝 10g，砂仁 10g，苍术 10g，木香 10g，生薏苡仁 30g，莱菔子 30g。12 剂，每日 1 剂，水煎服。

2004 年 1 月 19 日十三诊：右颊、右眼肿胀，伴咳嗽、咳白色痰，夹有血丝，气短胸闷，盗汗，五心烦热，纳差，二便调，舌质暗红，苔黄厚腻，脉弦细数。处方：枳朴六君子汤加乌梢蛇 10g，蜈蚣 2 条，土鳖虫 10g，罂粟壳 12g，三七 10g，黄芪 60g，女贞子 30g，僵蚕 10g，浙贝母 30g，生薏苡仁 30g，百部 18g，木瓜 18g。12 剂，每日 1 剂，水煎服。

服药后有效，改用丸药再服 1 年病情稳定。

按语：病人半年前无明确诱因出现咳嗽，未做对症处理。后来做 CT 才发现患肺癌。所谓冰冻三尺，非一日之寒，肺脏久病，肺失宣肃，肺气上逆引发咳嗽，脉络灼伤，则见痰中带血。肺为水之上源，肺气虚弱，气不化津，津不上承，则咳痰不爽，喜饮水。病变主要部位在肺，但与肝、脾、肾密切相关。病变日久，常累及其他脏器。肺气虚弱影响到脾，脾失健运，则纳呆；肺脏久病，影响到脾肾功能，脾肾阳气亏虚，温化失权，则颜面水肿；脾主升清，脾气虚弱，不能布输精微到头，清窍失养故嗜睡。谢老以一贯煎加味，润肺清热。一贯煎滋阴疏肝；乌梢蛇、蜈蚣、土鳖虫活血化瘀，通络止痛；僵蚕化痰散结止痛；黄芪健脾益气；生薏苡仁健脾利水渗湿；女贞子滋补肝肾；龙葵清热解毒，消肿散结，消炎；小蓟凉血止血，解毒消痈；荷叶清暑利湿，升阳止血；鱼腥草清热解毒，消痈排脓；大黄、黄芩、黄连清热解毒；百部润肺止咳。肺脾气虚则胸闷，气短，活动后汗出，恶风，加桂枝发汗解肌，温通经脉，助阳化气；浮小麦敛汗益气除热；白芍养血止汗；百合润肺止咳，清心安神；石斛养阴清热，益胃生津；玄参清热解毒，滋阴凉血；浙贝母清热化痰，开郁散结；丹参活血凉血；木瓜和胃化湿；罂粟壳敛肺止咳止痛；仙鹤草收敛止血，补虚消积；蛤蚧补肺益肾，纳气定喘；太子参补气生津。服药后，咯痰减少，腰骶疼痛，眠差，有盗汗，舌红苔花白，脉细数。谢老改用枳朴六君子汤健脾益气，化痰祛湿。酌加蜈蚣攻毒散结，通络止痛；大腹皮下气宽中，行水消肿；牛膝活血通经，补肝肾，强筋骨，利水通淋；砂仁化湿开胃，理气，温脾止泻；苍术燥湿健脾，祛湿；木香行气止痛，健脾消食；莱菔子消食除胀，降气化痰；三七化瘀止血，活血止痛。

十七、肺癌手术后 7

郑某，男，55 岁，自由职业。2002 年 10 月 1 日初诊。

主诉：肺癌术后 9 月余。

现病史：2002 年元月 23 日，在唐都医院行肺癌术后伤口一直隐痛，纳可，眠可，二便调，舌暗苔白厚，脉弦数。

诊断：中医：肺积。证属：肺阴亏虚。

西医：肺癌术后。

治法：润肺清热。

处方：一贯煎加味：麦冬 60g，北沙参 30g，生地黄 30g，当归 10g，枸杞子 10g，川楝子 10g，红参^(另煎兑服)15g，蛤蚧^(研末冲服)半对，僵蚕 10g，浙贝母 15g，乌梢蛇 10g，蜈蚣 2 条，土鳖虫 10g，黄芪 60g，女贞子 30g，生薏苡仁 30g，龙葵子 30g。12 剂，每日 1 剂，水煎服。

2002 年 10 月 28 日次诊：服上方后伤口疼痛减轻，痰多色白质稀，易咳出，胸闷，气短，纳可，二便调。处方：上方加三七 10g，延胡索 30g。12 剂，每日 1 剂，水煎服。

2002 年 11 月 11 日三诊：仍见疼痛，咳嗽痰多，色白不易咳出，胸闷，气短，纳食可，二便调，舌质淡红，边有齿痕，苔白腻，脉沉细。处方：上方加胆南星 10g，半夏 12g。12 剂，每日 1 剂，水煎服。

2002 年 11 月 21 日四诊：仍有伤口疼痛，咳嗽，痰多色白易咳出，胸闷，气短，纳食可，二便调，舌红，苔黄略厚，脉弦数。处方：上方加三七 10g，沙苑子 15g，莱菔子 15g。12 剂，每日 1 剂，水煎服。

2002 年 12 月 5 日五诊：咳嗽甚，痰多色白，气短可平卧，纳可，大便 1 日 2 次，手术伤口处疼痛，苔白腻，脉沉细。处方：上方加百部 18g。12 剂，每日 1 剂，水煎服。

2003 年 1 月 17 日六诊：流涕，咳嗽 3~4 天。咳嗽加重，痰多，舌苔白，脉浮缓，证属外感，风寒袭肺，改用桂枝汤加味调理，后依上方继服。

2003 年 1 月 29 日七诊：仍咳嗽，吐白痰，量多，气短，纳可，二便调，伤口仍疼痛。处方：一贯煎加味：红参 15g，蛤蚧^(研末冲服)半对，僵蚕 10g，浙贝母 15g，乌梢蛇 10g，蜈蚣 2 条，土鳖虫 10g，黄芪 60g，女贞子 30g，生薏苡仁 30g，龙葵子 30g，百部 18g，黄芩 10g，丹参 30g。12 剂，每日 1 剂，水煎服。

2003 年 2 月 6 日八诊：仍咳嗽气短，痰多色白，易咳出，伤口隐痛，纳可，二便调，舌质暗红，苔白厚腻，脉弦细。处方：上方加鱼腥草 30g。10 剂，每日 1 剂，水煎服。

2003年2月16日九诊：气短，动则加重，咳嗽，痰多色白，纳可，手术刀口疼痛，舌紫暗，苔白，脉沉细。处方：上方加百合30g。12剂，每日1剂，水煎服。

2003年2月27日十诊：痰多，色白易咳，咳嗽，平卧时尤甚，大便成形，1日2次。处方：上方去红参加太子参30g，炒石斛30g，酒大黄6g。12剂，每日1剂，水煎服。

2003年3月10日十一诊：活动后气短，痰多，咳嗽，余无明显不适，苔白，脉细数。处方：上方去鱼腥草加胆南星12g。12剂，每日1剂，水煎服。

2003年3月24日十二诊：仍气短，活动后尤甚，咳嗽，痰多，色白易咳出，纳可，二便调。处方：上方加半夏12g。12剂，每日1剂，水煎服。

2003年4月7日十三诊：咳嗽较前加重，痰多色白易咳，无明显胸闷气短，余无明显不适，纳可，二便调，舌质绛，脉弦细。处方：上方加金银花30g，连翘30g。12剂，每日1剂，水煎服。

2003年4月20日十四诊：咯痰色黄，气短加重，昨日病情转化，但仍气短，咳嗽重，纳可，二便调。复查CT：未见明显转移性病灶，纵隔内未见明显肿大淋巴结。处方：上方去土鳖虫、蜈蚣，加板蓝根30g，柴胡10g，黄芩15g。12剂，每日1剂，水煎服。

2003年5月15日十五诊：咳嗽，痰色白，气短，纳可，眠可，二便调，舌体胖大有齿痕，舌尖红，苔厚腻。处方：一贯煎加太子参30g，蛤蚧（研末冲服）半对，僵蚕10g，浙贝母15g，半夏曲15g，胆南星15g，地龙15g，乌梢蛇10g，蜈蚣2条，土鳖虫10g，忍冬藤30g，龙葵子30g。12剂，每日1剂，水煎服。

2003年5月27日十六诊：咳嗽减轻，痰少，气短如前，口腔溃疡1周，纳可，二便调，舌质暗，苔白，脉沉细。处方：上方加黄芪60g，女贞子30g，玄参30g，知母10g，生石膏15g。12剂，每日1剂，水煎服。

2003年6月10日十七诊：家属代述：仍咳嗽气短，咳少量白痰，右上肢麻木，服上方后大便稀，每日2~3次，余无明显不适。处方：上方去石膏、玄参、知母。12剂，每日1剂，水煎服。

2003年7月26日十八诊：咳嗽缓减，但仍气短，咳少量白痰，右上肢麻木，便溏，1日1~2次，舌质暗，苔白，脉沉细。处方：上方加枳壳15g，白术15g。12剂，每日1剂，水煎服。

2003年8月9日十九诊：服上方后病情平稳，仍咳嗽，咳痰，痰色白，纳可，二便调，睡眠可，右上肢仍有麻木，苔白，脉沉细。处方：上方加鱼腥草30g，百部18g。12剂，每日1剂，水煎服。

2003年9月23日二十诊：服药后，病情平稳，仍咳嗽，咳痰，痰色白，身困乏力，纳可，二便调，夜寐可，易出汗，舌质红，苔黄，脉沉细。处方：上方加生薏苡仁30g。12剂，每日1剂，水煎服。

2003年10月9日二十一诊：病情有所减轻，气短，咳嗽，咳白色痰液，纳可，睡眠可，二便调。处方：一贯煎加味：红参15g，蛤蚧^{（研末冲服）}半对，僵蚕10g，浙贝母15g，乌梢蛇10g，蜈蚣2条，土鳖虫10g，黄芪60g，女贞子30g，生薏苡仁30g。12剂，每日1剂，水煎服。

2003年10月27日二十二诊：病情明显好转，气短，活动后尤甚，胸闷，心慌，纳可，睡眠可，精神佳，二便调，舌淡，苔白厚，脉细数。处方：上方加乌梢蛇10g，龙葵子30g。12剂，每日1剂，水煎服。

2003年11月17日二十三诊：近期咳嗽明显，痰多，色白易咳出，咽痒，气短，纳可，二便调，舌紫暗，脉弦细。处方：上方加陈皮18g，姜竹茹15g，莱菔子30g。12剂，每日1剂，水煎服。

坚持门诊治疗2年，电话追访，患者回复可做一般工作。

按语：肺积是指因为正气虚衰，邪气乘虚袭肺，郁结胸中，肺气郁结，宣发肃降失司，积聚成痰，痰瘀阻滞，久则成块的病证。本病病位在肺，累及脾肾。肺主气司呼吸，化生宗气以贯心脉；又宣发肃降，布散津液气血营养全身，通调水道以利三焦。脏腑阴阳失调，正气虚弱是患病的主要内因。脏腑虚损日久，肺阴不足，气阴两虚，肺气宣发肃降失调，见咳嗽；脾气失健，运化失调，聚湿成痰，痰湿壅盛与瘀毒聚久，阻于肺道，渐成肿块，见胸闷，咳痰；肾不纳气，见气短。肺为娇脏，喜润恶燥，谢老以润肺清热为治疗大法。处方：一贯煎加味。一贯煎滋补肺阴；红参性偏温，补脾益肺，生津；乌梢蛇、蜈蚣、土鳖虫活血化瘀，通络止痛；僵蚕化痰散结止痛；黄芪健脾益气；生薏苡仁健脾利水渗湿；女贞子滋补肝肾；龙葵清热解毒，消肿散结，消炎；蛤蚧补肺益肾，定喘纳气。胸痛可加郁金、三七、延胡索行气活络止痛；咳血可加白及、白茅根凉血止血；发热，可加生石膏、金银花、夏枯草、蒲公英清热解毒；盗汗加牡蛎、浮小麦养阴敛汗；阴虚明显可加山茱萸、龟甲；气虚加黄芪、人参、黄精；痰湿较重，不得温化，可加麻黄、白芥子、干姜；腰痛加杜仲、枸杞子、补骨脂、淫羊藿。

十八、肺癌手术后8

张某，女，51岁，干部。2000年8月12日初诊。

主诉：肺癌术后1月余。

现病史：2000年5月24日在西安交通大学医学院第二附属医院手术，手术前后各化疗1次，左侧伤口疼连及右上肢疼，食欲差，气短，失眠，二便正常，舌质暗红，苔薄黄，脉弦数。

诊断：中医：肺积。证属：肺肾阴虚。

西医：肺癌术后。

治法：养阴清热，扶正培本。

处方：一贯煎加味：麦冬30g，沙参15g，生地黄10g，当归10g，枸杞子10g，川楝子10g，僵蚕10g，浙贝母15g，黄芪30g，女贞子30g，土鳖虫10g，黄连10g，地骨皮30g。12剂，每日1剂，水煎服。

2000年8月28日次诊：肺癌术后第二次化疗结束，症见：睡眠差，精神尚可，二便正常，舌质淡红，苔白，脉弦细数。处方：上方加黄芩10g，荜澄茄15g。12剂，每日1剂，水煎服。

2000年9月19日三诊：伤口痛甚，周身乏力，流涕，咽不痛，舌质暗，苔白腻，脉沉细。处方：上方加延胡索30g，血竭10g，三七6g。12剂，每日1剂，水煎服。

2000年10月23日四诊：服药后伤口痛减轻，左侧膈肌痛，无规律，右腰部酸痛，困乏减轻，烦躁失眠，肺癌术后化疗3次，纳食尚可，二便正常，舌质暗，脉沉细。处方：上方加鹿角胶10g，龟甲胶10g，姜黄15g，桂枝15g。21剂，每日1剂，水煎服。

服药后诸证明显减轻，改用丸剂，服用1年后，患者无特殊痛苦。

按语： 本病为正气虚损，痰、气、瘀、毒胶结于肺部的疾病，属本虚标实，所以以扶正祛邪为治疗原则。扶正培本、化痰软坚、清热解毒、养阴清热为治疗大法。肺虚日久，子病及母而见肺脾俱病，故食欲差；金水相生，肺阴耗竭日久，母病及子，则见肺肾同病，故气短；阴虚生内热，上扰心神，则见失眠。舌象均为阴虚之征。谢老处以一贯煎加味。一贯煎滋阴疏肝，黄芪健脾益气；女贞子滋补肝肾；浙贝母清热化痰，开郁散结；地骨皮滋阴退热；黄连清热燥湿，泻火解毒；僵蚕化痰散结止痛；土鳖虫活血化瘀，消癥散积；黄芩清热解毒；荜澄茄行气止痛；血竭散瘀止痛；母病及子，日久可累及肾脏，腰为肾之府，故见右腰部酸痛，加鹿角胶补肝肾，益精血；龟甲胶滋阴潜阳，益肾健骨，养血补心；姜黄破血行气，通经止痛；桂枝温通经脉，助阳化气。

十九、右肺中叶黏膜腺癌

刘某，男，48岁，蓝田县普化乡农民。1999年7月15日初诊。

主诉：咳嗽半年余，加重1个月。

现病史：肺癌半年，一直咳嗽。近1个月来咳嗽增重，干咳无痰，伴胸痛并逐渐加重。西安交通大学医学院第一附属医院病理切片示右肺中叶亚段小块黏膜内腺癌浸润。化疗2次，放疗40次。舌质暗，苔白厚腻，脉弦滑。

诊断：中医：肺积。证属：肺肾亏虚，气滞血瘀。

西医：右肺中叶黏膜腺癌。

治法：滋阴润肺，清热化瘀。

处方：一贯煎加味：麦冬40g，北沙参30g，生地黄30g，当归10g，枸杞子15g，川楝子10g，百部18g，黄芩10g，丹参30g，僵蚕10g，浙贝母15g，乌梢蛇10g，蜈蚣2条，土鳖虫10g，龙葵30g，黄芪60g，女贞子30g。12剂。每日1剂，水煎服。

1999年7月29日次诊：仍咳嗽，无痰，胸痛明显减轻，体温正常，活动后气短明显，纳食尚可，二便正常，舌质淡红，苔黄腻，脉沉细。处方：上方加黄连10g，荜澄茄15g。12剂。每日1剂，水煎服。

1999年8月12日三诊：服药后咳嗽减轻，精神好转，仍感胸痛，舌红，苔黄腻，脉弦细。处方：上方加生薏苡仁30g。12剂，每日1剂，水煎服。

1999年9月2日四诊：咳嗽胸痛减轻。处方：上方加半枝莲30g，仙鹤草30g或夏枯草30g。12剂，每日1剂，水煎服。

1999年12月9日五诊：服药后诸症减，两天前感冒，咳嗽气喘，吐白痰，动则尤甚，鼻塞不适，舌尖红，苔薄黄，脉弦细。处方：黄芪桂枝汤加味：炙黄芪30g，桂枝15g，白芍15g，僵蚕10g，浙贝母15g，柴胡15g，黄芩10g，金银花、连翘各30g，板蓝根30g。12剂，每日1剂，水煎服。

药后外感已愈，改用9月2日方蜜制为丸，每丸9g，每次1丸，日2次，连服2年，患者无大恙，能坚持劳动。

按语：西医学中的放疗，是治疗肿瘤的三大法宝之一，但在杀灭癌细胞的同时，难免灼伤肺脏，致使肺失清肃，故见干咳少痰；肺阴亏损，津不上承，肺失润养，久则气滞血瘀，则见舌质暗；弦为肝脉，痰饮内停，脉多弦滑。谢老以一贯煎加味滋阴润肺，清热化痰。乌梢蛇通络；蜈蚣攻毒散结，通络止痛；土鳖虫破血逐瘀，消癥散积；浙贝母清热化痰，开郁散结；百部润肺止咳；黄芩清热燥湿，泻火解毒；丹参活血通经，祛瘀止痛，凉血清心；僵蚕祛风止痛，化痰散结；龙葵清热解毒，消肿散结，消炎；女贞子滋补肝肾。苔黄腻，乃体内痰湿聚而化热，加黄连清热燥湿，泻火解毒；荜澄茄行气止痛；生薏苡仁清热健脾渗湿；半枝莲清热解毒，活血祛瘀，消肿止痛，抗癌；仙鹤草止血补虚消积；夏枯草清肝明目，散结消肿。感冒，咳嗽气喘，吐白痰，鼻塞不适，动则尤甚，舌尖红，苔薄黄，脉弦细，谢老以黄芪桂枝汤加味。肺开窍于鼻，肺主皮毛，外邪袭肺，肺气不宣，则咳嗽，咳吐白痰，鼻塞不适；舌尖红，苔薄黄，脉弦细为风热在表。桂枝辛温解表，解肌发汗以散外邪；芍药养阴和营；生姜、大枣和中；黄芪健脾益气；僵蚕化痰散结止痛；柴胡疏散退热，疏肝解郁；金银花、连翘清热解毒，消痈散结，疏散风热；板蓝根清热解毒，凉血利咽。

二十、肺癌手术后9

王某，女，60岁，工人。2004年5月20日初诊。

主诉：肺鳞状细胞癌术后半年。

现病史：2003年12月在唐都医院诊断为"肺癌"并行肺癌切除术，术后病理诊断为：鳞状细胞癌。现症：咳嗽，咳痰，胸闷，气短，纳差，二便调，夜寐差，舌质红，苔白，脉沉细。

诊断：中医：肺积。证属：肺肾亏虚，气滞痰瘀。

西医：肺鳞状细胞癌术后。

治法：养阴润肺，化痰理气。

处方：一贯煎加味：麦冬30g，沙参30g，生地黄24g，当归10g，枸杞子15g，川楝子10g，僵蚕10g，浙贝母15g，黄芪60g，女贞子30g，太子参30g，蛤蚧（研末冲服）半对，生薏苡仁30g，百合30g，白术15g，枳壳10g。12剂，每日1剂，水煎服。

2004年6月3日次诊：精神好转，仍有气短，偶有咳嗽，夜寐可，二便调，舌质淡红苔薄白，脉细。处方：上方加乌梢蛇10g，蜈蚣2条。12剂，每日1剂，水煎服。

2004年6月21日三诊：服药后病情能够平稳，纳可，二便调，舌质红，苔白，脉细。处方：上方加夏枯草30g，生牡蛎30g。12剂，每日1剂，水煎服。

2004年7月5日四诊：咽干，咳嗽已明显好转，现腰背酸困，气短，纳少。处方：上方加黄芩10g，黄连10g，大黄3g，荜澄茄15g。12剂，每日1剂，水煎服。

2004年7月22日五诊：服药后病情平稳，纳少，二便调，舌质红苔白，脉弦细。处方：上方加全蝎10g。12剂，每日1剂，水煎服。

2004年9月6日六诊：服药后病情平稳，胸闷，气短，动则汗出，纳可，二便调。处方：上方加白芍15g，桂枝15g，生龙骨、生牡蛎各15g。12剂，每日1剂，水煎服。

2004年12月15日七诊：服药后病情平稳，气短，胸闷，纳可，二便调，舌质红，苔白，脉弦细。处方：一贯煎加味：浙贝母15g，黄芪30g，女贞子30g，杏仁10g，石菖蒲15g，太子参30g，炒麦芽30g，款冬花10g，蒲公英30g。12剂，每日1剂，水煎服。

2005年5月9日八诊：偶有咳嗽，无痰，纳少，二便调，舌质红，苔厚腻，脉弦。处方：一贯煎加味：僵蚕10g，浙贝母15g，黄芪30g，太子参30g，蛤蚧（研末冲服）半对，生薏苡仁30g，乌梢蛇10g，蜈蚣2条，土鳖虫10g，忍冬藤30g。12剂，每日1剂，水煎服。

药后咳嗽减轻，纳食略有增加，改用丸剂，每次9g，早晚分服，坚持1年半后，改为每日1丸，晨起服，以巩固疗效。2008年6月随访，病人安在。

按语：本例为肺癌术后半年，肺肾受损，影响金水相生。肺主气，司呼吸，主宣发肃降，通调水道，肺气肃降使水液下行及肾，有助于肾发挥主水功能。肾为主水之脏，肾气推动，肾阳蒸腾，有利于肺的通调。肺失宣降，通调水道失职，必然累及于肾；肾气虚弱，肾阳不足，气化失司，水液内停，上泛于肺，使肺失宣降，都可以导致水液输布、排泄障碍，出现咳嗽、咳痰；肺气久虚，久病及肾，导致肾气不足，摄纳无权，气浮于上，出现胸闷、气短；肺病日久，耗气过多，子病及母，则纳呆。谢老以一贯煎加味养阴润肺，化痰理气。一贯煎滋阴疏肝；僵蚕化痰散结止痛；浙贝母清热化痰，开郁散结；女贞子滋补肝肾；蛤蚧补肺益肾，纳气定喘；黄芪健脾益气；生薏苡仁健脾利水渗湿；百合润肺止咳，清心安神；白术补气健脾，燥湿利水；枳壳行气开胸，宽中除胀；太子参补气生津；乌梢蛇祛风通络，止痛；蜈蚣攻毒散结，通络止痛；夏枯草散结消肿；生牡蛎重镇安神，软坚散结；荜澄茄行气止痛；黄连清热解毒；黄芩清热燥湿，泻火解毒；大黄泻下攻积，清热解毒，活血化瘀；全蝎攻毒散结，通络止痛；桂枝温通经脉，辛温解表，白芍敛阴止汗止痛，桂、芍相伍，解肌祛风，调和营卫；杏仁止咳平喘，润肠通便；石菖蒲开窍宁神，化湿和胃；太子参补气生津；炒麦芽消食健胃；款冬花润肺下气，止咳化痰；蒲公英清热解毒，消痈散结；忍冬藤清热解毒，通络。

二十一、右肺上叶及中间支气管黏膜鳞状细胞癌

方某，男，66岁。2004年9月23日初诊。

主诉：咳嗽痰中带血1月余。

现病史：咳嗽痰中带血1月余，在西安交通大学医学院第二附属医院做病理检查示右中间支气管黏膜鳞状细胞癌2级，支气管镜诊断为右肺上叶前段及右中间支气管癌，未做手术，转求中医治疗。现症：咳血，胸痛，神疲乏力，纳可，二便调。既往有颈椎病、腰椎间盘突出症、脑萎缩等病史。

诊断：中医：肺痨。证属：火邪迫肺，灼伤肺络。

西医：右肺上叶及中间支气管黏膜鳞状细胞癌。

治法：滋阴清热，润肺止血。

处方：一贯煎加味：麦冬60g，北沙参30g，生地黄30g，当归10g，枸杞子15g，川楝子10g，僵蚕10g，浙贝母15g，乌梢蛇10g，蜈蚣2条，土鳖虫10g，黄芪60g，女贞子30g，龙葵子30g，百部18g，木瓜15g，小蓟30g。12剂，每日1剂，水煎服。

2004 年 10 月 11 日次诊：服药后效果尚可，现咽痒，咳嗽痰中带血，纳可，二便调，舌质红，苔薄白。处方：上方加白术 15g，枳壳 15g，炒麦芽 30g。12 剂，每日 1 剂，分 2 次服。

2004 年 12 月 20 日三诊：服药后疗效可，仍有咳嗽，咳黄脓痰，纳差，眠可，二便调，咳嗽时有胸前发热及易汗出，舌质红苔薄白，脉弦。处方：枳朴六君子汤加味：浙贝母 15g，杏仁 10g，炒麦芽 30g，鱼腥草 30g，木瓜 10g，款冬花 10g。12 剂，每日 1 剂，水煎服。

2004 年 12 月 27 日四诊：服药后疗效可，偶有咳痰，咳白色痰，偶见黄、黑痰，咳痰时汗出，纳可，眼干，二便调，舌质暗红，苔白少津，脉沉细。处方：上方加黄芩 10g，麦冬 10g，桑白皮 10g。12 剂，每日 1 剂，水煎服。

2005 年 1 月 12 日五诊：服药后症状减轻，仍有轻度咳嗽，咳痰，纳少，睡眠可，肛门重坠，大便稀，小便正常，舌质红，苔白腻，脉细弱。处方：上方加炒酸枣仁 30g。12 剂，每日 1 剂，水煎服。

2005 年 5 月 9 日六诊：服药后病情平稳，现仍有咳嗽，咳痰，夜寐改善，二便调，胃中时有泛酸，舌淡苔薄白，脉细数。处方：枳朴六君子汤加乌贼骨 15g，浙贝母 15g，僵蚕 10g，黄芪 30g，女贞子 30g，生薏苡仁 30g，炒麦芽 30g，莱菔子 30g，荜澄茄 15g。12 剂，每日 1 剂，水煎服。

2005 年 6 月 6 日七诊：咳嗽，咽喉发痒，咳少量白痰，色白清晰，偶有气喘，纳差，两胁胀，大便稀，小便调，舌质红苔薄白，脉细。处方：上方加莱菔子 30g，紫苏子 15g，白芥子 15g，鱼腥草 30g，胆南星 12g。12 剂，每日 1 剂，水煎服。

2005 年 6 月 20 日八诊：症状平稳，仍有咳嗽咽痒，咳白色清痰，两胁不适，活动则气短，胃脘不适，反酸，精神差，乏力较明显。纳眠可，二便调，舌质暗，苔薄白，脉滑数。处方：枳朴六君子汤加浙贝母 15g，僵蚕 10g，黄芪 60g，女贞子 30g，生薏苡仁 30g，黄连 10g，莱菔子 30，紫苏子 15g，白芥子 15g，荜澄茄 15g，胆南星 15g，鸡内金 15g。12 剂，每日 1 剂，水煎服。

药用 12 剂后，咳嗽，咯痰及两胁不适明显改善，反酸、胃脘不适消失。改用散剂，每次 6g，分早晚温开水冲服，嘱其连服 2 年半，以巩固疗效。后随访生活可以自理。

按语： 本例为支气管黏膜鳞状细胞癌，治疗时间较长，方用一贯煎加味为主坚持治疗，后随证以枳朴六君子汤收功。火邪迫肺，灼伤肺络，则有咳血。燥邪犯肺，或阴虚火旺，肺络受损，则痰中带血。肺阴不足，痰瘀阻滞，络脉失和，或久咳伤络，则胸痛，肺气虚则神疲乏力。谢老以一贯煎加减滋阴润肺，清热止血。僵蚕、乌梢蛇、土鳖虫、蜈蚣等虫类药物活血化瘀，通络止痛；因为肺肾之阴相互资生，肺属金，肾属水，金能生水，肺阴充足，输精于肾，使肾阴充足，水亦能润金，肾阴为一身阴液之根本，故用女贞子滋补肾阴；浙贝母清热化痰，开郁散结；小蓟凉血止血，解毒消痈；木瓜和胃化湿，有抗肿瘤作用；百部润肺止咳，灭虱杀虫；黄芪补中益气；龙葵子解毒消肿；白术补气健脾，燥湿利水；枳壳破气除痞，消积导滞；炒麦芽消食化积；厚朴燥湿健脾，行气化湿，和胃调气；六君子汤健脾益气燥湿化痰；杏仁开宣肺气，通利气机；款冬花润肺下气，止咳化痰；麦冬滋阴清热润肺；桑白皮泻肺平喘，利水消肿；鱼腥草微寒、辛，寒能泄降，辛以散结，主入肺经，以清肺见长，故有清热解毒，消痈排脓之效，为治肺之要药；炒酸枣仁养心益肝安神；乌贼骨收敛止血，止痛；生薏苡仁健脾利水渗湿；荜澄茄行气止痛；莱菔子消食除胀，降气化痰；紫苏子降气化痰，止咳平喘；白芥子温肺化痰，理气散结，通络止痛；胆南星清热化痰；黄连清热燥湿，泻火解毒；鸡内金消食健胃。

二十二、左肺中心性肺癌

李某，男，74岁，1998年10月29日初诊。

主诉：左肺中心性肺癌8个月。

现病史：1998年2月因咳嗽、气短，在西安交通大学医学院第二附属医院做支气管镜示左肺中心性肺癌，病理可见核异质细胞，经化疗5次，放疗21次。复查CT片，较治疗前略有好转。现症：不咳，气短减轻，易感冒，纳食尚可，二便正常，舌质淡红，苔红腻，脉沉细无力。

诊断：中医：肺积。证属：脾肺气虚。

西医：左肺中心性肺癌。

治法：益气健脾，扶正培本。

处方：枳朴六君子汤加味：枳壳12g，厚朴12g，太子参12g，炒白术15g，茯苓30g，橘红10g，半夏10g，甘草10g，僵蚕10g，浙贝母15g，黄芪60g，女贞子10g，龙葵30g，乌梢蛇10g，蜈蚣2条，土鳖虫10g。12剂，每日1剂，水煎服。

药后平稳，无明显不适，守方随证化裁，坚持服用1年半后，家属告知，其父仍然存活。

按语： 本病多发生在中年以后，年迈体衰，因慢性肺系疾病，肺气耗损而不足，以致肺、脾、肾俱伤。肺气、肺阴俱损，是本病的发病基础，所谓"邪之所凑，其气必虚"。癌肿侵肺，痰凝毒聚，刺激气道，肺宣发肃降失常，则发咳嗽；肾主纳气，以维持呼吸深度，肺气久虚，久病及肾，导致肾不纳气，出现气喘；久病伤及正气，故抵抗力下降，易感冒。谢老采用扶正培本的治法。处方：枳朴六君子汤加味。厚朴燥湿健脾，行气化湿，和胃调气；枳壳消积导滞，行气除胀；六君子汤健脾益气燥湿化痰；乌梢蛇、土鳖虫、蜈蚣等虫类药物活血化瘀，通络止痛；

女贞子滋补肾阴；黄芪补中益气；浙贝母清热化痰，开郁散结；僵蚕化痰散结止痛。证治相合，故能收效。

【经验小结】

肺癌又称原发性支气管肺癌，由正气内虚、邪毒外侵引起。是以痰浊内聚，气滞血瘀，蕴结于肺，以致肺失宣发与肃降为基本病机，以咳嗽、咯血、胸痛、发热、气急为主要临床表现的一种恶性疾病。

肺癌是由于正气虚损，阴阳失调，邪毒乘虚入肺，邪滞于肺，导致肺脏功能失调，肺气敛郁，宣降失司，气机不利，血行瘀滞，津液失于输布，津聚为痰，痰凝气滞，瘀阻络脉，于是瘀毒胶结，日久形成肺部积块。因此，肺癌是因虚而得病，因虚而致实，是一种全身属虚，局部属实的疾病。肺癌的虚以阴虚、气阴两虚为多见，实则不外乎气滞、血瘀、痰凝、毒聚之病理变化。其病位在肺，但因肝主疏泄，脾主运化水湿，肾主水之蒸化，故与肝、脾、肾关系密切。

谢老认为肺癌的发生部位在肺脏，但此病的发生亦与肝、脾、肾、三焦等脏腑关系密切。肺阴亏虚，气阴两虚，外邪乘虚而入，邪滞不去，气机失畅，气滞血瘀痰阻，久积而为此病。肺脾肾亏虚为本，气滞血瘀为标，故治宜滋养肺阴治本，活血化瘀祛痰通络治标，兼顾补益脾肾。治本常用一贯煎扶正固本。治标多加黄芩、浙贝母、龙葵清热解毒，蜈蚣、僵蚕、土鳖虫、全蝎等活血化瘀，通经活络。

肺癌治疗有三条原则、四个环节。

三条原则是：第一：审证求因。每个肺癌病人的病理机制是不同的，在疾病各阶段中的脏腑气血失调表现也是不同的，所以必须通过审证辨证来掌握病机和病因，即辨清病人的阴阳、表里、寒热、虚实的属性，然后根据肺癌的病因、发病机制以及病人气血、脏腑、经络的失调表现，经综合分析后做出病人证型的辨证。这就是中医所说的"治病必求其本"。

第二：辨证与辨病相结合。根据西医学研究，每一种肿瘤疾病都有它的生物学特性、大致相同的发生发展规律、有其形态学变化的共同病理生理、生化改变的共同规律。但每个人都有个体差异，如年龄、性别、生长环境、体质状况、精神状态、肿瘤部位和大小等。明白了辨病和辨证，然后才可以正确地处方用药。

第三：扶正治疗与祛邪治疗。扶正，就是使用扶助正气的药物和治疗方法，配合营养和功能锻炼，增强体质，调摄精神，提高机体的抗病能力，达到战胜疾病、恢复健康的目的。这种治疗方法临床上主要适用于正气虚弱的肿瘤病人。祛邪，就是使用抗癌消瘤的药物和治疗方法，祛除病邪，消灭和缩小肿瘤，减少或消除复发转移，达到邪去正复的目的。在治疗中，应该把扶正与祛邪有机地结合起来，根据病人的病情和临床表现，结合西医学多种治疗手段，才能收到较好的治疗效果。

四个环节是：第一是消瘤体。谢老所治疗的病例，这一步骤有的由西医手术切除了病灶。还有一部分病例未施行手术，瘤体仍在。因此，消除肿瘤是治疗的重点，是第一位要务。提醒手术者应用消除瘤体的方药，中医也有所作为，即使是已经做过手术的患者，服用抗癌中药，也能起到"除恶务尽"，防止反弹的作用。第二是消解癌痛。癌症到了晚期，或转移、扩散后，容易出现疼痛的症状，有的甚至是剧烈的疼痛。抗癌中药具有良好的镇痛效果，有的病人可以在短期内见效。因为它是在杀灭癌细胞、消瘤体的基础上止痛的，因此具有高效性和彻底性。第三是治血，活血，或者止血。肺癌晚期有的出现咯血，有的出现瘀血，需针对病情对症治疗。第四是培补正气，诸如补益气血，顾护胃气，健脾滋肝诸法。纵观谢老所治疗的22例患者，大致贯彻了此理念和治疗方法，并取得了良好的效果。

谢远明用药特色

谢老所治疗的22例患者中，第1、2、3、4、6、8、9、11、12、13、16、17、18、19、20、21，共计16例，以一贯煎加味组方治疗。一贯煎出自清代魏玉璜《续名医类案·心胃痛门》，由北沙参、麦冬、当归身、生地黄、枸杞子、川楝子组成。功能养阴润肺，滋肾柔肝。主治肺虚不能生水，肾虚不足涵木，肝失疏泄条达，肝气横逆犯胃，而致胁肋攻痛，胸腹胀满，咽喉干燥，吞酸口苦，疝气瘕聚，舌红无苔，脉象细数或虚弦等症。

观"方中地黄、杞子滋水，以育肝体；沙参、麦冬养金，以制肝用；当归辛香善走，补血活血；川楝子泄肝通络，调达气机。全方总以肾为肝母，滋水即能生木，以柔其刚悍之性；肺能克肝而本主制节，养金所以制木，以平其逆动作乱"。（俞大祥《江苏中医杂志》1981年第6期）药简效宏，较清代高鼓峰"滋水清肝饮"（六味地黄汤加当归、芍药、柴胡、酸枣仁、栀子），更胜一筹。

第5、7、10、14、15、22，共计6例，应用枳朴六君子汤加味组方治疗。谢老所用的这两个方剂，贯彻了一个理念，即"见肺之病，知肺传肝，当先实肝"之意。肺癌之为病，特别是手术之后，加上化疗之热毒损伤机体，以致伤阴耗气，气虚推动无力，则血运不畅，而致血瘀，肺阴亏虚，无以润肺，则燥热生。肝肾同源，通过滋养肝肾，而达到实先天之本，扶正固本，使标实去，正气复的目的，从而也使患者的症状得到有效的改善，提高了患者的生存质量。当然，此二方在运用中，各有不同证候及相应的加减变化，应针对病情，灵活运用。

【学堂笔记】

肺癌属于中医学的"肺积""息贲""肺疽""肺痈""肺痿""胸痛"等范畴，《难经·五十六难》说："肺之积名曰息贲……令人洒淅寒热，喘咳，发肺痈。"《济生论》云："息贲之状……喘息奔溢，是为肺积……其病气逆，背痛少气，喜忘目瞑，腹寒皮中时痛，或如虱喙，或如针刺。"《黄帝内经》《难经》对类似于肺癌的症状有过详细的描述，《素问·咳论》曰："肺咳之状，咳而喘，息有音，甚则唾血。"《脉要精微论》说："肺脉搏坚而长，当病唾血。"《景岳全书》："劳嗽声哑，声不出或喘息气促者，引肺脏败也，必死。"《金匮要略》曰："饮后水流于胁下，咳唾引痛，谓之悬饮。""喘逆倚息，短气不得卧，其形如肿，谓之支饮。"后世认为这两者包括了"胸腔积液"。

中医学认为其发病病因为正气虚损，脏腑阴阳失调，外邪乘虚袭肺，积于胸中，宣降失司，脾失健运，肺气郁闭，气机不利，络脉受阻，血行凝滞，脾虚湿蕴则凝而为痰，气滞、血瘀、痰凝、热毒相互胶结于肺，日久成积块而发为本病。《内经》云："正气存内，邪不可干。""邪之所凑，其气必虚。""阳气者，若天与日，失其所则折寿而不彰。"《灵枢·百病始生》云："积之始生，得寒乃生，厥乃成积矣。"《活人机要》云："壮人无积，虚人则有之。"《医宗必读》云："积之成也，正气不足，而后邪气踞之。"《素问·举痛论》说："悲则心系急，肺布叶举，而上焦不通……"《杂病源流犀烛·积聚癥瘕痃癖源流》指出："邪积胸中，阻塞气道，气不宣通，为痰为食为血，皆得与正相搏，邪既胜，正不得而制之，遂结成形而有块。"阴阳失和，气血津液的失运，产生痰瘀等病理性产物，反过来，这些病理产物又影响到气血津液的运行，久而久之，则形成本虚标实的病机，痰瘀胶结日久而成积，即为现代肺癌形成的病理基础。

肺癌是中西医学共同的疾病名称，西医学对肺癌按组织学分类，分为鳞状上皮细胞癌、小细胞癌、腺癌、大细胞癌等，其中以鳞状上皮细胞癌多见。由于肿瘤部位的不同，临床常分为中央型肺癌和周围型肺癌，以中央型肺癌常见，还有原发性支气管肺癌、肺部其他原发性恶性肿瘤、肺转移性肿瘤等。迄今为止，肺癌的病因尚未完全明了。但根据患者的起病经过及临床表现，可知本病的发生与正气盛衰和邪毒入侵有比较密切的关系。

原发性支气管肺癌起源于支气管黏膜或腺体，简称肺癌。根据世界卫生组织2003年公布的资料显示，肺癌的发病率和死亡率均居全球癌症首位。卫生部《2006年城乡居民主要死亡原因》显示，我国肺癌发病率已高达61.4/10万，预计到2015年，我国将成为肺癌高发国。我国肺癌发病率高于全球平均增长速度，且城市高于农村，上海、北京、天津以及沿海几个较大城市的病死率最高，其发病年龄在40岁以后迅速上升，70岁达高峰，且男女两性发病比率有缩小趋势。由此可见，肺癌已成为人类因肿瘤致死的首位病因。

肺癌的病因和发病机制尚未完全清楚，研究表明与吸烟、大气污染、职业因素、饮食、遗传因素、基因改变等因素有关。大量的研究资料表明，吸烟特别是吸纸烟，是肺癌死亡率进行性增加的首要原因。严格设计的回顾性和前瞻性调查结果表明，与不吸烟者比较，吸烟者发生肺癌的危险性平均高 9~10 倍，重度吸烟者至少可达 10~25 倍。吸烟量与肺癌之间存在着明显的量—效关系，开始吸烟的年龄越小，吸烟时间越长，吸烟量越大，肺癌的发病率和死亡率越高。被动吸烟或环境吸烟也是肺癌的发病原因之一，其风险增加 20%~30%。大气污染与肺癌的死亡率有关，提示大气污染在肺癌发病中有重要影响。美国、英国城市居民的肺癌死亡率均高于乡村，而且随城市化的程度而升高。中国重工业城市的肺癌死亡率也高于轻工业城市。石棉是世界公认的致癌物质，可能是人类肺癌中最常见的职业因素。接触石棉的工人中，肺癌、胸膜和腹膜间皮瘤的发病率平均较高，潜伏期可达 20 年或更久。较少食用含胡萝卜素的蔬菜和水果，肺癌发生的危险性升高。虽然肺癌没有明显的孟德尔遗传模式，但其许多特征提示可能与家族相关，肺癌患者的一级亲属患肺癌或其他肿瘤的危险性增加 2~3 倍，且其发生可能与吸烟并不相关。肺癌细胞有许多基因损害，包括显性癌基因的激活和抑癌基因或隐性癌基因的失活。某些肺疾病与肺癌发病有关，慢性支气管炎患者较无此病者肺癌发病率高 1 倍，此外病毒和真菌感染，土壤中硒和锌含量的降低也可能与肺癌发生有关。

　　肺癌以咳嗽、痰中带血、胸闷气短、胸痛、低热等为主要临床表现。根据肿瘤的不同部位可分为中央型和周围型肺癌，临床上主要分为小细胞肺癌和非小细胞肺癌。肺癌的发生部位为中央型肺癌多发生在主支气管靠近肺门的部位，周围型肺癌多发生在肺段支气管以下部位，且右肺多于左肺，上叶多于下叶。患者常有刺激性干咳，少数表现为高调金属音性咳嗽或刺激性呛咳，肿瘤向管腔内生长时可有间歇性或持续性痰血，表面糜烂严重侵蚀大血管时可出现咳血，但少见大咳血者。肿瘤向支气管内生长并引起部分阻塞时，可有呼吸困难、喘息，偶尔表现为哮鸣，听诊可发现局限或单侧哮鸣音。气道阻塞还可以引起阻塞性肺炎和肺不张。近半数患者可有模糊或难以描述的胸痛或钝痛，可为炎症波及部分胸膜或胸壁引起，也可为肿瘤侵犯所致。约 5% 的患者表现为声音嘶哑和上腔静脉阻塞综合征，声音嘶哑是由于肿瘤或转移性癌性淋巴结肿大压迫喉返神经引起，多见于左侧。上腔静脉阻塞综合征表现为头面部和上半身淤血水肿，颈部肿胀，颈静脉怒张，患者常主诉领口进行性变紧，前胸壁可见到扩张的静脉侧支循环。约 10% 的患者有不同程度的胸水，通常提示肺淋巴回流受阻或肿瘤转移累及胸膜。1% 的患者表现为吞咽困难，是由于肿瘤转移至食管旁的淋巴结造成食管部分阻塞引起。

乳 腺 癌

一、右侧乳腺癌术后

张某，女，78 岁，退休。2005 年 4 月 20 日初诊。

主诉：右胁下不舒 1 月余。

现病史：1997 年因乳腺癌在第四军医大学西京医院做手术切除，同时发现丙肝合并肝硬化、2 型糖尿病合并脑梗死。现每日皮下注射胰岛素，口服肌苷片、脑复康等。现症：右胁下不舒，口干喜饮，纳差，视物模糊，夜寐尚可，舌质暗红，少苔，脉细数。

诊断：中医：胁痛。证属：肝肾阴虚，瘀血内阻。

       西医：①右侧乳腺癌术后；②丙肝合并肝硬化；③2 型糖尿病；④脑梗死。

治法：滋补肝肾，活血祛瘀。

处方：一贯煎加味：麦冬 30g，生地黄 24g，沙参 30g，当归 10g，川楝子 10g，枸杞子 15g，丹参 30g，决明子 30g，川芎 15g，赤芍 15g，水蛭 10g，石菖蒲 15g，郁金 12g，葛根 30g。10 剂，每日 1 剂，水煎服。

2005 年 5 月 8 日次诊：服药后病情好转，肝区不舒较前减轻，仍有口干喜饮，纳差，双目视物模糊，夜寐可，舌质暗红，少苔，脉细数。处方：上方加沙苑子 15g。12 剂，每日 1 剂，水煎服。

2005 年 5 月 26 日三诊：服药后病情好转，肝区不舒较前减轻，仍有口干喜饮，纳差，双目视物模糊略有好转，夜寐可，二便调，舌质暗红，少苔，脉细数。处方：上方加黄芪 30g，菊花 10g。12 剂，每日 1 剂，水煎服。

2005 年 6 月 10 日四诊：服药后病情明显好转，乏力明显减轻，口干喜饮，纳食不佳，双目视物不清，夜寐可，舌质暗红，苔白，脉细数。处方：上方加太子参 30g，沙参 10g。12 剂，每日 1 剂，水煎服。

2 年后随访，病人仍健在。

按语： 本例为高龄老人，数病并存，体质虚弱，属肝肾阴虚之重者。冲任为气血之海，肝肾不足，冲任失调，则气血亏虚运行不畅，气虚气滞血凝，阻于乳络而发为本病。患者口干喜饮，双目视物模糊，舌质红暗，少苔，脉细数，一派肝阴虚之象，此证，应该应用滋养肝阴之品，通过滋阴柔肝，使肝气条达通畅。故谢老用一贯煎作为基础方，滋阴疏肝，再加入丹参、川芎、赤芍、郁金、水蛭等活血化瘀之品，以决明子清热明目，石菖蒲宣通气机，葛根解肌生津。次诊、三诊、四诊随证加减，取得较好疗效。

二、乳腺癌广泛转移

柴某，女，71岁，干部。2004年3月23日初诊。

主诉：乳腺癌化疗术后1年。

现病史：患者于2003年出现右侧乳腺包块，包块穿刺示乳腺癌。即放疗24次，化疗4次。1个月后又放疗25次，化疗5次。现症：右侧乳腺又发现包块伴阵发性气喘。1个月前右侧胸腔透视未见特殊情况。右胸腔双叩诊呈清音。纳食、精神均尚可，舌质暗红，苔黄，脉弦细。

诊断：中医：乳岩。证属：气虚内陷，经脉瘀阻。

西医：乳腺癌广泛转移。

治法：益气养血，扶正培补；软坚散结，通经活络。

处方：黄芪内托散加味：黄芪30g，当归10g，金银花30g，没药10g，皂角刺15g，土鳖虫15g，生牡蛎（先煎）30g，炒穿山甲（先煎）10g，夏枯草30g，乌梢蛇10g，瓜蒌30g，黄连10，荜澄茄10g，远志10g，甘草10g。13剂，每日1剂，水煎服。

2004年4月13日次诊：抽胸水400mL，现症：上肢肿胀，疼痛时作，气短胸闷，纳食少，二便调，舌质暗红，苔黄腻，脉弦略数。处方：上方加露蜂房10g，鹿角霜10g。12剂，每日1剂，水煎服。

2004年4月20日三诊：病史同前，各症状减轻。仍咳嗽，咳白色泡沫样痰，动则加重，腹胀便溏，舌质暗红，苔黄腻，脉数。处方：上方加车前子30g，葶苈子10g，大枣3枚。10剂，每日1剂，水煎服。

2004年4月17日四诊：仍感气短、胸闷，背部疼痛减轻，双下肢轻微水肿，纳食减少，二便调。处方：枳朴六君子汤加僵蚕10g，浙贝母15g，大腹皮12g，葶苈子10g，生薏苡仁30g，冬瓜仁30g，大枣3枚。12剂，每日1剂，水煎服。

上方连服半年，随证加减隔日1剂，再用半年后随访，生活尚可自理。

按语： 本例做放疗、化疗多次，治疗的同时，难免损伤人体正气，扰乱机体的功能。肿瘤患者本来患病日久，体羸气弱，其细胞免疫功能较正常人低下，气血不足，脏腑功能失调，放化疗后更是耗精伤血，气阴大伤，给虚弱不堪的患者带来新的麻烦和痛苦。故予以黄芪内托散加味，以益气养血，培补正气以鼓邪外出，酌加土鳖虫、炒穿山甲、生牡蛎、乌梢蛇等血肉有情之品软坚散结，通经活络；夏枯草清泄肝火，散结；瓜蒌理气宽胸，清热。次诊上肢肿胀偶有疼痛，加露蜂房以散结止痛，鹿角霜以补精血。三诊加葶苈子、车前子、大枣泻肺利水，渗湿祛痰。四诊以枳朴六君子汤加减健脾益气，改善中焦虚弱状态，增强脾胃对饮食物及水液的吸收、输布作用，促进人体气血生化和补充因患病日久而耗损的气血，再辅以诸多利水渗湿之药，以利湿消肿。中医认为乳腺癌是一种局部病变在乳房的全身性疾病，局部属实，全身属虚，病机与肝肾、脾胃关系比较密切，所以临床治疗时，应注意扶正与祛邪相结合，标本兼治，化痰散结兼顾，养肝滋阴，益气健脾，充分调整机体阴阳、气血、脏腑、经络功能的平衡，以调动机体内在的免疫机制，防止或阻断疾病复发和转移。

三、右侧乳腺癌术后

章某，女，58岁，教师。2004年5月27日初诊。

主诉：右侧乳腺癌术后2年余。

现病史：2002年7月发现右侧乳房包块，在西安交通大学医学院第一附属医院做病理检查确诊为乳腺癌，随即做手术切除，术后做6次化疗，最后1次化疗在2002年4月。现症：胸腹酸困，右上肢肿胀疼痛，五心烦热，纳可，乏力，舌质暗红，苔白腻，脉沉细。

诊断：中医：乳岩。证属：肝郁气滞，冲任失调。

西医：右侧乳腺癌术后。

治法：扶正固本。

处方：一贯煎加味：麦冬40g，生地黄30g，沙参30g，当归10g，川楝子10g，枸杞子15g，黄芪60g，女贞子30g，僵蚕10g，浙贝母15g，枳壳15g，生薏苡仁30g，白术15g，白芍15g，桑白皮30g，桂枝15g，鹿角胶10g。12剂，每日1剂，水煎服。

2004年6月21日次诊：腰膝酸困明显减轻，右上肢肿胀疼痛，动则疼甚，仍五心烦热。处方：上方加葶苈子12g，郁金12g。12剂，每日1剂，水煎服。

2004年7月19日三诊：病史同前，仍口干，心慌。处方：上方加青蒿30g，鳖甲30g。10剂，每日1剂，水煎服。

2004年8月16日四诊：右上肢肿胀疼痛缓减，其余症状如上。处方：上方加五味子10g，麦冬30g，炒酸枣仁30g。12剂，每日1剂，水煎服。

服药后症减，改用丸剂，连服2年，家属告知已能做家务。

按语： 肝郁气滞可导致冲任失调，冲任失调则气血运行不畅，气滞血瘀，阻滞于乳络则乳房结块疼痛。肝郁化火，阴虚阳亢，则五心烦热，右上肢肿胀疼痛为乳腺癌淋巴转移堵塞不畅的表现。治宜调理冲任，滋补肝肾。

本例为右侧乳腺癌术后2年余，谢老以一贯煎加味治疗。一贯煎滋补肝阴；黄芪补气健脾，脾胃得健，气血生化有源，血海充盈；女贞子滋补肝肾；僵蚕祛风止痛，化瘀散结；浙贝母清热化痰，开郁散结；枳壳理气消积，化痰除痞；白芍柔肝养血；白术补气健脾，燥湿利水；桑白皮利水消肿，泻肺；桂枝温通经脉，助阳化气；鹿角胶补肝肾，益精血；郁金活血行气止痛，清心解郁，凉血；葶苈子泻肺行水消肿；青蒿清透虚热，凉血除蒸；鳖甲滋阴潜阳，软坚散结；五味子敛肺滋肾，生津，宁心安神；麦冬益胃生津，清心除烦；炒酸枣仁养心益肝安神。

四、乳腺癌术后

洪某，女，69 岁，职工。1999 年 2 月初诊。

主诉：胸胁胀满 10 天。

现病史：患者于 1996 年发现右乳外上方有一个 3cm×5cm 肿块，质硬，在第四军医大学西京医院诊断为乳腺癌，行右乳癌手术，术后做放化疗 3 次，毒副作用大，患者出现恶心，呕吐，脱发，及白细胞减少的症状，西京医院建议患者改服中药治疗，故来我院就诊。

现症：患者胸胁胀满，情绪抑郁，易烦躁，时叹息，口苦咽干，胃纳欠佳，精神可，舌暗红，苔黄腻，脉弦数。查体示右腋下淋巴结肿大。

诊断：中医：乳岩。证属：本虚标实，肝郁气滞，痰瘀阻络。

      西医：乳腺癌术后。

治法：扶正培本，疏肝解郁，化痰散结。

处方：参芪地黄汤加味：人参 15g，黄芪 30g，熟地黄 24g，山茱萸 12g，山药 12g，泽泻 9g，茯苓 9g，牡丹皮 9g，黄连 10g，荜澄茄 15g，女贞子 30g，炒酸枣仁 30g，山慈菇 12g，土贝母 15g。12 剂，每日 1 剂，水煎服。嘱其忌食生冷、油腻之品。

1999 年 8 月 2 日次诊：病人连服半年余，服药后病情稳定，纳食睡眠均可，情绪好转，舌质暗紫，苔黄腻，脉弦滑。处方：参芪地黄汤加乌梢蛇 10g，蜈蚣 2 条，土鳖虫 10g，女贞子 30g，忍冬藤 30g，夏枯草 30g。12 剂，每日 1 剂，水煎服，继续巩固疗效，以期控制病情。

按语： 谢老对乳腺癌在临床中推崇并擅长运用"行（益）气化痰"和"活血化瘀"治法。他认为乳腺癌与胃、肝的关系十分密切。《内经》云："女子乳房属胃，乳头属肝。"肝胃二经失调，郁久化热，有形之痰与无形之气相互交织，积久成核，兼以肝肾不足，冲任又失其调节，气运失常，气滞血瘀，阻于乳络而发病。肝肾同源，在治疗方面，谢老以六味地黄汤培补先天之本，同时强调要始终固护脾胃，脾胃乃气血生化之源，只有正气充足，方能抗邪。故用人参、黄芪补脾益气，利水渗湿；黄连、荜澄茄寒温并举，燥湿清热，理气和胃。中焦健运使气血生化之源得复，足与病邪抗争。再配土鳖虫、乌梢蛇、蜈蚣破血逐瘀，通络散结，消散肿块。又因患者平日情绪抑郁，烦躁易怒，日久肝气郁结，故配夏枯草疏肝解郁，配女贞子滋补肝肾。共奏扶正培本、疏肝解郁、软坚散结之功效，通过中药扶助正气，调理气机，使正气恢复，达到扶正祛邪的目的。

五、左侧乳腺癌

张某，女，74岁，职工。2004年7月初诊。

主诉：左侧乳房包块5天。

现病史：患者于2004年7月因发现左侧乳房包块，大小为4cm×6cm，质地坚硬，与皮肤粘连，曾做钼靶检查，提示左乳有炎性包块。病理切片检查后，确诊为左侧乳腺癌。现症：乳房肿块，质硬不痛，表面凹凸不平，边界不清，伴胁痛，颜面红赤，头晕目眩，耳鸣，关节痛，午后潮热，消瘦，纳可，眠差，小便量少。查体示腋下淋巴结肿大，患侧胸壁皮肤广泛触痛。舌红，苔黄腻，脉弦细而数。

诊断：中医：乳岩。证属：脾虚肝郁，瘀热互结。

西医：左乳腺癌。

治法：理气健脾，扶正培本，逐瘀散结。

处方：枳朴六君子汤加味：枳壳15g，厚朴18g，党参30g，姜半夏15g，陈皮10g，白术15g，茯苓30g，乌梢蛇10g，蜈蚣2条，土鳖虫10g，炒穿山甲10g，土贝母10g，生牡蛎10g，鹿角霜30g，黄芪60g，女贞子30g，夏枯草30g。12剂，每日1剂，水煎服。嘱其忌食生冷、油腻之品。

2004年9月4日二诊：上药连服两月，病情已稳定。现症：失眠，夜尿频繁，舌红苔黄。处方：黄芪内托散加味：黄芪60g，当归10g，金银花30g，没药10g，皂角刺15g，乌梢蛇10g，蜈蚣2条，土鳖虫10g，炒穿山甲10g，土贝母10g，生牡蛎30g，鹿角霜30g，女贞子30g，夏枯草30g，半枝莲30g，甘草10g。12剂，每日1剂，水煎服。

2004年11月6日三诊：服上药病情已稳定，现症：失眠有所好转，小便可，舌红苔黄。继服用原方12剂，每日1剂，水煎服。

1年后随访，患者健在。

按语：患者头晕目眩，耳鸣，胁痛，面赤颜红，午后潮热，月经失调，消瘦，舌红，苔黄腻，脉弦细而数，一派虚象。故予以扶正固本法，以理气扶正治其本，逐瘀散结治其标，以枳朴六君子汤为基础方，连用两月，病情稳定。同时选用黄芪内托散托毒散痛。重用黄芪、女贞子益气养阴，扶正化瘤。配土鳖虫、乌梢蛇、蜈蚣、炒穿山甲、土贝母、生牡蛎破血逐瘀，通络散结。以鹿角霜等血肉有情之品滋补肝肾，补肾填精。经治疗缓解了患者症状，延长了患者的生存期。

六、右乳腺癌术后

张某，女，42岁，干部。1998年5月初诊。

主诉：乳房肿块灼痛7天。

现病史：患者2个月前无意中发现右乳有一包块，在西安市中心医院诊断为乳腺癌，并行手术，术后未配合化疗。

现症：乳房肿块坚硬灼痛，皮色青紫晦暗，边缘不清，周围固定，推之不动。伴头晕失眠，心慌，汗多，面色黧黑，月经不调，有瘀块，夜寐可，二便调，舌质暗红，苔黄，脉细涩。

诊断：中医：乳岩，癥病。证属：气滞血瘀，心脾两虚。

西医：右侧乳腺癌术后。

治法：化瘀安神，消积破结。

处方：琥珀10g，炒酸枣仁30g，柏子仁10g，石菖蒲10g，远志6g。白芍15g，黄柏10g，柴胡15g，茯苓30g，白术10g，黄芪60g，女贞子30g，大枣3枚，小麦30g。12剂，每日1剂，水煎服。

1998年9月24日次诊：上方连服120剂后，诸症减轻，精神好转，便溏，1日2~3次，呈稀糊状，伴头晕心烦，手足心热。处方：血府逐瘀汤加味：生地黄10g，当归10g，赤芍10g，川芎10g，桃仁10g，红花10g，桔梗10g，柴胡10g，枳壳10g，牛膝10g，丹参30g，黄芪60g，女贞子30g，小麦30g，山药30g，白扁豆15g，大枣3枚。6剂，每日1剂，水煎服。以善其后。

随访至今，病人生活仍能自理。

按语：本例乳腺癌患者，术后未配合化疗，症见乳房肿块坚硬灼痛，皮色青紫晦暗，边缘不清，部位固定不移，伴头晕失眠，心慌，汗多，面色黧黑，月经不调，有瘀块，舌质暗红，脉细涩，气血瘀滞使然。故以活血化瘀，消积破结，扶正固本为法，以血府逐瘀汤为基础方。黄芪配女贞子，名贞芪散，功以益气养阴；又重用黄芪、白术、党参健脾益气扶正固本；配以琥珀、炒酸枣仁、柏子仁、石菖蒲、远志、小麦养血安神；加丹参、川芎、赤芍、当归、生地黄共奏活血祛瘀、养血和血、散结止痛之效。现代研究表明：活血化瘀药可使癌细胞不易在血循环中停留，聚集或种植，从而减少转移发生；同时还可以改善微循环，增强血管通透性，改善实体瘤的局部缺氧状态，提高放疗或化疗的敏感性，可以使更多的致敏淋巴细胞达到肿瘤部位发挥其抗癌作用。

七、左侧乳腺癌广泛转移

梁某，女，71 岁，上海市人。2000 年 4 月初诊。

主诉：乳腺癌 1 年。

现病史：1999 年 4 月发现左侧乳腺包块，在新加坡某医院经穿刺诊断为炎性乳腺癌，放疗 24 次，化疗 4 次，回国放疗 25 次，化疗 5 次。现症：阵发性气喘，纳食减少，头晕目眩，口苦，胁痛，午后潮热，盗汗，消瘦，眠差，小便量少。查体示左侧乳房发现包块，约 2.1cm×1.8cm 大小，质硬，压痛（++），推之不移。抽胸水 600mL，呈清亮液体，未做病理检查。舌质紫暗，苔黄腻，脉弦细。

诊断：中医：乳岩。证属：气虚痰聚，湿瘀互结，热毒壅盛。

西医：左侧乳腺癌广泛转移。

治法：益气活血，化瘀散结，清热解毒。

处方：黄芪内托散加味：黄芪 60g，金银花 30g，皂角刺 15g，当归 10g，没药 10g，土贝母 15g，生牡蛎 30g，炒穿山甲 10g，夏枯草 30g，乌梢蛇 10g，瓜蒌皮 30g，黄连 10g，荜澄茄 15g，甘草 10g。12 剂，每日 1 剂，水煎服。嘱其忌食生冷、油腻之品。

2000 年 4 月 13 日次诊：抽胸水 400mL，右上肢肿胀，背痛，气短，胸闷有所减轻，纳食减少，二便正常，舌质紫暗，苔黄腻，脉弦滑略数。处方：上方加露蜂房 10g，鹿角霜 10g。12 剂。每日 1 剂，水煎服。嘱其忌食生冷、油腻之品。

2000 年 5 月 26 日三诊：上方连服 36 剂后乳房包块缩小，压痛（-），背痛及胸闷气短消失，右上肢轻度肿胀，纳食明显增加，舌质略暗，苔腻微黄，脉弦滑。处方：上方去夏枯草、土贝母，加鸡内金^{（研末冲服）}10g，白术 15g，茯苓 30g，嘱其每日 1 剂，连服半年。

2010 年 3 月 10 日随访，患者情况良好。

按语：谢老以黄芪内托散为基础方，本方用于治疗疮疡日久，气血两虚，寒邪凝滞，不散不溃之症。故方首用黄芪，《珍珠囊》曰："黄芪甘温纯阳，其用有五：补诸虚不足，一也；益元气，二也；壮脾胃，三也；去肌热，四也；排脓止痛，活血去血，内托阴疽，为疮家圣药，五也。"配金银花、土贝母清热解毒；没药活血化瘀；炒穿山甲、生牡蛎散结透脓；当归活血养血。诸药合用，共奏补益气血、托毒外透之功。以土鳖虫、乌梢蛇、蜈蚣等虫类药破血逐瘀，通络散结；配连翘、蒲公英以加强金银花清热解毒，凉血降火，祛邪抗癌之效。患者经过 2 个月时间治疗，连服 36 剂后，乳房包块缩小，背痛及胸闷气短消失，纳食明显增加，患者痛苦缓解。

八、乳腺癌

延某，女，25岁，职工。2000年3月10日初诊。

主诉：双侧乳腺胀痛2月余。

现病史：6年前曾患乳腺增生，2个月来双侧乳房疼痛，经用各种常规治疗无效，即赴第四军医大学西京医院就诊，钼靶射线提示双乳腺炎性包块。经病理检查后，诊断为乳腺癌。化疗12次，放疗3个疗程。病情略缓解。2个月来因家事生气后双侧乳腺疼痛，伴头晕，胸胁胀满，心悸，失眠，纳差，小便黄，腋下淋巴结肿大，舌质暗红，苔薄白，脉弦数。

诊断：中医：乳岩。证属：痰瘀互结。

西医：乳腺癌。

治法：化瘀利湿，软坚散结。

处方：仙方活命饮加味：金银花30g，当归尾10g，陈皮10g，赤芍15g，乳香10g，没药10g，穿山甲10g，天花粉10g，皂角刺15g，浙贝母15g，防风10g，白芷15g，甘草10g，土贝母15g，山慈菇10g，夏枯草30g。12剂，每日1剂，水煎服。嘱其忌食生冷、油腻之品。

2000年10月9日复诊：服药后月经来时两乳房胀痛减轻，纳差，眠差易醒，便溏，日3~4次，小便正常，舌质暗红，苔白，脉弦细。处方：仙方活命饮加青皮15g。12剂，每日1剂，水煎服。嘱其忌食生冷、油腻之品。

2000年10月23日三诊：服药12剂后疼痛减轻，肿块无变化，月经正常，末次来潮10月5日。纳食明显增加，睡眠较前有所改善，大小便可，舌质暗红，苔微白，脉弦细。处方：逍遥散加露蜂房10g，鹿角霜10g，土贝母15g，炒穿山甲10g，生牡蛎30g，青皮15g，夏枯草30g。12剂，每日1剂，水煎服。嘱其忌食生冷、油腻之品。

1年后随访，患者无特殊不适，体质恢复正常。

按语： 仙方活命饮出自《校注妇人良方》，前人称其为"疮疡之圣药，外科之首方"，具有清热解毒、消肿溃坚、活血止痛等功能，适用于阳证而体实的各类疮疡肿毒。若用之得当，则"脓未成者即消，已成者即溃"。方中金银花性味甘寒，最善清热解毒疗疮，前人谓之"疮疡圣药"。配以天花粉、甘草，与疏风散邪之防风、白芷，使蕴结热毒从外消散。又以当归尾、赤芍、乳香、没药、陈皮行气活血通络，消肿止痛。佐以浙贝母散结化痰；穿山甲、皂角刺通行经络，透脓溃坚，可使脓成即溃。另加山慈菇、土贝母、夏枯草清热解毒，散结消肿，以增解毒清热、溃坚散结之力。后以逍遥散加鹿角霜、露蜂房、生牡蛎、青皮、穿山甲等以疏肝解郁，散结消肿。经过半年治疗，乳房胀痛减轻，纳食明显增加，睡眠较前有所改善，提高了患者的生存质量。

九、左侧乳腺癌术后

周某，女，64岁，西安市。2012年9月24日初诊。

主诉：乳腺癌术后14年。

现病史：14年前因查体发现左侧乳腺有一包块，诊断为左侧乳腺癌，术后化疗2次，因白细胞降低而停止。13年前右侧乳腺发现肿瘤再次进行手术，术后出现呃逆，心前区时有疼痛，心慌、气短，对症处理后可以缓解。现症：入睡困难，舌体疼痛，咽干、口苦，反酸，纳食尚可，大便隔日一行，小便正常。舌质略暗微红，苔少，脉弦细。

诊断：中医：乳岩。证属：肝郁气滞，痰热阻络。

西医：左侧乳腺癌术后。

治法：疏肝解郁，清热化瘀。

处方：一贯煎合丹栀逍遥散加味：生地黄24g，沙参30g，麦冬30g，枸杞子15g，川楝子10g，当归10g，栀子10g，牡丹皮10g，芍药30g，柴胡15g，茯苓30g，白术15g，薄荷10g，鹿角霜10g，蜂房10g，郁金15g，香附12g，炒酸枣仁30g，川芎15g，知母12g，炙甘草10g。4剂，每日1剂，水煎服。

2012年9月28日次诊：服药后舌体疼痛减轻，睡眠改善。现症见：气短、乏力，口干不欲饮，纳食欠佳，大便不成形，日行2次，舌质红，苔少，脉弦细。处方：上方加青葙子10g，党参30g。10剂，每日1剂，水煎服。

2012年10月29日三诊：守方服用半月，病情稳定。

用上方随证化裁，隔日1剂，巩固治疗半年，病人无明显不适。

按语：本例为乳腺癌术后，化疗后患者出现诸多不适。患者平素心情不畅，肝性喜条达，长期抑郁致肝气郁滞化热，进一步伤及阴液，则咽干口苦；母病及子，肝木伤及心火，君主之官损之，则心神不安，睡眠困难。舌为心之苗，心火上炎者，进而致舌体疼痛；肝木克及脾土，则反酸。五脏相生相克，谢老用一贯煎为主合以丹栀逍遥散，以疏肝养阴健脾为主，顾及心神，加酸枣仁、知母清虚热，宁心神，酸枣仁入心肝之经，性平味酸、甘，酸甘可化阴，以养肝阴；川芎性温味辛，辛温可发散，行血中之气滞，酸收辛散，相反相成；香附疏肝解郁，为妇科调经之主药，气病之总司；《本草备要》言郁金："行气，解郁，泄血，破瘀，凉心热，散肝瘀，治妇人经脉逆行。"蜂房能攻毒杀虫，攻坚破积；鹿角霜取其性温味咸，温补助阳，软坚散结。一诊后病人诸症均好转，二诊因久病耗气，出现气短乏力，纳食差，脾土进一步受损，以上方进一步疏散肝木之克伐太过，加青葙子之苦微寒，以泄肝热；加党参补中益气，《本草从新》曰"党参，中气微虚，用以调补，甚为平安"。

【经验小结】

第一：辨证施治与辨病用药。近年来中医在治疗乳腺癌时也吸纳了西医学的模式，故确定了乳腺癌治疗的原则是在辨证治疗的基础上，选用一些具有一定抗癌作用的中药进行辨病用药，实践表明辨证与辨病用药治疗乳腺癌具有较好的疗效。

第二：整体观念。中医治疗乳腺癌，着眼于改善患者生存质量，减轻乳腺癌晚期患者的痛苦。中医有很强的整体观念，往往能从患者全身的特点进行考虑，而不是只局限在癌灶病灶本身。中医治疗乳腺癌侧重调理纠正失调的机体，去除肿瘤的复发因素，减少转移的机会。

第三：采用中医药治疗，尽量减少毒副作用，降低放化疗对机体产生的新破坏。在癌症好转的同时，使体力得到增强，对于身体机能很弱的晚期患者来说，达到改善其症状、减轻痛苦、提高生存质量的目的。

乳腺癌的病位在乳房，病机与肝胆、脾胃关系比较密切。外感邪气或七情内伤，导致气血失调，痰气凝结，阻滞于乳络，日久成核成瘤；冲任失调，气机运行失常，气滞血瘀，阻滞于乳络，日久也成癌。治疗时，谢老注重扶正与祛邪相结合，除痰散结兼顾，养肝滋阴，益气健脾。

乳腺癌的中医治疗，和其他疾病一样需要辨证施治。乳腺癌患者往往会出现本虚标实见症，治疗中以虚者补之，实者泻之为大法。临床常用以毒攻毒法、清热解毒法、活血化瘀法、扶正祛邪法、软坚散结法及化痰祛湿法六大法则，根据患者的具体病情巧妙地选用。

乳腺癌的病变部位在人体胸部体表。在表者因而散之，所以以消散癥结为主线，辅以培补、调解之策，攘外安内者也。

中医中药治疗乳腺癌的理、法、方、药又有了新的进展，即在强调整体治疗的基础上，结合西医学研究，提出了综合治疗的四种治疗模式：祛邪、祛邪扶正、祛邪增效、扶正减毒。

第一：祛邪。是指用中药所产生的抗癌作用达到消灭肿瘤、恢复健康的目的。目前已经有一些抗癌中药获得了国家中药新药的批准证书，如"天仙丸"治疗消化道肿瘤，"康莱特"治疗晚期肝癌和肺癌等。

第二：祛邪扶正。是指运用中医中药扶正解毒的原理，治疗癌肿的方法。国内许多中医学家正在不懈努力，进行此方面的新药研究。

第三：祛邪增效。是指运用中药活血化瘀机理，增强和提高化疗、放疗的抗瘤效果。

第四：扶正减毒。是指运用中药调补气血、调理阴阳的作用，减少放疗、化疗的毒副作用，达到消瘤健身的目的。

谢远明用药特色

①所选方剂，有 3 类情况。第一，有常用方，如疏肝解郁汤、黄芪内托散、血府逐瘀汤、一贯煎、枳朴六君子汤、参芪地黄汤、丹栀逍遥散。第二，有自拟的时方如：病案 6 组方为琥珀 10g，炒酸枣仁 30g，柏子仁 10g，石菖蒲 10g，远志 6g，白芍 15g，黄柏 10g，柴胡 15g，茯苓 30g，白术 10g，黄芪 60g，女贞子 30g，大枣 3 枚，小麦 30g。自创方剂是在临床辨证基础之上进行的，可以随证而动，收放自如。第三，谢老临床中偶尔选用不常用的方剂，如病案 8 方用仙方活命饮。选方不以习惯为是，而是以切中病机为要。

②遣药，补正不留邪，以托邪外出为是。筛选补益诸药如参、芪、苓、术等，没有黏腻弊端；祛邪不伤正，以消散化结为是，如乌梢蛇、蜈蚣、土鳖虫、穿山甲等虫药，用量适中，相当安全。

【学堂笔记】

乳腺癌属于古代中医文献里的"乳石痈""瘰岩""妒乳""乳岩""乳癌"等疾病范畴，隋代巢元方《诸病源候论·妇人杂病诸候·石痈候》记载："石痈之状，乳中积聚成核，微强不甚大，不赤，微痛热……但结核如石，谓之石痈。"

《备急千金要方》卷二十三："妇人女子乳头生小浅热疮，痒搔之黄汁出，浸淫为长，百种治不差者，动经年月名为妒乳。"宋金时就以乳岩命名，《妇人大全良方》记载乳岩："内结小核，或如鳖棋子，不赤不痛，积之岁月渐大，岩崩如熟石榴，或内溃深洞，血水滴沥，此属肝脾郁怒，气血亏损，名曰乳岩，为难疗。"金代窦汉卿《疮疡经验全书》："乳岩，此毒阴极阳衰……捻之内如山岩，故命之。"清代《外科大成》曰："乳岩亦乳中结核，不红热，不肿痛，年月久之，始生疼痛，痛者无已。未溃时，肿如覆碗，形如堆粟，紫黑坚硬，秽气渐生。已溃时，深如岩穴。突如泛莲，痛苦连心，时流臭血，根肿愈坚。斯时也五大俱衰，万无一救。"清代《外科集腋》曰："乳岩……初乳豆大，渐若棋子，年久方痛，痛则无解。日后肿如覆碗，溃后深者若岩，凸如泛莲，其时脏腑俱败，万无一救。"

本病病因病机常见有外感六淫，邪毒蕴结。《诸病源候论·妇人杂病诸候·石痈候》："足阳明之脉，有下于乳者，其经虚，为风寒气客之，则血涩结成痈肿。"病的发生还与情志不畅关系密切，一般多由忧思郁怒，导致肝气郁结而郁久化火，脾失健运则痰湿内停，痰火互凝，聚结成核。《格致余论》言："忧怒抑郁，朝夕积累，脾气消阻，肝区横逆，遂成隐核，如大棋子，不痛不痹，数十年后方疮陷，命曰乳岩，以其疮形凹似岩穴也，不可治矣。"《医学正传》指出，"此症多生于忧郁积忿中年妇女"。另外肥甘厚味也是本病发病的原因之一，肥甘厚味酿生湿热，阻滞于阳明经络，瘀积不去，日久损伤脏腑功能，乳房肿块内生。西医学认为乳腺癌发病的重要原因之一与过量摄取脂肪、热量有关，这点和中医的观点不谋而合。

在中医学文献中，隋代巢元方在《诸病源候论》中说道："乳中积聚成核，微强不甚大，硬若石状。"宋金时期就以乳岩命名。乳腺癌早期多无明显的自觉症状，仅有乳房肿块，随着病情的发展，可出现一系列乳房局部的和全身的症状。乳腺癌的发生与肝脾肾及冲任关系最为密切。

西医学则认为，乳腺癌的发生与雌激素水平有密切关系，雌激素水平高、卵巢功能旺盛者，乳腺癌的发病率明显高于雌激素水平低、卵巢功能低下者。

乳腺癌是威胁妇女健康的最主要的恶性肿瘤，全世界每年约有 120 万妇女发生乳腺癌，有 50 万妇女死于乳腺癌。乳腺癌发病有明显的地区差异，高发地区为北美和欧洲，中国虽然是低发地区，但其发病率正逐年上升，特别是上海、北京、天津及沿海地区是我国乳腺癌高发地区。乳腺癌发病与多种因素有关，发病机制至今尚不清楚。一般认为乳腺癌高危因素包括年龄、乳腺癌家族史、月经初潮早、高龄初产、未经产、闭经晚、身材高、绝经后肥胖、高水平的电离辐射、良性乳腺疾病史等。初潮小于 12 岁，闭经迟于 55 岁，乳腺癌发病危险性增加。身高因素也不容忽视，身高每增加 5cm，乳腺癌危险性约增加 5%。老年女性体重增加 5kg，危险性增加 8%。绝经后激素的替代使用可增加 2% 的发病危险性，年轻女性应用避孕药亦增加发病危险性。近年的研究指出，饮食习惯的改变，尤其是脂肪饮食可以改变内分泌环境，调节或延长雌激素对乳腺上皮细胞的刺激可增加乳腺癌危险性。

乳腺癌早期多无明显的自觉症状，仅有乳房肿块，随着病情的发展，可有一系列乳房局部和全身症状。乳房局部症状主要有：①肿块：无痛性肿块是绝大多数患者的首发症状，初起较小，临床难以触及，以后逐渐增大。一般肿块占绝大多数，大多呈不规则凹凸不平状，边界不甚清楚，质地较硬，部分坚硬如石，部位以外上方多见。②疼痛：乳腺癌早期一般不痛，仅少数患者有疼痛感，晚期则疼痛明显。③皮肤改变：肿瘤早期或部位较深，皮肤正常；肿瘤浅表，侵及皮肤及皮下组织并与之粘连，使皮肤凹陷，形成"酒窝征"、橘皮样改变。④乳房外形出现缺损或形状改变，晚期乳腺癌由于肿瘤的侵犯可造成乳头内缩、固定。⑤少数乳腺癌患者伴有乳头溢液，性质为血性、浆血性、浆液性、乳汁样等，以浆血性为多。乳腺癌早期一般无明显的全身症状，当发生淋巴结转移时，常在同侧腋下及锁骨上、下触及肿大的淋巴结，晚期常出现消瘦、贫血或恶病质。

肝　癌

一、原发性肝细胞肝癌手术后

李某，男，59 岁。2001 年 12 月 30 日初诊。

主诉：肝癌手术后 3 个月。

现病史：自述半年前无明显诱因出现右上腹疼痛不适，呈间歇性钝痛，劳累后感身困乏力，后症状逐渐加重，遂到西安交通大学医学院第一附属医院做上腹部核磁共振检查，提示肝右叶前、后段交界处占位，考虑肝癌可能。即于 2001 年 9 月 25 日在西安交通大学医学院第一附属医院行肝癌楔形切除术，术后冰冻切片病理报告：高分化肝细胞癌。术后未进行化疗，转求谢老中医药治疗。现症：胃脘部胀满，微感恶心，精神尚可，纳呆，大小便调，右上腹无疼痛感。观其面色晦暗，舌质暗红，舌下静脉紫暗迂曲，苔白腻，脉细弦。

诊断：中医：肝积。证属：气虚血瘀。

　　　　西医：原发性肝细胞肝癌。

治法：健脾益气，活血化瘀。

处方：枳朴六君子汤加味：党参 30g，炒白术 15g，茯苓 30g，陈皮 10g，半夏 12g，枳壳 15g，厚朴 15g，甘草 10g，乌梢蛇 12g，蜈蚣 6g，土鳖虫 6g，生薏苡仁 18g，黄芪 30g。12 剂，每日 1 剂，水煎服。

2002 年 1 月 12 日次诊：诉服药 12 剂后，胃脘胀满减轻，恶心症状消失，大小便尚调，但双腿略有肿胀，舌淡暗，苔白腻，脉细弦。处方：前方加大腹皮 12g，牛膝 10g，生姜皮 12g，冬瓜皮 12g。12 剂，每日 1 剂，水煎服。

2002 年 1 月 25 日三诊：服 12 剂后，双腿肿消，精神佳，食纳可，大小便调，无明显不适。

2005 年 10 月四诊：因肝区隐痛，乏力，纳呆，口苦，行上腹部 CT 检查，疑有肝内转移，故行介入治疗 1 次，术后仍坚持在谢老处服中药治疗，处方仍为枳朴六君子汤随证加减。

2006 年 7 月随访，病情稳定，生活自理，能参加适度的劳动。2009 年 11 月随访，停服所有药物，病情稳定。

按语：本例患者肝癌术后，体质瘦弱，脾胃虚弱，脾虚气血化源不足，气为血之帅，气虚行血无力，导致血瘀内停。脾虚气滞，瘀血内停为其病理特点，谢老采用益气健脾，活血化瘀的治疗法则，促进患者机体功能恢复，提高机体免疫力，增强消癌散结能力，取得满意疗效。谢老用枳朴六君子汤先后随证加减。乌梢蛇性走窜，有祛风通络之功；蜈蚣攻毒散结，通络止痛；土鳖虫咸寒入血，攻下积血，有破瘀血、消肿块、通经脉之功；黄芪健脾益气；生薏苡仁健脾渗湿；大腹皮行气导滞，利水消肿；牛膝补肝肾，活血通经，利水；冬瓜皮利尿消肿等。诸药合用，健脾化湿祛瘀，通调水道，而肿自消。证药相符，虽病情复杂，亦能取效，效不更方，随访至今患者尚在。

癌症患者的临床表现多为虚实夹杂，其存活期的长短取决于正气衰败的程度，倘若一味峻攻病邪，不但徒劳无益，反而损伤正气，加速病情恶化，病至极地。正气的维系取决于脾胃之气的强弱，可谓"健一分胃气即增一分生机"。因而癌症患者治疗，健脾益气是大法之一。肝癌的形成，往往与正气不足有关，气虚可以造成血瘀成积。脾胃气虚可致纳呆腹泻，久之则乏力消瘦，土不生金，故气短懒言。瘀血内停，则右胁刺痛，舌有瘀斑或舌下静脉紫暗迂曲。

二、原发性肝癌介入栓塞化疗后

李某，男，43岁，职工。1999年5月8日初诊。

主诉：右胁下胀痛2月余，伴高热3天。

现病史：近2个月来患者右胁下胀痛，用中西医治疗无效。在西安交通大学医学院第一附属医院检查诊断为：原发性肝癌（巨块型）。住院期间采用介入栓塞化疗3次，兼服中药（不详），右胁下胀痛缓解。但患者发热不能缓解，经人介绍来门诊求诊。

现症：寒热往来，自汗出，持续3~4小时，体温39~40℃，午后明显，胃脘痛，纳食差，神疲乏力，未见腹水，双足浮肿，舌质略暗微红，苔黄腻，脉滑数。

诊断：中医：肝积。证属：肝郁脾虚，瘀热互结。

西医：原发性肝癌（巨块型）。

治法：健脾理气，清热化瘀散结。

处方：枳朴六君子汤加味：党参30g，炒白术15g，茯苓30g，陈皮10g，半夏10g，枳壳15g，厚朴15g，甘草10g，黄芪90g，女贞子30g，鳖甲30g，青蒿30g，牡丹皮12g，地骨皮10g，大腹皮10g，酒牛膝30g，苍术30g，黄连10g，荜澄茄15g。6剂，每日1剂，水煎服。

1999年5月15日次诊：家属代述：服上药后汗出及胃脘痛缓解，仍然有发热，体温38~40℃，伴腹痛、腹胀，经静脉滴注人血白蛋白20g后，双足浮肿消失，但精神极差，不思饮食，大便秘结，舌质略暗，苔腻，脉滑数。

处方：①人参白虎汤加味：人参（另煎兑服）10g，生石膏（先煎）60g，知母18g，甘草10g，粳米30g，青蒿30g，鳖甲（先煎）30g，黄芪90g，女贞子30g，6剂。水煎服，1日1剂半，分3次服用。②安宫牛黄丸两盒，1日2丸，分4次，开水送下。

1999年5月19日，家属来告患者高热已退，病情缓解。

继用首诊处方，随证化裁，经治半年，病情明显改善。

按语：本案患者平素性情急躁，肝气久而不疏，横克脾土，使脾胃运化失职，而成肝郁脾虚之证。此证肝木侮土，因脾胃为后天之本，若要纠正脾胃不和状态，须强健脾胃，扶正固本。故选用枳朴六君子汤化裁。方以六君子汤为基础方，加用黄芪补气，女贞子、鳖甲、青蒿、牡丹皮、地骨皮清虚热，酒炙牛膝活血祛瘀、通经止痛，苍术燥湿健脾，黄连、荜澄茄辛开苦降，调理脾胃。服上方后，肝郁之症有所减轻，但仍乏力，纳呆，伴便秘，考虑久热致津气两伤，故予以人参白虎汤清热、益气、生津，佐以青蒿、鳖甲滋阴清热，黄芪补中益气，助以安宫牛黄丸清解高热神昏，而达热退身安之效。本案临证思辨特点，突出表现在重视"脾胃为后天之本"之理论，又考虑急则治标，临证以健脾理气为主，以疏肝、化瘀滋阴清热为辅，以使脾胃功能恢复，从而达到肝气条达，气阴平和。

肝为刚脏，主疏泄、喜条达而恶抑郁。在病理转机上，与脾、肾、胆密切相关。肝癌病变过程中每见肝气郁结、肝胜犯脾而致脾气亏虚，肝郁化火伤阴则肝阴受损，肝肾精血同源，肝阴血亏耗则连及肾水匮乏。肝癌患者发热常表现为不明原因的持续性低热或中等度发热，少数可为高热，具有内伤发热的特点：发热缓慢，病程较长，发热而不恶寒，或感到怯冷但得衣被则减，其热时作时止，或发有定时，多感手足心热。肝癌患者气血亏虚，脾肾脏腑功能失调，瘀毒积聚日久而导致发热，甚者可为高热。

三、肝癌晚期

魏某，女，50岁，干部。2003年9月1日初诊。

主诉：持续性发热两月余。

现病史：2个月前患者持续发热，最高达40℃。现症：肝肿瘤术后半月，自觉腹胀，胸闷气短，食欲不振，少气懒言，寐差，继之高热，大便干燥，小便少，月经2个月未至，无带下，精神差，苔黄腻，脉弦细。

诊断：中医：肝积。证属：气虚发热，中气虚弱。

西医：肝癌晚期。

治法：健脾理气，清热化瘀。

处方：枳朴六君子汤加味：西洋参（另煎兑服）15g，炒白术15g，茯苓30g，橘红

10g，法半夏12g，枳实12g，厚朴15g，甘草10g，黄芪60g，生石膏^{（先煎）}18g，大腹皮12g，苍术15g，牛膝30g，大黄10g，黄连10g，荜澄茄15g，茵陈9g，知母15g，焦栀子10g。12剂，每日1剂，水煎服。

2003年9月11日次诊：家属代述：服药后上腹持续性疼痛，消瘦，纳呆，双肩疼痛。体温持续在36.1~39.1℃，寐差，二便基本正常。处方：上方加罂粟壳15g，延胡索30g，三七10g。21剂，每日1剂，水煎服。

2003年10月10日三诊：病史同前，服药后无特殊不适，仍有上腹疼痛，双肩疼痛消失，纳差，消瘦，体温持续在36.5~38.8℃，寐差，二便基本正常，舌质胖泛暗，苔白腻，脉细弦。处方：上方加百合30g，炒酸枣仁30g。12剂，每日1剂，水煎服。

2003年10月31日四诊：病情基本稳定，服药后夜寐好转，仍有上腹疼痛，纳差，消瘦，乏力，时有身热，二便调，夜寐可，舌质胖，苔白腻，脉细弦。处方：上方加焦三仙各10g。12剂，每日1剂，水煎服。

上方随证化裁，连服3个月后改用散剂，每次6g，再服半年，病人仍生存。

按语：此患者为癌症晚期，证属气虚发热，脾气虚弱。脾虚则精微不能吸收与升散，导致营血内亏而阳气无依。在活动劳累、病久耗气等情况下，则阳气更被耗损而浮越，从而表现为烦热、气喘、汗出、心悸、脉数等症。此非实热所致，而是营亏气乏、阳气浮动的现象，即《内经》所谓"阳气者，烦劳则张"。所以治疗上应当"劳者温之""损者益之"，采用甘温之品，以健脾益气，收敛浮阳。患者脾虚气弱，则运化失司，故见腹胀、胸闷气短、食欲不振、少气懒言；由于脾胃虚弱，不能运化水谷精微化生血液，血不养心，则见寐差；气虚则肠道蠕动缺乏动力，则见大便干燥；由于脾虚不能运化津液，聚而成湿化热，则见苔黄腻。治宜健脾理气。处方：枳朴六君子汤加减。枳朴六君子汤益气健脾祛痰，脾旺湿自消。谢老加大量甘温之品黄芪，黄芪可升可降，阳中之阳也，无毒，专补气。其功用甚多，而其独效者，尤在补血。盖气无形，血则有形。有形不能速生，必得无形之气以生之。生石膏、大黄、黄连清热解毒；牛膝活血祛瘀补肝肾；茵陈清热利水除湿；知母清热泻火，滋阴润燥；栀子清热利湿，凉血解毒，消肿止痛；栀子为清泄三焦火邪及肝胆湿热的常用药；大腹皮行气宽中，利水消肿；荜澄茄温中散寒，行气止痛；苍术燥湿健脾。次诊时患者由于气虚导致气滞血瘀，不通则痛，故见上腹持续性疼痛，并放射至双肩，谢老酌加罂粟壳止痛；延胡索活血行气止痛；三七化瘀止血，活血止痛。三诊患者寐差，加百合清心安神，百合归心经，养心阴，益心气，清心热而安心神；炒酸枣仁味甘，入心肝经，能养心阴，益肝血而有安神之效，为养心安神要药。四诊患者纳呆消瘦，加焦三仙消食导滞，健运脾胃。

四、弥漫型肝癌

黄某，男，46岁，干部。2004年8月10日初诊。

主诉：肝癌术后8个月。

现病史：患者自诉2003年1月13日行肝结节性新生物切除术，病理提示肝癌合并肝硬化，脾大。病理切片示弥漫型肝癌。2003年1月21日肝自发性破裂。2003年7月15日出现吐血，大便柏油色。陕西省人民医院检查示肝右叶有1.1cm×1.1cm结节，脾肿大，对症处理后吐血、便血止。现症：肝区无明显不适，双手颤，手足热，舌尖红，苔根黄厚。

诊断：中医：肝积。证属：脾虚痰阻，兼阴虚血瘀。

西医：弥漫型肝癌。

治法：健脾益气，清热化瘀。

处方：枳朴六君子汤加味：西洋参（另煎兑服）20g，白术15g，茯苓30g，陈皮10g，清半夏12g，枳壳12g，厚朴15g，鳖甲（先煎）30g，青蒿30g，土鳖虫10g，桃仁10g，大黄6g，黄芪30g，大腹皮10g，甘草10g。10剂，每日1剂，水煎服。

2004年9月18日次诊：服上方后，大便1日3~4次，纳食少，腹胀，精神差，晨起口苦，左胁部不舒，隐痛，舌体胖大，苔黄，脉沉细。处方：上方去大黄，加女贞子30g，生薏苡仁30g，肉豆蔻10g，萆薢30g。12剂，每日1剂，水煎服。

2004年10月9日三诊：服上方后纳食增加，大便正常，舌体胖大，有齿痕，苔黄，脉沉细。处方：上方去黄芪、女贞子，加大黄6g，黄连10g，荜澄茄15g。12剂，每日1剂，水煎服。

2004年11月11日四诊：右胁部阵发性隐痛，纳食尚可，服药期间大便1日5次。B超提示肝右叶及右前叶下缘部实质性结节位，脾大与前无变化，肝2度肿大，舌体胖大，质暗红，苔黄厚，脉弦滑。处方：枳朴六君子汤加桃仁10g，鳖甲30g，青蒿30g，土鳖虫10g，大黄10g，黄芪30，大腹皮10g，补骨脂30g，蝉蜕30g。12剂，每日1剂，水煎服。

2004年12月9日五诊：服药后腹泻，每日大便5~6次，乏力，两胁微痛，双目干涩，食少，口干口苦，夜寐可，小便可，舌暗红，苔黄厚，脉弦细。处方：上方加诃子10g。12剂，每日1剂，水煎服。

服药后诸证悉减，嘱其停药，注意饮食，适当锻炼，以期恢复。

按语：肝癌早期缺乏特殊症状，属隐匿性疾病，不易觉察。有时可见上腹部不适，胀痛，食欲不佳，乏力，患者常以为是消化不良，等到症状加重就医时，一般都已经到了中晚期。出血是晚期肝癌患者最常见的急重症之一，临床表现为呕血、便血、衄血。另有癌瘤破裂所致的内出血，局限于肝包膜下，症见突发右下腹剧痛，叩诊肝脏浊音区迅速扩大，若破裂范围较大，血液流入腹腔可引起急腹痛、腹部胀满、腹膜刺激征，伴肠鸣音消失，严重时可致出血性休克而死亡。肝癌血证的病因病机一是肝肾阴虚，虚火迫血妄行；二是肝火犯胃，胃之气血上逆；三是脾气亏虚，失去统血摄血之权。此患者呈现出正虚邪实之象，便溏，纳呆，腹胀，舌体胖大有齿痕，苔黄厚，脉沉细，乃脾虚之症；右胁部不舒，隐痛，乃痰瘀凝结之症。治宜健脾理气，化痰祛瘀。处方仍以枳朴六君子汤加味，枳实、厚朴行气消积，化痰除痞；六君子汤既祛痰又能够益气健脾，"脾旺湿自消"；鳖甲归肝肾经，软坚散结；土鳖虫归心肝脾三经，具有逐瘀、破积、通络的功效；青蒿清退虚热，凉血。根据现代药理研究，青蒿素类药物能增加脾脏的重量，调节巨噬细胞吞噬功能，所以青蒿通过对免疫系统的调节从而具有抗癌作用，故本方中加入30g青蒿以抗肝损害。桃仁破血逐瘀；生薏苡仁清热排脓，健脾渗湿；女贞子滋补肝肾；萆薢祛风除湿；荜澄茄行气止痛；肉豆蔻行气温中；补骨脂温脾补肾；蝉蜕疏散风热；诃子敛肺下气。如此诊治，收效颇佳。

五、低热型肝癌

王某，男，55岁，干部。2005年6月6日初诊。

主诉：夜间低热反复发作两月余。

现病史：患者2年前在西安交通大学医学院第一附属医院诊为肝癌，行介入治疗3次，术后在唐都医院做γ刀治疗12次，患者一般情况好。2个月前开始出现夜间低热，发热时间从夜间1点至5点，体温在37.8℃左右波动，天明即转正常。

现症：口干，纳差，吐泻，乏力，肝区隐痛，舌质胖，苔薄黄，有裂纹，脉弦细。

诊断：中医：肝积。证属：阴虚发热。

西医：肝癌。

治法：滋阴清热。

处方：当归六黄汤加味：黄芪30g，熟地黄15g，生地黄15g，当归15g，黄连10g，黄芩10g，黄柏10g，地骨皮30g，土鳖虫15g，生石膏30g，鳖甲15g，青蒿30g，乌梢蛇10g，蜈蚣2条，知母30g。12剂，每日1剂，水煎服。

2005年6月13日次诊：服药后病情好转，夜间发热时间略缩短，至凌晨3点即消失，呕吐止。又诉纳差口苦，乏力气短，肝区隐痛，泄泻，偶有血丝夹杂，舌质胖，苔薄黄，有裂纹，脉沉细。处方：上方加女贞子30g，生薏苡仁30g，荜澄茄15g，炒麦芽30g。12剂，每日1剂，水煎服。

2005年7月2日三诊：服上方后诸证均明显减轻，守次诊药方继续服用。10个月后随访，患者生活能自理。

按语：患者夜间低热反复发作两月余。由于肝主升、主动、主散的生理特点，肝病多见肝火及肝风等阳亢征象。脾主运化水谷及水湿，脾运健则水谷化而无湿患，脾运失健则水谷不化而湿浊内聚，湿蕴化热，故有阴火发热之证。正如李杲所云："脾胃气虚，则下流于肾，阴火得以乘土位。"此时治宜滋阴除热，适佐除湿清热之品，谢老处以当归六黄汤加味，取得较好疗效。当归六黄汤用治阴虚火旺所致发热盗汗。肾阴亏虚不能上济心火，则心火独亢，致虚火伏藏于阴分，寐则卫气行阴，助长阴分伏火，两阳相加，迫使阴液失守而盗汗；虚火上炎，故见面赤心烦；火耗阴津，乃见口干唇燥；舌有裂纹苔黄，脉细弦皆内热之象。治宜滋阴泻火，固表止汗。方中当归养血增液，血充则心火可制；生地黄、熟地黄入肝肾而滋肾阴。三药合用，使阴血充则水能制火，共为君药。盗汗由于水不济火，火热熏蒸，再用黄芩清上焦火，黄连清中焦火，黄柏泻下焦火，使虚火得降，阴血安宁，不致外走为汗。君臣相合，热清则火不内扰，阴坚则汗不外泄。汗出过多，导致卫虚不固，故倍用黄芪为佐，一以益气实卫以固表，一以固未定之阴，且可合当归、熟地黄益气养血补阴，从本而治。诸药合用，共奏滋阴泻火清热、固表止汗之效。全方6味，以补阴为主，佐以清热泻火之药，阴血安定，发热盗汗自止。

本方的配伍特点：一是养血育阴与泻火彻热并进，标本兼顾，使阴固而水能制火，热清则耗阴无由；二是益气固表与育阴泻火相配，育阴泻火为本，益气固表为标，以使营阴内守，卫外固密，发热盗汗诸症相应而愈。谢老又酌加鳖甲、蜈蚣、乌梢蛇、土鳖虫等血肉有情之品取开结拔毒之效，这些药物大多对癌细胞有直接的细胞解毒作用。地骨皮、青蒿、生石膏清热，知母清热泻火，滋阴润燥。次诊患者纳呆、乏力气短，谢老加炒麦芽健脾开胃；肝区隐痛，泄泻，舌质胖，苔薄黄，有裂纹，脉沉细，加生薏苡仁清热健脾渗湿，荜澄茄温中散寒，行气止痛；炒麦芽消食和中，化滞；女贞子滋补肝肾，本品甘苦性凉，补益兼能清解。

六、肝癌手术后

李某，女，69岁，干部。2001年12月17日初诊。

主诉：肝癌切除后3月余。

现病史：患者3个月前在西安交通大学医学院第一附属医院做MRI检查提示肝右叶前区占位癌。遂行手术切除，术后未行化疗。有乙肝病史15年。现症：胃脘部胀满，微恶心，双下肢浮肿，精神、纳食尚可，舌质暗红，苔白腻，脉弦细。

诊断：中医：肝积。证属：脾气虚损，痰瘀内阻。

西医：肝癌手术后。

治法：理气健脾，化痰祛瘀。

处方：枳朴六君子汤加味：党参30g，炒白术15g，茯苓30g，陈皮10g，半夏12g，枳壳12g，厚朴12g，甘草10g，苍术30g，大腹皮10g，牛膝30g，黄芪60g，土鳖虫10g，乌梢蛇10g，生薏苡仁30g，蜈蚣2条，益母草30g。12剂，每日1剂，水煎服。

2002年1月10日次诊：腹胀减轻，恶心消失，仍见双下肢浮肿，舌质淡红，苔白腻，脉弦细。处方：上方加姜皮12g，冬瓜皮30g。12剂，每日1剂，水煎服。

2002年1月24日三诊：病史同前，纳食增加，恶心消失，双下肢浮肿，舌质暗，苔白，脉弦细。处方：上方加丹参30g，佛手15g。12剂，每日1剂，水煎服。

2002年2月10日四诊：服药后症状无明显减轻，腰椎疼痛，胁下疼痛，双下肢轻微水肿，口苦咽干，声暗，纳可，眠差梦多，早起大便2~3次，便中带血，小便有烧灼感。处方：上方加茯苓60g。12剂，每日1剂，水煎服。

2002年3月5日五诊：做介入治疗1个月。右胁下仍感不舒，胀满，饭后明显，舌暗红，苔白，脉弦细。处方：上方去茯苓、冬瓜皮、姜皮，加女贞子30g，败酱草30g，忍冬藤30g。12剂，每日1剂，水煎服。

2002年4月25日六诊：胃脘部胀满嗳气，纳食正常，二便调，舌质暗，苔白，脉细数。处方：枳朴六君子汤加土鳖虫10g，乌梢蛇10g，生薏苡仁30g，蜈蚣2条，白豆蔻10g，木香10g，槟榔30g，炒三仙各12g，鸡内金15g。12剂，每日1剂，水煎服。

2002年5月16日七诊：服药后腹胀及下肢浮肿减轻，但右胁下仍不适，口苦，盗汗，纳可，大便次数多，日行3次，小便调，舌淡暗，苔白，脉弦。处方：上方加黄芪60g，女贞子30g。12剂，每日1剂，水煎服。

2002年5月30日八诊：服上方后症状减轻，偶尔腹胀，下肢浮肿减轻，口苦，盗汗，头晕，纳可，眠可，二便调，舌淡红，苔略黄，脉弦。处方：上方加大腹皮12g，牛膝30g，苍术15g，藿香10g。12剂，每日1剂，水煎服。

2002年6月12日九诊：服药后症状减轻，仍感疲乏，舌质淡红，苔白，脉弦数。处方：上方加槟榔30g，莱菔子30g。12剂，每日1剂，水煎服。

2002年7月4日十诊：病情稳定，偶感左腹部疼痛。复查B超提示：①肝光点增多，增粗；②肝囊肿。舌质淡红，苔白腻，脉弦细。处方：枳朴六君子汤加黄芪60g，女贞子30g，败酱草30g，土鳖虫10g，乌梢蛇10g，生薏苡仁30g，蜈蚣2条，忍冬藤30g。12剂，每日1剂，水煎服。

2002年8月29日十一诊：病情稳定，双下肢浮肿消失，舌质淡红，苔白腻，脉弦细。处方：上方加麦冬30g，生地黄24g，生石膏15g，知母15g，牛膝15g。12剂，每日1剂，水煎服。

2002年9月19日十二诊：服药后病情稳定，现右胁下时有隐痛，纳可，大便1日1~2次，时干时稀，小便稍黄，入睡难，舌质暗淡，边有齿痕，苔白腻，脉沉细。处方：枳朴六君子汤加黄芪60g，女贞子30g，败酱草30g，土鳖虫10g，乌梢蛇 10g，生薏苡仁 30g，蜈蚣 2 条，忍冬藤 30g，麦冬 30g，生地黄 24g，生石膏 15g，知母 15g，牛膝 15g，桃仁 10g，大黄 6g，延胡索 30g。12 剂，每日 1 剂，水煎服。

2002 年 10 月 17 日十三诊：右胁下胀痛，以手术瘢痕处痛甚，口苦口干，牙痛，纳可，大便干，日行 1 次，舌质淡红，边有齿痕，苔白厚腻，脉弦滑。处方：枳朴六君子汤加土鳖虫 10g，乌梢蛇 10g，生薏苡仁 30g，蜈蚣 2 条，桃仁 10g，大黄 6g，黄芪 60g，女贞子 30g，白豆蔻 10g，杏仁 10g，佩兰 10g，藿香 10g。12 剂，每日 1 剂，水煎服。

2002 年 11 月 7 日十四诊：右胁下疼痛消失，腹部胀满，舌质淡红，边有齿痕，苔白腻，脉弦细。处方：上方加炒麦芽 30g，莱菔子 30g。12 剂，每日 1 剂，水煎服。

2002 年 11 月 28 日十五诊：病情稳定，现右胁下间断隐痛，腹部胀满，肠鸣溏泄，矢气多，纳可，口苦，二便调，舌质淡红，苔白厚腻，脉细滑。处方：上方去桃仁加大腹皮 10g。12 剂，每日 1 剂，水煎服。

2002 年 12 月 19 日十六诊：用上方后病情稳定，现右胁下偶尔隐痛，腹部胀满，矢气多，纳可，二便调，舌质淡红，苔白厚腻，脉沉弦。处方：香砂六君子汤加枳壳 15g，厚朴 15g，土鳖虫 10g，黄芪 30g，乌梢蛇 10g，蜈蚣 2 条，槟榔 30g，莱菔子 30g，延胡索 30g。12 剂，每日 1 剂，水煎服。

2003 年 1 月 9 日十七诊：仍感腹胀，但较以前减轻，有时右胁疼痛，纳可，晨起口苦，咳嗽，咯少量白痰，质黏，二便调，舌质淡红，边有齿痕，苔白腻，脉沉细。近期复查腹部 CT 及胸 X 线片未见异常。处方：上方加黄连 10g，荜澄茄 15g，炒麦芽 30g。12 剂，每日 1 剂，水煎服。

2003 年 1 月 23 日十八诊：有时右胁（尤以手术瘢痕处）隐痛不适，腹胀较前减轻，咳嗽缓解，口苦减轻，纳可，二便调，舌质淡红，苔白厚腻，脉细弦。处方：上方加生薏苡仁 30g。15 剂，每日 1 剂，水煎服。

2003 年 2 月 17 日十九诊：胁痛缓解，有时下肢水肿，口苦减轻，纳可，二便调，舌质淡红，边有齿痕，苔白腻，脉沉细。处方：上方加白豆蔻 10g，佩兰 10g，藿香 10g。12 剂，每日 1 剂，水煎服。

2003 年 3 月 6 日二十诊：咽痛 3~4 天，干咳无痰，余无明显不适。检查：咽部充血明显，双侧扁桃体无肿大，舌质淡红，边有齿痕，苔白，脉沉细。处方：枳朴六君子汤加土鳖虫 10g，乌梢蛇 10g，蜈蚣 2 条，黄连 10g，大黄 6g，黄芪 60g，桃仁 10g，僵蚕 10g，浙贝母 15g，荜澄茄 15g，女贞子 30g，败酱草 30g。12 剂，每日 1 剂，水煎服。

2003 年 3 月 27 日二十一诊：咽痛缓解，咳嗽减轻，无痰，近日胸闷，背痛，心前区阵发性闷痛，舌质淡红，边有齿痕，苔白腻，脉沉细。处方：上方加炒三仙

（炒麦芽、炒山楂、炒神曲）各12g，白芥子15g，龙葵30g。12剂，每日1剂，水煎服。

2003年4月29日二十二诊：近期复查腹部CT，未见复发病灶。自觉心前区阵发性闷痛减轻，腹部无明显不适，纳可，二便调。处方：上方加丹参30g。22剂，每日1服，水煎服。

2003年6月10日二十三诊：病情稳定，无明显不适，舌质淡红，苔干白，脉弦。处方：上方去龙葵、败酱草。22剂，每日1剂，水煎服。

2003年9月6日二十四诊：停药1个月，病情尚平稳，偶感乏力，纳可，二便调，舌质淡红，苔干白，脉弦。处方：上方加女贞子30g。22剂，每日1剂，水煎服。

2003年10月8日二十五诊：近期查肝功能正常，腹部B超未见异常。舌质淡红，苔干白，脉沉细。处方：枳朴六君子汤加土鳖虫10g，乌梢蛇10g，蜈蚣2条，生薏苡仁30g，忍冬藤30g，黄芪60g，女贞子30g，败酱草30g。22剂，每日1剂，水煎服。

为巩固疗效，上方隔日1剂，再服半年，随访病人存活。

按语： 本例为肝右叶前区癌。行手术切除，术后未行化疗。有乙肝病史15年。谢老以枳朴六君子汤加味治疗，目的是补益患者的正气，同时通达经脉，使其荣卫流通，积块自消。方中重用黄芪，黄芪甘、微温，归脾、肺经，有补气升阳、益卫固表、利水消肿、托疮生肌的功效。人外周血淋巴细胞转化实验证明，黄芪水煎剂可以促进正常人和肿瘤病人的淋巴细胞转化率，恶性肿瘤病人淋巴细胞的反应性低于正常人，使用较高的药物剂量方能取得与正常人淋巴细胞相当的促分裂效应，故谢老黄芪用量高达60g。痰是人体内的病理产物，作为病理原因之一，又作用于病体。痰的产生由体虚不能健运所致，并且与肺、肾有密切关系，中医认为肿块的发生、发展与痰湿凝聚关系甚为密切，故有"顽痰生百病"之说，西医学认为肿瘤是人体组织细胞在某种因素刺激下所产生的病理性增生，这种增生的组织细胞结构、水解和代谢与正常组织细胞有所不同，它的生长能力特别旺盛，与整个人体不协调，因而在局部形成肿块。当肿瘤形成之后，由于其可以影响脏腑的气机升降和气血运行，使已经失调的脾肺功能更为失调，由于体内的水湿难化，津液输布受限，痰滞不通，于是产生新的痰凝。痰性无处不行，除了加重原来病变的肿块外，还可流注到全身各个部位，病情演变到一定程度则可以形成另一处的痰核、肿块，也就是西医学所谓的转移灶。谢老再加茯苓、冬瓜皮、大腹皮、生薏苡仁、藿香、佩兰、木香、槟榔、莱菔子等行气利湿之药，以健脾益气化湿祛瘀。中医讲究"因时制宜"，此患者由于处于癌症晚期，迁延日久，正气耗损，不宜过度攻伐，应以补益为主要治疗原则。

【经验小结】

肝癌中医学称为肝积，是我国常见的恶性程度极高的肿瘤之一，其发病来势凶险，存活率极低，是目前各种实体瘤中预后最差的恶性肿瘤，其自然生存仅为2~6个月。肝积，积是有形，固定不移，痛有定处，病多属血分，乃为脏病。所以《难经·五十五难》说："故积者，五脏所生……积者，阴气也，其始发有常处，其痛不离其部，上下有所终始，左右有所穷处。"《金匮要略·五脏风寒积聚病脉证并治》云："积者，脏病也，终不移……"一般来说积病较重，为时较久，积而成块，故难治。谢老诊治的肝癌多为中晚期，又在手术之后，正气已经大为损耗。金元时期《活法机要》一书强调了人体正气亏虚是积聚发病的重要原因，因此扶佐正气是治疗积聚的一个重要原则。李中梓在《医宗必读·积聚》中也提出："积之成也，正气不足而后邪气踞之。"他在治疗上将攻、补两大治法与积聚病程中的初、中、末三期有机地结合起来，云："……末者，病魔经久，邪气侵凌，正气消残，则任受补。"

谢老对肝癌中晚期的辨证治疗，提出三条原则：

辨标本：肝癌是以脏腑气血亏虚为本，气、血、湿、热、瘀、毒互结为标，蕴结于肝，渐成癥积，肝失疏泄为基本病机，以右胁肿硬疼痛，消瘦，食欲不振，乏力，或有黄疸或昏迷等为主要表现的一种恶性疾病。病因为本，证候为标，在疾病的不同阶段，表现出的病症不同，标本可以相互转化，治疗之时标本兼顾。

辨证候：分为脾胃相关症状：消瘦、纳差、食减，恶心、呕吐，便秘、腹泻等；病灶相关症状：胁下包块、黄疸、胁痛、肩背疼痛等。肝癌一病，早在《内经》就有类似记载，历代有肥气、痞气、积气之称，如《难经·五十六难·论五脏积病》载："肝之积名曰肥气，在左胁下，如覆杯，有头足。""脾之积，名曰痞气，在胃脘，覆大如盘，久不愈。令人四肢不收，发黄疸，饮食不为肌肤。"《诸病源候论·积聚病诸候·积聚候》："脾之积，名曰痞气，在胃脘覆大如盘，久不愈，令人四肢不收，发黄疸，饮食不为肌肤……诊得脾积，脉浮大而长，饥则减，饱则见肠，起与谷争，累累如桃李，起见于外，腹满呕泄，肠鸣，四肢重，足胫肿厥，不能卧，是主肌肉损……色黄也。"宋代《圣济总录》云："积气在腹中，久不差，牢固推之不移者……按之其状如杯盘牢结，久不已，令人身瘦而腹大，至死不消。"其所描述的症状与肝癌近似，对肝癌不易早期诊断、临床进展迅速、晚期的恶病质、预后较差等都做了较为细致的观察。在治疗上强调既要掌握辨证用药原则，又须辨病选药，灵活掌握。

辨血瘀与出血：血瘀是肝癌的发病基础，出血是晚期肝癌临床常见证候，早期宜活血化瘀，晚期宜止血化瘀。肝癌病位在肝，但因肝与胆相表里，肝与脾有密切的五行生克制化关系，脾与胃相表里，肝肾同源，故与胆、脾、胃、肾密切相关。

其病性早期以气滞、血瘀、湿热等邪实为主，日久则兼见气血亏虚，阴阳两虚，而成为本虚标实，虚实夹杂之证。其病机演变复杂，由肝脏本脏自病或由他脏病及于肝，使肝失疏泄是病机演变的中心环节。肝失疏泄则气血运行滞涩，可致气滞、血瘀，出现胁痛、肝肿大；肝失疏泄则胆汁分泌、排泄失常，出现黄疸、纳差；肝失疏泄，气机不畅，若影响脾胃之气的升降，则脾胃功能失常，气血生化乏源，而见纳差、乏力、消瘦，水湿失于运化而聚湿生痰，湿郁化热而出现胁痛、肝肿大；肝失疏泄，气血运行不畅，若影响肺、脾、肾通调水道的功能，则水液代谢失常，出现腹胀大、水肿。故肝失疏泄可产生气滞、血瘀、湿热等病理变化，三者相互纠结，蕴结于肝，而表现出肝癌的多种临床表现。日久则肝病及脾、肾，肝不藏血，脾不统血而合并血证；邪毒炽盛，蒙蔽心包而合并昏迷；肝、脾、肾三脏受病而转为鼓胀。肝癌晚期引起出血的情况大致有三种疾病，一是门静脉曲张，二是胆道出血，三是肝道出血。

中医中药主要适用于临床肝硬化明显，而肝癌结节较小并弥漫全肝者。肝功能明显损害的肝癌患者，可先用中医中药改善，以后再用其他方法治疗。对于手术、放射、化学药物等治疗，可用中医中药作为辅助治疗。而对于晚期肝癌，可首选中医中药治疗。中医中药治疗应根据肝癌患者的不同情况，分别采用健脾益气、理气消导、益气养血、活血化瘀、清热解毒、软坚散结等治法。在中西医结合治疗时应注意整体的攻补兼顾。如在肝癌放疗同时予以健脾理气中药可明显延长肝癌患者的生存期。以上就是中医治疗肝癌的原则，医者、患者在选择中医治疗时一定要注意。

谢老总结肝癌的主要病因包括素体虚弱、情志抑郁、饮食不节、感受邪毒等，认为肝癌的产生主要是机体正气虚弱，以致邪毒侵袭，饮食不节，脏腑蓄毒，七情失和，气血乖逆，继而引起气滞、血瘀、痰凝、湿聚、热蕴、毒结，日久不散，而渐生肿瘤。而正虚之中，脾虚最为关键；邪实方面，血瘀最是重要。脾为后天之本，气血生化之源。脾虚化源不足则正气不足，无力抗邪；脾失健运又可以引起气滞湿聚痰阻，日久元气衰微，又可加剧癌肿的进展甚至转移。据此，谢老认为辨治要点是正气虚弱、脏腑蓄毒、七情失和为本；气滞、血瘀、痰凝、湿聚、热蕴、毒结为标。故在治疗时要以治本为主，标本兼治，遵循《内经》"见肝之病，知肝传脾，当先实脾"之旨，拟益气健脾、活血化瘀法。

中晚期肝癌属积聚范畴，其发病与正气虚损密切相关。《内经》云："正气存内，邪不可干。""邪之所凑，其气必虚。"《医宗必读》曰："积之成也，正气不足，而后邪气踞之。"邪即可乘虚而入，阻滞气血水液，成湿成瘀，而成积聚，并且使得气血耗损，使病体陷入恶性循环。中晚期肝癌患者始终呈现一派虚象，故在治疗过程中予以扶正祛邪，标本兼顾。扶正以健脾益气为主，祛邪以活血化瘀为主。谢老认为肝癌发展至中晚期，其病情一般都很复杂，往往表现为肝郁气虚血瘀的征象，而其病变在肝者为瘀血成疾，在脾者是气血不运，两者互为作用，加重病情。瘀血多由气滞所致，血行不畅而凝滞，常随瘀血部位不同而产生不同的病证。肝气郁结，肝失疏泄而不条达，以致肝血瘀积，不通则痛，出现肝区疼痛，痛处固定不移，拒按均为瘀血阻滞之症。脾为后天之本，气血生化之源，五脏六腑皆赖其充实，四肢百骸都以其滋养。气虚血弱，气血运行不畅，瘀血内停，而致肌肤失养，面色黧黑，皮肤粗糙。舌质紫暗、瘀斑，脉细涩均为血瘀之象。诚如李东垣所言："养脾胃即所以安五脏。"故在辨证时以气血为纲，脏腑辨证为目，提纲挈领，即能掌握疾病的实质。治疗时健脾益气，可使脾胃得运，食纳有常，气血化生，正气渐旺而脏腑充养，肝郁自除，血瘀得解。

谢远明用药特色

谢老治疗中晚期肝癌患者主要应用枳朴六君子汤加味方，少数应用当归六黄汤等，取其培土生金、克木制肝之功，为遣方最显著的特点。用药以枳朴六君子汤为主方，临证加味变化有虫类，有草药，有麻醉药。主要是内服药，也有外用药。

枳朴六君子汤具体用法为：党参、茯苓、丹参各30g，白术15g，陈皮、半夏、枳壳、厚朴、乌梢蛇、土鳖虫各10g，甘草6g，蜈蚣2条。

辨证加药：肿块疼痛剧烈者，加全蝎10g，罂粟壳15g。同时用蟾酥、冰片各10g，麝香3g，60%酒精浸泡48小时后外擦局部。腹水者，加牛膝30g，大腹皮10g，猪苓60g。便秘者，加大黄、桃仁各10g。低热者，加青蒿12g，地骨皮10g，银柴胡9g，牡丹皮15g，生地黄18g，鳖甲20g。黄疸者，加茵陈30g，金钱草18g。出血者，加白茅根20g，仙鹤草30g，白及15g，云南白药(冲服)2g。腹胀者，加川朴9g，枳壳12g，大腹皮9g，槟榔12g，莱菔子20g。恶心呕吐者，加法半夏12g，竹茹20g。

顺便提及，罂粟壳常规用量为3~6g。而谢老方中为15g，属超量应用，这在治疗癌症疼痛中是经常见到的，为防止成瘾，慎用之。

【学堂笔记】

在中医学文献中，虽然没有肝癌这一病名，但属中医学"癥瘕""积聚""黄疸""鼓胀""胁痛"等范畴，类似症状和体征的记载十分丰富。《素问·腹中论》谓："有病心腹满，旦食不能暮食，此为何病？对曰：名鼓胀。"《灵枢·水胀》曰："腹胀身皆大，大与肤胀等也，色苍黄，腹筋起，此其候也。"《诸病源候论·黄疸候》谓："黄疸之病，此由酒食过度，脏腑不和，水谷相并，积于脾胃，复为风湿所抟，瘀结不散，热气郁蒸，如食已如饥，全身面目及爪甲小便尽黄，而欲安卧……面色微黄，齿垢黄，爪甲上黄，黄疸也。"《诸病源候论》又云："积聚者，由阴阳不和，脏腑虚弱，受于风邪，抟于腑脏之气所为也。""诊得肝积，脉弦而细，两胁下痛，邪走心下，足胫寒。胁痛引小腹……身无膏泽，喜转筋，爪甲枯黑，春瘥秋剧，色青也。""水饮停滞，积聚成癖，因热气相抟，则郁蒸不散，故胁下满痛，而身发黄，名为癖黄。"《诸病源候论·癥瘕病诸候》曰："癥者，由寒温失节，致腑脏之气虚弱，而食饮不消，聚结在内渐染生长块段，盘牢不移动者，是癥也，言其形状可征验也。若积引岁月，人即柴瘦，腹转大，遂致死。"《诸病源候论》还载："瘤瘕积聚，病因为寒虚不调，饮食不节，阴阳不和，脏腑虚损，并受风邪。当滞而不去成也。"

《圣济总录》言：黄疸若"心间烦闷，腹中有块，痛如虫咬，吐逆喘粗，此是血黄""如齿鼻黑，发直者死"。还谓："积气在腹中，久不瘥，牢固推之不移者，癥也，饮食不节，致脏腑气虚弱，饮食不消，按之其状如杯盘牢结，久不已，令人身瘦而腹大，至死不消。"《医门法律》认为："凡有癥瘕，积块，即是胀病之根，日积月累，腹大如箕翁，是名单腹胀。"《外台秘要》云："病原暴癥者，由脏气虚弱，食生冷之物，脏既本弱，不能消之，结聚成块，卒然而起，其生无渐，名之暴癥也。本由脏弱其癥暴生，至于成病毙人则速。""腹中有物坚如石，痛如刺，昼夜啼呼，不疗之百日死。"

肝癌的病因病机，中医学早有表述，《灵枢·百病始生》曰："积之始生，得寒乃生，厥乃成积。"《难经》中记载："脾之积，名曰痞气，在胃脘，腹大如盘，久不愈，令人四肢不收，发黄疸，饮食不为肌肤。"《难经·五十五难》曰："积者，五脏所生……积者，阴气也。"《医学入门》载："脾积，胃脘稍右，曰痞气，言阳气为湿所困也，令人黄疸倦怠，饮食不为肌肤。"

《医宗必读》亦曰："积之成也，正气不足，而后邪气踞之。""温气不行，凝血蕴里而不散，津液涩渗，著而不去，而积皆成矣。"《诸病源候论》记载："诊得肝积，脉弦而细，两胁下痛，邪走心下，足胫寒，胁下痛引少腹……身无膏泽，喜转筋，爪甲枯黑。"根据经典理论可知，肝癌的病因多由情志怫郁不畅，郁积愤懑不遂，或之饮食不节，膏粱肥腻，烟酒无度，湿热毒结；不洁食物和湿毒侵袭，久而不去；或有六淫从外而入，侵犯中焦；久病体虚，运化无权，湿邪留滞，久聚成毒，毒、瘀、湿、浊胶结而成。

肝癌是指原发于肝细胞或肝内胆管细胞的恶性肿瘤（PHC）。临床以右上腹间断性或持续性钝痛，疼痛放射至右肩或右背部，食后腹胀、恶心呕吐，疲乏无力，发热腹泻为主要症状。初期临床表现隐匿，患者往往无典型的症状表现与体征，晚期主要表现为肝区疼痛，多见于肿瘤巨大，生长迅速或位于被膜下和膈顶部；上腹肿块，可为肿瘤，增大的肝或脾；纳呆、乏力、消瘦、黄疸、腹水等症状。

肝癌就世界范围而言，东南亚和非洲东南部为高发区，而北欧和英美地区发病率低。我国是乙型肝炎大国，也是肝癌大国。每年约有 11 万人死于肝癌，占全球肝癌死亡数的 45%。是常见的十大恶性肿瘤之一，是目前各种实体瘤中预后最差的恶性肿瘤之一，其自然生存期为 2~6 个月。其死亡率在消化系统肿瘤中居第 3 位，仅次于胃癌和食管癌。2002 年全球最新统计：在 62.6 万肝癌患者中，发展中国家占 82%，55% 发生在我国，高居世界各国之首。就全球而言，21 世纪以来，我国肝癌的发病率已由恶性肿瘤的第 4 位升至第 3 位，我国肝癌死亡率占世界的 45%，位次由原来的第 3 位上升为第 2 位。在城市仅次于肺癌，在农村仅次于胃癌。肝癌的高发年龄多为壮年，非洲为 30~40 岁，我国为 40~50 岁，美国为 55~65 岁，肝癌的性别分布上，男性多于女性，男女之比为 3 : 1，一般地区及低发地区则为 1 : 1~2.5 : 1。肝癌发病与乙型肝炎病毒（HBV）、丙型肝炎病毒（HCV）和丁型肝炎病毒（HDV）感染有关。长期酗酒，乙醇的衍生物乙醛在体内形成蛋白质加成物，使酶失活，削弱了 DNA 的修复能力，使氧利用障碍，胶原合成增加，导致酒精性肝硬化，并最终导致 PHC。PHC 的特殊性地区分布，提示了环境因素的重要性，花生、玉米受黄曲霉菌污染产生的黄曲霉素经吸收到肝脏，能引起肝细胞变性、坏死，继而诱发 PHC。水污染、长期口服避孕药亦可增加 PHC 的危险。PHC 还具有明显的家族聚集性和遗传易感性。其他如肝螺旋杆菌感染、机体的免疫状态、理化致癌因素、遗传性毛细血管扩张症、血吸虫病、血色病、遗传性酪氨酸血症、二氧化钍造影剂的应用、雄激素等，也与肝癌的发生有一定关系。

胆 囊 癌

胆囊癌肝转移

赵某，男，61 岁，高级工程师。2000 年 7 月 20 日初诊。

主诉：右胁部胀痛 1 月余。

现病史：患者 1 个月前无明显诱因出现右胁胀痛难忍，于 2000 年 7 月 10 日在西安交通大学医学院第一附属医院行腹部 CT 示胆囊癌肝转移。已失去手术机会。特来找谢老诊治。刻下右胁下疼痛胀满，气短，纳食差，伴胃脘胀满，头重如裹。无口苦、善太息等症状。诊查：面色晦暗，腹部压痛感明显，肝区结节，压痛，舌质暗红，苔少，脉弦细。

诊断：中医：胁痛。证属：脾虚气滞，热瘀互结。

西医：胆囊癌肝转移。

治法：理气健脾，化瘀清热，通络止痛。

方药：枳朴六君子汤加味：枳壳 15g，厚朴 18g，党参 30g，白术 15g，茯苓 30g，陈皮 10g，甘草 10g，延胡索 30g，黄连 15g，荜澄茄 15g，土鳖虫 10g，蜈蚣 2 条，乌梢蛇 10g，大黄 6g。12 剂，每日 1 剂，水煎服。

2000 年 8 月 28 日次诊：服药后疼痛减轻，食纳略增，现症见：活动时，右胁下连及右腹股沟、腹背部不时疼痛，面色较前好转，腹部压痛感仍明显，肝区有结节、压痛，舌质暗红，苔少，脉弦细。处方：上方加茵陈 30g，栀子 10g，黄柏 10g。12 剂，每日 1 剂，水煎服。

2000 年 9 月 25 日三诊：服药后症状减轻，纳食略增，但右胁下疼痛，活动时明显。查体同前，舌质暗红，苔微黄，脉弦细。处方：上方加川楝子 15g，槟榔 30g。12 剂，每日 1 剂，水煎服。

2000 年 10 月 9 日四诊：右胁疼痛明显减轻，胃胀明显，纳食及二便均正常，舌红，苔腻，脉弦滑。处方：枳朴六君子汤加黄连 15g，荜澄茄 15g，槟榔 30g，大黄 6g，延胡索 15g，香附 12g。12 剂，每日 1 剂，水煎服。

2000 年 12 月 10 日五诊：连服 60 剂后，右胁疼痛消失，胃脘偶感胀，纳食基本正常，精神好，二便正常。

为巩固疗效，上方改用丸剂，每丸 9g，每次 1 丸，早晚分服，嘱其服用 1 年。后家属告知，患者健在。

按语： 胆囊癌是指来源于胆管系统上皮组织的恶性肿瘤，包括肝内胆管癌和肝外胆管癌，肝内胆管癌一般认为是原发性肝癌的一种病理类型，因此，胆管癌仅指原发于左右肝管汇合部至肝胰壶腹括约肌上缘的肝外胆管的恶性肿瘤。

本例为胆囊癌肝转移，已经失去手术机会，右胁下疼痛胀满，气短，纳食差，伴胃脘胀满，头重如裹。无口苦，善太息。治以止痛通络，理气健脾，化瘀清热，方选枳朴六君子汤加味。谢老宗"六腑以通为用"之论，在治疗胆囊癌时不管该病处何阶段，始终贯彻通腑利湿为其基本法则，临床用药喜以大黄、茵陈、虎杖、郁金、莱菔子、厚朴、沉香等通腑降逆，利湿退黄，开启塞闭，用之临床收效甚佳。谢老治疗晚期胆囊癌的经验是"胆病以肝求之，先通过辨证论治控制痛、胀、疸、热，随即回归健脾和胃，坚持微调平衡，达到人癌和平共处，最终抑瘤消积"。治疗之中还始终不忘"肝肾同源""知肝传脾"，时时顾护先后天。中医认为本病病因，主要与肝郁气滞、饮食不节、脾胃虚寒以及外感寒湿有关。其病理主要是肝胆气滞，湿热蕴阻，日久肝火与湿邪蕴积于内，血瘀气壅，痹阻不通，终致胆道形成肿块。

谢老认为凡气血郁积胆腑，湿热瘀结中焦，必影响肝的疏泄和胆的中清、通降功能。肝木与脾土常相互影响，肝郁脾虚气滞，瘀热互结胆经，郁滞成积，积久克土，必损及后天之本，使脾失健运，胃失和降，故晚期胆囊癌内在失衡的"关键点"在于中焦。当解决由肝而发的首要痛苦后，要把精力集中在调理中焦上。只有微微调控后天脾胃之枢纽，以后天促先天，调气以调瘀，同时力避滋腻伤中、攻伐伤正，通过调动机体自身的免疫、康复功能控制病情发展才能延长生存期、提高生活质量，最终达到抗癌转移的目的。

【经验小结】

胆囊癌病在胆囊，病机则与肝、脾、胃关系极为密切，临床诊治，常以疏肝利胆，健脾和胃为治法。

中医对胆囊癌的治疗分为辨证论治、单方验方治疗及针刺治疗几种方法。目前中医治疗胆囊癌大部分是在手术治疗之后用药，或配合化疗一起进行。但也有因患者身体状况不能承受手术，或因不愿接受手术而仅用中药治疗的报道。中医认为本病的病因病机可由外感湿热、内伤忧怒、嗜肥酗酒等因素引起。①感受湿邪，外感湿热，内客于胆，肝胆疏泄失职，胆气郁结不畅，胆液不得下泄，以致湿热不能排除，从而蕴结成毒，日久生成癌。②内伤忧愁、忧怒太过，内伤肝胆，肝胆疏泄失职，胆气郁而不行，肝血瘀滞不散，日久结成癌。③嗜肥酗酒、偏食肥腻之食，经常过量饮酒，肥则滞阳生热，酒能伤阴化热，热邪蕴遏成毒，热毒内攻于胆，胆毒结聚不散，从而生成癌。

谢远明用药特色

患者素体虚弱，后天不足，脾胃虚弱不能运化水谷精微，导致气虚，气为血之帅，气虚不能行血，同时脾虚不能运化水湿，久则痰湿、瘀血互结。故谢老用枳朴六君子汤理气健脾，扶正培本，此为扶正。加用乌梢蛇、蜈蚣、土鳖虫之品，化痰通络，攻毒散结；大黄通腑泄热，黄连清热解毒此为泻实。之后宗此法度，药味随证而施。次诊谢老加用茵陈、栀子、黄柏直泻肝胆湿热、利胆退黄。三诊再加川楝子行气止痛，通利小便；槟榔消积，下气行水。四诊患者胃胀明显，枳朴六君子汤加延胡索活血祛瘀，行气止痛；香附行气解郁止痛。

【学堂笔记】

历代中医典籍中没有胆囊癌的病名，但类似本病的症状却有丰富的记载，散见于"黄疸""胁痛""腹痛""结胸""积聚"等论述中。如《灵枢·胀论》说："胆胀者，胁下胀痛，口中苦，善太息。""肝胀者，胁下满而痛引上腹。"《难经·五十五难》记载："故积者，五脏所生……阴气也，其始发有常处，其痛不离其部，上下有所始终，左右有所穷处。"所描述的"积"证的临床症状与胆道癌肿的发病特征颇为一致。又如《伤寒论·辨太阳病脉证并治下》描述"结胸"证时指出"膈内疼痛，拒按，气短，心下部坚硬胀满，身发黄"等，上述描述与胆囊癌的临床表现颇为相似。《诸病源候论·癥瘕》谓："癥瘕者，皆由寒温不调，饮食不化，与脏器相抟结所生也。"《诸病源候论·腹痛病诸候》谓："腹痛者，因腑脏虚，寒冷之气，客于肠胃募原之间，结聚不散，正气与邪气交争相击故痛。"提示胆囊癌亦可表现为"腹痛"症。

《景岳全书·积聚》言："积聚之病，凡饮食、血气、风寒之属皆能致之。"指出感受外邪与饮食不节加之脏腑虚损为发生于腹部各种恶性肿瘤（积聚）的病因病机。《景岳全书·黄疸》提出了"胆黄"病名，认为"胆伤则胆气败，而胆液泄，故为此证"，初步认识到黄疸的发生与胆液有关，并指出："阳黄证多以脾湿不流，郁热所致，必须清火邪，利小水，清则溺自清，溺清则黄自退。"《圣济总录·黄疸门》说："大多因酒食过度，水谷相并，积于脾胃，复为风湿所抟，热气郁蒸，所以发为黄疸。"《类证治裁·黄疸》说："阴黄系脾脏寒湿不运，与胆液浸淫，外渍肌肉，则发而为黄。"《张氏医通·杂门》指出："有瘀血发黄，大便必黑，腹胁有块或胀，脉沉或弦，大便不利，脉稍实而不甚弱者，桃核承气汤，下尽黑物则退。"说明湿热、寒湿以及瘀血等是导致黄疸的主要病因病机。在预后转归方面，《医宗金鉴》认为"疸过十日而反剧，色若烟熏目暗青"为黄疸死证。

七情内伤日久，肝气郁结不解，饮食不节乃引发胆囊癌的主要病因。与胆囊癌发病密切相关的主要脏腑为肝、胆、脾、胃。肝主疏泄，胆为中清之府，肝胆互为表里，胆汁源于肝、贮于胆囊，排出后可助消化，以通为顺，若七情内伤日久，肝气郁结不解，胆汁瘀积，不通则痛，右胁下遂发胀痛或绞痛。气滞日久则发生血瘀，积结于胆而发生癌肿。若肝气郁结日久化火，或饮食失节，脾胃受损，寒湿不化，日久则湿热蕴结肝胆，多以黄疸多见。湿热阻滞中焦，脾胃失和则有食欲减退，恶心呕吐等。脾主升清运化，胃主降受纳。脾喜燥恶湿，胃喜润恶燥。如果饮食失常，寒湿不适，损伤脾胃，或肝气乘脾，日久亦将导致脾胃虚弱，则寒湿内阻于中焦，胆汁通降势必受阻。胆汁郁积日久，不通则痛，右胁下胀痛或绞痛。

胆囊癌是发生于胆囊上皮的恶性肿瘤，占胆囊恶性肿瘤的首位，临床症状以右上腹疼痛、黄疸为主，伴食欲减退、乏力、恶心等。其发病隐匿、症状不典型，加之伴有胆石症、胆囊炎，常常被医患忽视，就诊时多属中晚期，西医治疗以手术切除为主，但由于就诊时大多有局部浸润和远处转移，因此失去了手术机会，并且对放化疗不敏感，故中医治疗本病具有很大优势。

本病与饮食、细菌感染，寄生虫、胆囊乳头状瘤有一定关系。其机制是结石或异物对胆囊黏膜的慢性刺激可能导致黏膜上皮细胞突变而恶变，胆囊结石往往伴有慢性胆囊炎，长期慢性炎症可引起癌变。

组织学上胆囊癌可分为腺癌、鳞癌、黏液癌、未分化癌、色素癌，75%~90%

为腺癌，10% 为未分化癌，5% 为鳞状细胞癌。恶性程度较高，有生长快和转移早的特点。西医对胆囊癌采取以手术为主的综合疗法，外科治疗以手术根治切除为主，术后多采用化疗，或放射治疗及免疫疗法。

胆囊癌占恶性肿瘤的 0.76%~1.2%，占胆囊手术的 2%，居消化道癌肿第 7 位，高发年龄为 50~70 岁，以 50 岁以上的中老年人多见，女性患者是男性患者的 3 倍，值得注意的是，本病的发病率有逐年增高的趋势。胆囊癌的确切病因不详，其危险因素有胆囊结石和胆囊炎、胆囊息肉、胆总管囊肿和胰胆管会合异常。还有其他因素，比如环境中的致癌物质、雌激素、伤寒携带者、瓷性胆囊、胆囊造瘘术后等。胆囊癌病理组织学分为腺癌（70%~90%）、鳞癌（约 10%），肉瘤极为罕见。本病恶性程度高，生长迅速，易发生早期转移。由于胆囊与肝脏及肝外胆管紧密相连，胆囊壁有较丰富的淋巴管，故癌灶常侵犯肝脏。

肝转移是胆囊癌最常见的转移方式，发生率为 65%~90%。上腹胀痛是胆囊癌患者最常见的主诉，多为持续性胀痛，可伴有向右肩背部放射疼痛或原有胆石症、胆囊炎的间断性胀痛加重并变为持续性。患者往往伴有消化道症状，表现为纳差、恶心、厌油等，部分有呕吐，小部分患者可有腹泻等。上腹部包块为肿大的胆囊、肝脏或脾脏。肿瘤累及毗邻脏器可出现相应的症状，受累最多的脏器是肝脏。患者还有恶液质，表现为消瘦、乏力、倦怠，部分病人可有发热或者高热。黄疸是胆囊癌的常见体征，多为阻塞性黄疸，进行性加重，占 33.3%，可伴有皮肤瘙痒等相应的症状。其他还表现为腹水、腹壁静脉曲张、皮肤出血点和浅表淋巴结转移等。

胰 腺 癌

一、胰腺癌 1

李某，男，69 岁，退休，籍贯陕西长安县。2004 年 6 月 10 日初诊。

主诉：盗汗 4 月余。

现病史：患者 4 个月前始每晚出盗汗，乏力，少气懒言，纳呆，食少，头晕目眩，二便少。曾在西安交通大学医学院第一附属医院诊为胰腺癌。查舌质红，苔黄腻，脉弦。

诊断：中医：盗汗。证属：脾虚肝郁，热瘀蕴结。

西医：胰腺癌。

治法：扶正培本，清热化瘀。

处方：枳朴六君子汤加味：枳实 12g，厚朴 18g，党参 30g，法半夏 12g，陈皮 10g，茯苓 30g，白术 15g，甘草 10g，茵陈 30g，黄柏 10g，栀子 10g，大黄 6g，乌梢蛇 10g，蜈蚣 2 条，土鳖虫 10g，女贞子 30g，炒三仙（炒麦芽、炒山楂、炒神曲）各 12g。12 剂，每日 1 剂，水煎服。

2004 年 6 月 20 日次诊：服药无不适，神疲乏力，右胁下隐痛，痛引后背，纳食少，二便调，舌红，苔白根厚。处方：上方加生薏苡仁 30g，延胡索 30g。12 剂，每日 1 剂，水煎服。

2004 年 8 月 2 日三诊：服药后腹胁隐痛明显好转，现头晕眼花，神疲乏力，纳食少，恶风怕冷，二便调，舌质暗红，苔黄根厚。查肿瘤系列：SF > 220mg/mL。处方：上方加白芍 15g，桂枝 15g，葛根 30g。12 剂，每日 1 剂，水煎服。

2004 年 8 月 12 日四诊：腹痛减轻，乏力，头晕眼花，纳食少，二便调。处方：上方去大黄、黄柏、栀子，加荜澄茄 15g，黄连 10g，当归 10g。12 剂，每日 1 剂，水煎服。

2004 年 10 月 14 日五诊：服药后乏力减轻，二便调，头昏头晕，恶风怕冷，舌暗红，苔略黄根厚。处方：黄芪改为 90g，加全蝎 10g。12 剂，每日 1 剂，水煎服。

2005 年 4 月 25 日六诊：头晕，患者服降压药后血压为 146/70mmHg，鼻眼干燥，咽干口干，麻木，双腿困乏无力，恶风怕冷，舌质暗红，苔黄腻，脉弦细。处方：枳朴六君子汤加黄芪 60g，女贞子 30g，黄连 10g，荜澄茄 15g，大黄 6g，黄芩 10g，牡丹皮 10g，僵蚕 10g，桂枝 15g。12 剂，每日 1 剂，水煎服。

2005 年 6 月 20 日七诊：自诉服药后病情平稳，偶有头晕，两胁下刺痛，后背及左腹部疼痛不适，全身乏力，晨起呃逆，乏力少，二便调，左颌下瘰疬较前缩小，舌质暗，苔黄厚腻，脉弦。处方：枳朴六君子汤加黄芪 30g，女贞子 30g，黄连 10g，荜澄茄 15g，白芍 15g，桂枝 15g，姜黄 10g，炒穿山甲 10g，土贝母 15g，生牡蛎 30g，夏枯草 30g，炒麦芽 30g。12 剂，每日 1 剂，水煎服。

2005 年 7 月 4 日八诊：间断发热半个月，最高 38℃，在某私人诊所静脉点滴头孢噻肟钠 2 天。现症：头昏乏力，双胁下疼痛，鼻衄，畏寒，夜尿频，双目干涩，视物不清，血压 150/70mmHg，舌质暗红，苔黄腻，脉弦。处方：枳朴六君子汤加茵陈 30g，栀子 10g，大黄 3g，黄柏 10g，荜澄茄 15g，金银花 30g，生石膏 15g，知母 12g，粳米 30g。12 剂，每日 1 剂，水煎服。

上方随证增减，服用半年，家属告知患者能够生活自理。

按语：盗汗的病因病机是心血不足，阴虚火旺。虚则阳盛，虚热内生，阴气空虚，睡则卫气乘虚陷入阴中，表无护卫，肌表不密，荣中之火独旺于外，蒸热，迫津外泄则汗。醒则气固于表，玄府密闭而汗止。"盗汗主阴虚"的说法，大概起于明代，如明代龚廷贤《寿世保元·汗症》云："盗汗者，寐中汗出，通身如浴，觉来方止，属阴虚，营血之所主也。"明代薛铠在《保婴撮要·盗汗》中也持"盗汗属阴虚"的观点。然而张景岳在《景岳全书·汗症》中说："自汗亦有阴虚，盗汗亦有阳虚也……所以自汗盗汗亦各有阴阳之证，不得谓自汗必属阳虚，盗汗必属阴虚也。"元代朱震亨也曾说过"盗汗属血虚、气虚"。所以盗汗除常见的阴虚以外，还有气虚盗汗、阳虚盗汗、气血两虚盗汗、脾胃气虚盗汗、营卫不和盗汗、邪郁少阳盗汗、外感风寒盗汗、内伤胃热盗汗、湿热交蒸盗汗、湿浊困阻盗汗、肝胆火盛盗汗、脾虚湿阻盗汗、痰湿盗汗、血瘀盗汗、肾元不足盗汗等。

　　肝主疏泄，性喜条达，情志内伤导致肝气不舒，郁而化火可致迫津外泄，形成盗汗；肝木克脾土，必然造成食少纳呆，食少纳呆则化生水谷精微不足以充养机体与清窍，则少气懒言乏力，头昏目眩，舌红脉弦也为肝病之象。谢老治以疏肝健脾，以枳朴六君子汤加味。六君子汤健脾益气化痰；枳实破气消积，化痰除痞；厚朴行气燥湿消积；茵陈清湿热；栀子泻火除烦，清热利湿，凉血解毒；黄柏清热燥湿，泻火解毒，退热除蒸；大黄泻下攻积，清热泻火，活血祛瘀，解毒；乌梢蛇、蜈蚣、土鳖虫活血祛瘀；女贞子滋补肝肾；炒三仙（炒麦芽、炒山楂、炒神曲）健脾开胃。苔白根厚乃脾虚无力运化水液之象。湿聚成痰，阻滞气机，不通则痛，故右胁下隐痛，痛引后背。加生薏苡仁健脾利水渗湿；延胡索行气止痛；白芍养血平肝止痛，敛阴止汗；桂枝温通经脉，助阳化气；葛根解肌退热，生津止渴，升阳止泻；荜澄茄温中散寒，行气止痛；当归养血活血；黄连清热燥湿，泻火解毒；黄芪健脾益气；牡丹皮清热凉血，活血散瘀；僵蚕祛风止痛，化痰散结；姜黄破血行气，通经止痛；治疗痰气互结的瘰疬痰核，用炒穿山甲配伍土贝母、夏枯草化痰消瘰；生牡蛎软坚散结；炒麦芽消食化积。患者高热为邪居阳明，套用白虎汤清热生津，金银花清热解毒，疏散风热。

二、胰头癌

刘某，女，57岁，干部，籍贯陕西西安。2003年5月8日初诊。

主诉：胃脘部胀痛不舒1年余。

现病史：1年前体检时发现胰腺癌，在西京医院做手术时发现胰头与主动脉粘连，无法切除肿瘤，故一直服用汤药治疗，效果好。10天前因情志不畅，心情郁闷，导致病情反复，饭后胃胀明显，呃逆，纳食一般，睡眠少，头晕，大便略干，小便正常。曾有高血压病史10年。测血压165/90mmHg。舌质红，苔薄白，脉弦滑。

诊断：中医：胃痛。证属：脾胃虚弱，气滞痰瘀。

西医：胰头癌。

治法：健脾理气，利湿化痰。

处方：枳朴六君子汤加味：枳实 15g，厚朴 18g，党参 30g，姜半夏 15g，陈皮 10g，茯苓 30g，白术 15g，甘草 10g，茵陈 30g，栀子 10g，木香（后下）10g，砂仁（后下）10g，黄连 10g，荜澄茄 15g，天麻 12g，钩藤 12g。12 剂，每日 1 剂，水煎服。

2003 年 5 月 21 日次诊：服上方后症状减轻，后背仍有冷痛，呃逆消失，头仍轻度不舒，感有头晕，胃脘部阵发性疼痛，纳食少，二便调，睡眠少，舌红，苔白，脉弦细。处方：上方加香附 12g，郁金 12g，乌梢蛇 10g，蜈蚣 2 条，土鳖虫 10g。12 剂，每日 1 剂，水煎服。

2003 年 6 月 23 日三诊：服上方后头晕消失，后背冷痛。症状减轻，胃部不舒未再发作。手术伤口处时有疼痛，纳食可，二便调，睡眠佳，舌质红，苔薄白，脉弦滑。处方：上方加黄柏 10g，忍冬藤 30g。12 剂，每日 1 剂，水煎服。

2003 年 8 月 4 日四诊：右胁疼痛，背部发凉，纳食可，二便调，舌质红，脉弦滑。处方：上方加败酱草 30g。12 剂，每日 1 剂，水煎服。

2003 年 9 月 8 日五诊：服上药后，偶有右胁部疼痛，背部发凉减轻，纳寐可，二便调，舌质红，苔薄白，脉弦滑。处方：上方去天麻、钩藤。12 剂，每日 1 剂，水煎服。

2003 年 10 月 13 日六诊：病情有所减轻，偶有右胁部疼痛，纳食睡眠可，精神佳，二便调，舌红，苔薄白，脉弦细。处方：上方加黄芪 30g。12 剂，每日 1 剂，水煎服。

2003 年 11 月 20 日七诊：服药后病情平稳，仍有右胁部轻度疼痛不舒时作，食后胃脘胀满，纳呆，后背部仍有发凉感，小便时黄赤，大便可，夜寐尚可，舌暗红，苔薄白，脉弦滑。处方：枳朴六君子汤加黄芪 60g，女贞子 30g，生薏苡仁 30g，黄连 10g，荜澄茄 15g，茵陈 30g，乌梢蛇 10g，蜈蚣 2 条，土鳖虫 10g。12 剂，每日 1 剂，水煎服。

2003 年 12 月 11 日八诊：呃逆，腹胀，胃中灼热，腹部有下坠感，大便不爽，尿黄，纳呆，口有异味，舌质淡红，苔白，脉弦滑。处方：上方加槟榔 30g，砂仁（后下）10g，木香（后下）10g。11 剂，每日 1 剂，水煎服。

2003 年 12 月 25 日九诊：纳呆，腹胀，服中药后腹泻，每日 5~6 次，呃逆，胃中不适，饭后尤甚，舌质红，苔黄，脉弦滑。处方：枳朴六君子汤加黄连 10g，荜澄茄 15g，乌贼骨 15g，浙贝母 15g，木瓜 18g，砂仁（后下）10g，檀香 10g，丹参 30g，炒麦芽 30g。12 剂，每日 1 剂，水煎服。

2004 年 1 月 8 日十诊：做 B 超示：①胰头后方低回声包块；②胆囊切除；③肝内胆管扩张。处方：枳朴六君子汤加茵陈 30g，大黄 10g，黄柏 10g，栀子 10g，黄连 10g，荜澄茄 15g，乌梢蛇 10g，蜈蚣 2 条，土鳖虫 10g。12 剂，每日 1 剂，水煎服。

服药后有效，嘱其制丸，每丸 9g，每次 1 丸，早晚各 1 次，温开水助服，以巩固疗效。

按语： 思为脾之志，过度深思远虑，使脾气郁结，胃气不得宣通；情志不舒，抑郁寡欢，情志不畅，使肝脏疏泄不及，致肝气郁结，木失条达，气机不畅，进而影响脾胃升降功能，引起胃失和降。本病病位在胃腑，与肝、脾关系最为密切。由脏腑功能失调所致的胃痛多为慢性，本例患者由于情志内伤而发作，以本虚标实为主。病之初在胃腑，涉及气血，以寒凝、气滞、痰湿为主，继则耗气伤阴，阴阳受损，他脏受累。肝主疏泄，以条达为顺，胃主受纳，以通降为和，情志抑郁，恼怒伤肝，则疏泄失职，横逆犯胃，胃气阻滞，和降失常，则胃脘胀痛；滞气停于胃脘则食欲减退，滞气上行则嗳气呃逆。六君子汤健脾益气化痰；枳实破气消积，化痰除痞；厚朴行气燥湿消积；茵陈清湿热；栀子泻火除烦，清热利湿，凉血解毒；黄连清热燥湿，泻火解毒；荜澄茄温中散寒，行气止痛；木香健脾消食，行气止痛；砂仁化湿开胃，温脾理气；天麻息风止痉，平抑肝阳，祛风通络；钩藤息风止痉，清热平肝。寒凝气滞，导致脉络不通，不通则痛，故加乌梢蛇、蜈蚣、土鳖虫活血化瘀；香附行气解郁止痛；郁金活血行气止痛。又以败酱草祛瘀止痛，槟榔行气利水，檀香散寒止痛，木瓜和胃化湿，浙贝母清热化痰，开郁散结，丹参活血凉血。

三、胰体低分化黏液腺癌

尚某，女，48 岁，干部。1999 年 1 月 10 日初诊。

主诉： 胸腹持续性隐痛 1 年余。

现病史： 1 年前因胸腹隐痛，疑为冠心病，在省级某医院检查被否定，诊断为心神经官能症，服药（不详）无效。其症状反而加重，又求诊于第四军医大学西京医院，经 B 超、磁共振检查后，诊断为胰体癌。即住院手术，因肿瘤扩散粘连而未行切除。病理诊断：胰体低分化腺癌。曾化疗一次，因剧烈呕吐，副反应强烈而未坚持。抱一线希望来我院门诊。现症：右胸腹呈持续性疼痛，时引背痛，伴腹胀痞满，纳呆少食，日仅进食 100~150g，颜面萎黄，极度乏力，小便黄，大便干结、困难，3~5 日 1 次。触及左胁下包块，质硬，压痛（+++），舌质嫩红，苔黄燥，脉弦细略数。

诊断： 中医：伏梁。证属：肝郁气滞，肠燥腑实。

西医：胰体低分化黏液腺癌。

治法： 疏肝理气，通腑泄热，化瘀通络。

处方： 大柴胡汤加味：柴胡 15g，枳实 18g，白芍 60g，半夏 12g，大黄^{（后下）} 10g，黄连 10g，荜澄茄 15g，乌梢蛇 10g，蜈蚣 2 条，土鳖虫 10g，当归 10g，肉苁蓉 30g，番泻叶 10g，姜枣（自备）为引。7 剂，日 1 剂，水煎服。

1999 年 1 月 18 日次诊：服用上药后大便已正常，胸腹持续性痛，脘腹胀满，略减轻，纳食略增 50~100g，余症如前所述。处方：上方去番泻叶加西洋参（另煎兑服）15g，白茅根 30g。12 剂，每日 1 剂，水煎服。

1999 年 2 月 5 日三诊：服用上药后诸证继减，嘱咐其原方继服 21 剂，若有效，原方继续服用。家属电话告知，上方服用 48 剂后，上述症状明显减轻，病情基本得到控制，可在户外活动。

按语： 本病以"通"立法，但绝非单指攻下通利，而是根据寒热虚实不同，施以"实者攻之""热者寒之""滞者通之""积者散之"。"不通而痛"是实证疼痛的病机，气机郁滞，升降失司，故胸腹呈持续性疼痛，时引背痛。气机不畅则腹胀痞满。肝木克脾土则纳呆少食，饮食不进无法化生水谷精微充养机体，则颜面萎黄，乏力。病在气分，气聚则痛而见形，故胁下包块。舌红苔黄燥，脉弦细数均为肝郁化火之象。谢老治以疏肝理气，通腑泄热，化瘀通络。方用大柴胡汤加味。方中重用柴胡为君药。配臣药黄芩和解清热，以除少阳之邪；轻用大黄配枳实以内泻阳明热结，行气消痞，亦为臣药。白芍柔肝缓急止痛，与大黄相配可治腹中实痛，与枳实相伍可以理气和血，以除心下满痛；半夏和胃降逆，配伍大量生姜，以治呕逆不止，共为佐药。大枣与生姜相配，能和营卫而行津液，并调和脾胃，功兼佐使。黄连清热燥湿，泻火解毒；荜澄茄行气止痛；乌梢蛇、蜈蚣、土鳖虫活血逐瘀通络；当归补血活血；肉苁蓉补肾阳，益精血，润肠燥；番泻叶泻下导滞；西洋参补气养阴，清火生津；白茅根清热凉血利尿。患者连续服药，病情基本得到控制。

四、胰头癌肺转移

安某，女，51 岁。2000 年 8 月 10 日初诊。

主诉：左腹痛 5 日。

现病史：左腹痛，引腹背，恶心欲吐，口苦，纳食差，神疲乏力，面色萎黄，舌质暗，苔白腻，脉沉细。

诊断：中医：腹痛。证属：脾肾亏虚，气滞血瘀。

西医：胰头癌肺转移。

治法：健脾益气，滋补肝阴，化瘀通络。

处方：①枳朴六君子汤加味：枳壳 15g，厚朴 18g，西洋参（另煎兑服）20g，姜半夏 15g，橘红 10g，白术 15g，茯苓 30g，甘草 10g，黄芪 60g，女贞子 30g，全蝎 10g，蜈蚣 10g，僵蚕 10g。

②一贯煎加味：麦冬 60g，生地黄 30g，沙参 30g，枸杞子 15g，川楝子 10g，黄芪 60g，女贞子 30g，全蝎、蜈蚣、僵蚕各 10g，大腹皮 12g。各 12 剂，日 1 剂，

水煎服。以上两方交替服用。

上两方交替服用2个月病情缓解。

按语： 外受寒邪或过食生冷，或寒邪直中于腹，使寒凝于腹内，腹中阳气不通，气血不畅络脉被阻，故腹痛；胃气不足，导致水饮内停，胃失和降，则恶心欲吐；脾胃功能受损，则纳呆神疲乏力，面色萎黄；水湿郁而化热，迫胆气上逆，则见口苦；苔白腻为寒湿，脉象沉细为寒湿内阻之象。谢老用枳朴六君子汤和一贯煎加味治疗。枳实破气消积，化痰除痞；厚朴行气燥湿消积；六君子汤健脾益气燥湿化痰；黄芪健脾益气；女贞子滋补肝肾；三虫活血化瘀通络；大腹皮下气宽中，行水消肿。痰湿日久有化热之趋势，故用一贯煎滋补肝阴。两方交替服用，取得较好疗效。

五、胰头高分化癌

王某，男，50岁，干部。2000年1月27日初诊。

主诉：上腹部疼痛3个月。

现病史：3个月前因食油腻食物后，出现上腹部疼痛，当地医院对症治疗无效，且疼痛加重，放射至腰背部，即赴西安交通大学医学院第二附属医院，急诊按腹痛待查留观，检查确诊为胰头高分化癌，收入住院，按GP方案化疗2个疗程。腹痛虽然得到明显缓解，但出现恶心、呕吐、不能进食，体重下降21kg，患者无法继续接受化疗而出院。现症：上腹部疼痛，呈间断性发作，压痛明显，伴纳呆腹胀，每日进食150~200g，面色微黄，巩膜轻度黄染，困乏无力，精神萎靡，舌质暗，苔白厚腻，脉弦细。

诊断：中医：癥积。证属：脾虚气滞，湿热互结，瘀血内阻。

西医：胰头高分化癌。

治法：扶正培本，逐瘀止痛，佐以清热利湿。

处方：枳朴六君子汤加味：枳壳18g，厚朴18g，西洋参^{（另煎兑服）}20g，半夏12g，橘红10g，白术15g，茯苓30g，茵陈30g，焦山楂10g，大黄6g，乌梢蛇10g，蜈蚣2条，土鳖虫10g，忍冬藤30g。21剂，日1剂，水煎服。

2001年8月12日次诊：患者共服用中药420剂，不适症状消失，食量增加至300~400g，体重增加3kg。

按语： 本证由嗜食厚味醇酒辛辣烤炙，导致肠道积热，热郁结于肠中，腑气不通，故腹痛腹胀；食积停于肠中不化，致胃气上逆，故恶心呕吐；食积不化，郁而化热，迫胆汁外溢，导致巩膜黄染；食积运化不利，故有纳呆；气血化源匮乏，无以营养机体，故面色微黄，困乏无力，精神萎靡；舌脉为脾虚气滞，湿热互结之象。谢老以枳朴六君子汤加味。方中枳壳苦泄辛散，行气导滞除胀，逐宿食；厚朴疏利气机，行气除胀；西洋参补气养阴，清火生津；半夏燥湿化痰，降逆止呕，清痞散结；茵陈清湿热，退黄疸；橘红燥湿化痰，理气宽中；白术补气健脾，燥湿利水；茯苓利水渗湿，健脾补中；乌梢蛇、蜈蚣、土鳖虫活血化瘀通络；焦山楂化食积，兼以化瘀；大黄泻下攻积，清热泻火，活血祛瘀；忍冬藤清热解毒，通经络。

六、胰腺癌2

杜某，男，58岁，农民，2000年9月10日初诊。

主诉：腹泻十月余。

现病史：CT片示胰腺新生物。2000年8月17日剖腹探查：做胃、胆囊切除，手术中做离子加速器放疗，术后诊断为胰腺癌。现症：身困疲乏，伤口隐痛，纳食少，大便5~6次/日。

诊断：中医：腹泻。证属：脾胃虚弱，湿邪内阻。

　　　　西医：胰腺癌。

治法：益气健脾，祛湿化瘀。

处方：枳朴六君子汤加味：枳实15g，厚朴18g，党参30g，姜半夏15g，陈皮10g，茯苓30g，白术15g，甘草10g，茵陈30g，黄柏10g，栀子15g，乌梢蛇10g，蜈蚣2条，土鳖虫10g，黄芪60g，女贞子30g。12剂，每日1剂，水煎服。

2000年9月24日次诊：疼痛消失，精神好转，大便1~2次/日，舌质淡红，苔白，脉弦数。处方：上方加黄连10g，荜澄茄15g。12剂，每日1剂，水煎服。

上方随证加减治疗1年3个月，诸证悉除。2年后电话随访，病人可参加一般劳动。

按语： 腹泻是因为感受外邪，或者饮食内伤，导致脾失健运，大肠传导失司，湿盛内阻造成，病位在脾胃、大肠、小肠，与肝、肾关系密切。因情志因素和脏腑虚衰引起的腹泻多起病缓慢，呈慢性发病。腹泻的病机转化决定于脾胃功能的强盛与否和湿邪的程度，本案患者腹泻十月余，属本虚标实，以脾胃虚弱为主，兼夹湿邪，表现为虚中夹实。谢老以健脾祛湿为基本治疗原则，扶正与祛邪兼顾。方用枳朴六君子汤加味。厚朴燥湿健脾，行气化湿，和胃调气；枳实消积导滞，行气除胀；六君子汤健脾益气，燥湿化痰；茵陈清湿热，退黄；栀子泻火除烦，清热利湿，凉血解毒；黄柏清热燥湿，泻火解毒，退热除蒸；黄连清热燥湿，泻火解毒；黄芪益气补虚；女贞子滋补肝肾；乌梢蛇、蜈蚣、土鳖虫活血化瘀通络；荜澄茄行气止痛。

七、胰腺癌3

程某，男，52岁，西安市蓝田县人，2015年7月23日初诊。

主诉：脘腹胀满两月余。

现病史：患者2个月前出现脘腹胀满，随后转为腹痛，2015年7月10日于第四军医大学唐都医院查CT：①胰腺体部形态、密度改变，胰腺瘤可能性大。②肝右叶后下段囊肿，胆及脾未见明显异常。肿瘤系列示CEA 7.8ng/mL，CA-199 537.7U/mL，甲胎蛋白（AFP）正常；肝功能正常，诊断为胰腺癌，给予放疗2次（具体用药及剂量不详）后前来就诊。现症：上腹部及胁肋下胀满、疼痛，以右胁下为主，时痛引背部，纳食尚可，大便干燥，舌质暗略红，苔中根部微黄略腻，脉弦细。

诊断：中医：胁痛。证属：脾虚气滞，瘀热互结。

西医：胰腺癌放疗后。

治法：扶正培本，健脾益气，清热化瘀。

处方：枳朴六君子汤合乌贝散加味：枳壳15g，厚朴18g，党参30g，半夏12g，炒白术15g，茯神30g，生薏苡仁30g，乌梢蛇10g，蜈蚣1条，土鳖虫10g，大黄10g，茵陈30g，焦山栀12g，白花蛇舌草30g，甘草10g。7剂，每日1剂，水煎3次，分早、中、晚服。

2015年7月31日次诊：右胁下痛减，困乏无力，查巩膜轻度黄染，纳食尚可，睡眠差。舌质暗红，苔中根微黄略腻，脉弦细。处方：上方加黄芪40g，当归10g，青皮、陈皮各15g。7剂，每日1剂，水煎3次，分早、中、晚服。

2015年8月8日三诊：药后右胁下痛继减，困乏无力，巩膜轻度黄染，睡眠差，舌质暗红，苔中根微黄略腻，脉弦细。处方：同上方。7剂，每日1剂，水煎3次，分早、中、晚服。

2015年8月12日四诊：其女电话告知，服药后3天自觉腹胀，服药1天3次减少为2次，饭后服用，继续观察。

2015年8月22日五诊：偶感腹胀，时痛，夜间难以入睡。舌质暗红，苔中根微黄略腻，脉弦细。处方：上方加娑罗子30g。7剂，2日1剂，水煎3次，分早、晚服。

2015年9月11日六诊：症状如上所述，时感腹胀疼痛，睡眠改善。9月6日在第四军医大学唐都医院复查肿瘤系列：癌胚抗原（CEA）4.51ng/mL，CA19-9 127.8U/mL，两项指标降低，处方：同上方。7剂，2日1剂，水煎3次，分早、晚服。

2015年9月26日七诊：近日左上腹隐痛，下午尤甚，腹胀减轻，舌质暗红，苔中根微黄略腻，脉弦细。处方：上方加延胡索30g。10剂，2日1剂，水煎3次，分早、晚服用。

2015年10月15日八诊：服药后左上腹隐痛及腹胀减轻，下午上述症状时作，舌质暗红，苔中根微黄略腻，脉弦细。处方：同上方。10剂，2日1剂，水煎3次，分早、晚服用。

2015年11月4日九诊：左上腹隐痛时作，以下午为主，纳可，后半夜入睡困难，舌质暗红，苔中根微黄略腻，脉弦细。处方：同上方。10剂，2日1剂，水煎3次，分早、晚服用。

2015年11月24日十诊：于11月23日在第四军医大学唐都医院复查肿瘤系列：CEA 5.10ng/mL，CA19-9 12.59U/mL，上腹部CT示胰腺癌放疗后，腹部片与2015年9月7日片比较，胰腺体部病变较前明显缩小，范围约1.5cm×1.5cm的软组织密度影。现症：左上腹隐痛较前减轻，腹胀消失，纳可，后半夜入睡困难，舌质暗红，苔中根微黄略腻，脉弦细。处方：同上方。10剂，2日1剂，水煎3次，分早、晚服用。

2015年12月16日十一诊：上腹隐痛呈间断性发作，隔天或数天发作一次，持续1~3分钟，后背左侧隐痛，失眠，舌质略暗红，苔中根微黄略腻，脉弦细。处方：上方加夜交藤30g。10剂，2日1剂，水煎3次，分早、晚服用。

2016年1月13日十二诊：服药后上腹隐痛减轻，近3天来仍有发作，以下午至晚上为主，失眠略有改善，舌质略暗红，苔中根微黄略腻，脉弦细。处方：同上方。10剂，2日1剂，水煎3次，分早、晚服用。

2016年2月21日十三诊：停药10天左右，近日胃脘痛发作4次，以下午为主，纳可，舌质略暗，苔微黄略腻，脉弦细。处方：同上方。10剂，2日1剂，水煎3次，分早、晚服用。

2016年3月19日十四诊：近日午饭后1小时左右，胃脘部自觉不适，其余未见明显异常，舌质略暗红，苔中根微黄略腻，脉弦细。处方：上方加炒麦芽30g。10剂，2日1剂，水煎3次，分早、晚服用。

2016年4月7日十五诊：家人代诉，服药后近4~5日无任何不适，纳可，睡眠可，二便正常。舌质略暗红，苔中根微黄略腻，脉弦细。处方：上方加白芍50g。10剂，2日1剂，水煎3次，分早、晚服用。

2016年5月28日十六诊：近2个月来无任何不适，纳可，睡眠可，二便正常，舌质略暗，苔中根微黄略腻，脉弦细。处方：上方白芍减至40g。10剂，2日1剂，水煎3次，分早、晚服用。

2016年7月7日十七诊：服药后无特殊不适，纳可，睡眠可，二便正常。舌质略暗，苔中根微黄略腻，脉弦细。处方：同上方。10剂，2日1剂，水煎3次，分早、晚服用。

2016年9月6日十八诊：1周前自觉双下肢困乏，2~3天自行缓解，余无不适，舌质略暗，苔中根微黄略腻，脉弦细。处方：上方去婆罗子、延胡索，加麦冬30g，五味子10g，升麻15g，柴胡6g。10剂，3日1剂，水煎3次，分早、晚服用。

1年后随访，病人无明显不适，情况良好。

按语：本例为胰腺癌放疗后，以腹胀、胁肋下痛为主症，故诊断为胁痛，古代医家对其成因均颇有独到见解。《素问·举痛论》指出"寒气客于脉中，则血泣脉急，故胁肋与少腹相引痛矣"。《灵枢·五邪》强调"恶血在内"。汉代张仲景在其《伤寒论》中指出"设胸满胁痛者，与小柴胡汤"。宋代严用和认为胁痛之成因在情志所伤，《严氏济生方·胁痛评治》称"夫胁痛之病……多因疲极嗔怒，悲哀烦恼，谋虑惊忧，致伤肝脏，肝脏既伤，积气攻注，攻与左，则左胁痛，攻与右，则右胁痛，移积两胁，则两胁俱痛"。现今临床以湿热、情志所伤多见，无论肝气郁结、瘀血阻络、湿热蕴结、肝阴不足均可引发"不通则痛"或"不荣则痛"的病变。

以谢老枳朴六君子汤为基础，理气的同时兼顾补中焦脾胃之虚，加土鳖虫主入肝经，善走窜，破血逐瘀，如《金匮要略》的大黄䗪虫丸之瘀血腹痛；蜈蚣、全蝎也入肝经，攻毒散结，通络止痛，三药合力，使逐瘀血之力大增；再加茵陈、栀子、大黄、薏苡仁、白花蛇舌草以清热利湿，茵陈最善清利湿热，利胆退黄，长于疗"通身发黄，小便不利"，且其芳香舒脾而能透表畅气，栀子利三焦湿热，使湿热下行，大黄降瘀泄热，薏苡仁甘、淡、平，既可健脾补中，又可渗利湿气，白花蛇舌草清热解毒，已广泛用于各种癌症的治疗；茯神宁心安神；患者病初1剂煎3次，1日3次服用，病情改善后2日1剂药物，此亦为效仿治疗癌症患者服药的不同之处。患者治疗十八诊次，每诊详问病情，随证加减，后期湿热瘀血除，阴液伤、正气虚损，加麦冬、五味子、升麻以益胃生津，升举阳气，结合西医学肿瘤系列指标亦下降，印证治疗效果。

【经验小结】

中医治疗胰腺癌有比较明显的优势，主要在减轻副作用方面。手术、放疗、化疗是目前胰头癌常规治疗的三法，中医药的配合可在减轻这三法毒副作用上产生特殊的疗效，大幅度提高患者的存活期及生存质量。胰头癌患者在手术治疗后如能及时配合中医治疗，扶正固本，则会改善患者的饮食与睡眠状况，增强患者的体质。中医治疗胰腺癌，应遵循中医辨证施治的原则，根据患者的症状、体征、所采用的西医治疗手段、不同的治疗阶段以及患者病后的气血盛衰、脏腑功能的阴阳虚实等进行综合分析，再提出相应的治疗方案，其不良反应小，而且治疗效果较好。

胰腺癌其病因、病机主要为七情内伤、饮食不节而致肝脾受损，脏腑失和，湿浊阻滞，气滞血瘀日久形成本病。中医药治疗主要从扶正培元、清热解毒、活血化瘀、以毒攻毒、软坚散结、消除肿瘤入手。谢老认为气机不畅，脾湿困郁是本病发病的首要因素，正气虚弱，脏腑失调是发病的内在因素。脾胃虚弱，肝气郁结，导致气滞血瘀湿热为患，日久而结成坚块。治宜健脾疏肝，化瘀清热。常用方剂枳朴六君子汤加味，套用茵陈蒿汤、栀子柏皮汤等。

胰腺癌的治疗应根据疾病不同阶段或攻，或补，或攻补兼施。早期以手术治疗为主，术后适当化疗，结合长期中医药治疗，有可能取得良好疗效；中期以手术姑息治疗，如手术不能切除，可行胆囊空肠吻合术以缓解黄疸，并以中医药治疗为主，也可配合放疗、化疗等；晚期则以中医药和对症治疗为主，或结合小剂量化疗。胰腺癌中医治疗多采用清热解毒、化痰散结、理气健脾之法。

中医治疗胰腺癌的最新研究主要是缓解癌症本身和治疗所致的症状及并发症，减轻患者的躯体痛苦和心理负担。

谢远明用药特色

目前，治疗胰腺癌常用的益气药，如人参、黄芪、西洋参等有提高机体免疫功能和杀伤癌细胞的作用。补阴药沙参、麦冬、阿胶、天冬等能减轻放疗对机体的损伤，并能预防和治疗癌前病变。抗癌药半枝莲、三棱、莪术、白花蛇舌草、重楼等可抑制癌细胞的迅速扩散，起到了杀灭癌细胞的作用。谢远明老中医所用的药物比当前通用药物更为丰富。根据病情，选用逐瘀止痛、清热利湿、滋补肝阴、化瘀通络药物，特别是虫类药物应用的更多，如乌梢蛇、蜈蚣、土鳖虫、白僵蚕、全蝎等。

【学堂笔记】

中医学古代文献中对本病的记载类似归于"伏梁""心积""积聚""腹痛""黄疸""结胸""胸痛"等病的范畴。《难经·五十六难》曰："脾之积，名曰痞气，在胃脘，覆大如盘。久不愈，令人四肢不收，发黄疸，饮食不为肌肤。""心之积，名曰伏梁，起脐上，大如臂，上至心下。"《外台秘要》曰："心腹积聚，日久癥癖，块大如杯碗，黄疸，宿食朝起呕变，支满上气，时时腹胀，心下坚结，上来抢心，傍攻两胁，彻背连胸。""腹中疢气癖硬，二胁脐下硬如石，按之痛，腹满不下食。"《圣济总录》曰："积气在腹中，久不瘥，牢固推之不移，有癥也……按之其状如杯盘牢结，久不已，令人瘦而腹大……至死不治。"胰腺癌以胰头部为多，少数发生在胰体及胰尾部。胰头癌以阻塞性黄疸为主要症状，胰体癌、胰尾癌以上腹部肿块为主要症状。

本病病因病机为气机不畅，脾虚肝郁，运化失司，水湿困滞，郁久化热，湿热蕴结，日久成毒，脾胃湿热熏蒸肝胆而一身面目俱黄；情志郁怒，肝气郁结，或饮食不节，或过食厚味，而致脾失运化，结胸膈痛，形成肝脾瘀结；或素有宿毒郁热，耗阴伤血，阴虚内热，热毒迫血妄行。《济生方》曰："癥者，征也，有块可验……皆由饮食不节，寒温不调，气血劳伤，脏腑虚弱，受于风冷，与气血相结而成也。"《林氏活人录汇编》曰："脾之积为痞气……病者多由思虑伤脾，脾气郁结不舒，则营气凝滞，不运不舒服，并积于中宫而成痞。"

胰腺癌是主要的内脏实体瘤，是一种较常见的消化道恶性肿瘤。国内外资料均显示，胰腺癌发病率呈明显上升趋势，欧美国家高发，是欧洲、北美和其他经济发达国家肿瘤发病和肿瘤死亡的主要原因之一。美国胰腺癌的发病率与 10 年前相比上升了 3 倍；日本胰腺癌的发病率与 30 年前相比增加了 4 倍；我国北京近 3 年间胰腺癌的发病率增加了 4 倍。通过比较各类恶性肿瘤的发病率，胰腺癌的发病率已由过去居第 20 位上升为第 7 位，发病率增高了 4 倍多。胰腺癌多发生在 40 岁以上，青少年少见。男性多见，男女之比为（2~4）：1。

胰腺癌病因目前尚不明确，多数学者认为和其他恶性肿瘤一样，是多因素综合作用致病。一般认为可概括为两个方面，即环境中的致癌物质作用于胰腺，以及在慢性胰腺疾病基础上发展成癌。环境生活因素如吸烟、饮食、饮酒、胰腺炎、糖尿病等与胰腺癌发病有关。吸烟者胰腺癌发病率为不吸烟者的 2.5 倍，随着吸烟年龄的低龄化，青少年胰腺癌的发病呈较大幅度的增长，平均发病年龄提前 10~15 岁。目前致病机理尚不清楚，大概与吸烟增加血液中致癌物质和血脂浓度有关。饮食因素对胰腺癌的致病作用，多数学者认为富含脂肪和蛋白质的饮食可加重胰腺的功能负荷。胰腺细胞的功能代谢加强，则处于对致癌物质敏感状态，可能使胰腺癌发病率增加。故认为高脂饮食是胰腺癌的高危因素。饮酒对胰腺癌发病的影响，可能主要和长期过量饮酒引起胰腺炎有关。胰腺炎、胆结石、胰腺结石与胰腺癌发生有显著的相关性，长期慢性胰腺炎病人有可能发生癌变。糖尿病病人中胰腺癌发病率是正常人群的两倍以上，而胰腺癌病人也多伴有糖尿病。

胰腺癌初期的非特异性症状往往与其他消化道疾病症状难以鉴别，如上腹部不适或腹部隐痛常常为其首发症状，患者主要临床表现为上腹部"粗糙感"，间或隐痛，经常自认为胃痛或饮食不适，可忍受，反复发生，持续时间长，不易缓解。腹部胀闷、食欲减退是胰腺癌的常见症状，患者表现为进食后不消化，并且食欲有所改变，厌食油腻及动物蛋白饮食。胰腺癌患者多有消瘦乏力，经休息常难以完全缓解。由于这些消化道症状非常不典型，不是胰腺癌特有，往往被认为是"慢性胃炎""消化不良""慢性胆囊炎""慢性胰腺炎"，很少能够引起临床医生的重视而做进一步检查，待临床出现典型的胰腺癌症状或体征时，病变已属晚期。皮肤巩膜黄染、皮肤瘙痒、大便颜色变白是梗阻性黄疸的典型表现，这是胰头癌的重要症状，约 90% 的胰头癌具有此症状。胆盐在体内堆积刺激皮肤，导致皮肤瘙痒。无论胰头癌或胰体癌，疼痛都是其重要症状，常常预示为晚期，疼痛的性质和肿瘤的部位以及产生的原因有关。患者若出现绞痛，并伴随发热、黄疸形成胆道梗阻产生"三联征"时，意味着已经并发胆道感染。对于有消化道梗阻的病人，会有恶心及严重呕吐，部分病人可有腹泻等。在胰腺肿块造成胆道梗阻并继发感染的情况下，病人往往具有严重的高热，体温可达40℃。临床触诊时，胆囊是否肿大，常作为梗阻性黄疸梗阻部位的鉴别标志。胰腺癌侵及胰腺被膜或肿瘤转移至腹膜形成腹膜癌性结节或肿瘤造成门静脉阻塞时可出现腹水，腹水可为清亮或为血性。胰腺癌远处淋巴结转移最常见的部位是左锁骨上淋巴结。胰腺癌如出现血行转移，如肝、肺、胸膜、骨或脊椎等，则出现相应的症状体征。

胃 癌

一、胃窦癌

何某，男，53岁，木工。1965年5月20日初诊。

主诉：上腹部胀痛1年余，进食后呕吐20天。

现病史：患者曾于1965年2月2日在西安交通大学医学院第一附属医院诊治，经上消化道造影检查，确诊为胃窦部癌肿。可以进行胃部手术治疗，但患者因惧怕手术，遂于3个月后找谢老诊治。刻下上腹部胀痛，呕吐伴进行性消瘦，语声低微，午后潮热，便溏不爽。诊查：神情疲惫，面色萎黄，腹部可扪及鸡蛋样硬性包块，质硬，活动，触压痛，无反跳痛。舌体胖大色紫暗，苔薄黄，脉弦滑。

诊断：中医：反胃，积聚。证属：脾虚内热，瘀毒内阻。

西医：胃窦癌。

治法：化瘀解毒，健脾清热。

处方：乌梢蛇10g，蜈蚣2条，土鳖虫10g，炒穿山甲（现用代用品）10g，山慈菇10g，紫草10g，十大功劳叶（黄柏树叶）10g，黄柏10g，丹参30g，薏苡仁30g，党参30g，白术15g，青黛6g。每日1剂，水煎服。嘱其如有效，可连续服用。

连服5个月。诸症消失，复查见胃呈牛角形，位置正常，空腹滞留液少许，幽门痉挛（－），胃黏膜清晰规则完整，未见龛影及充盈缺损，胃窦及幽门前庭部亦充盈良好，蠕动波活跃，胃壁柔软，移动良好，排出功能正常。报告示未见器质性病变。为巩固疗效，继服原方 6 个月。

1 年后恢复工作。20 年随访复查 10 余次，均未发现变化。

1987 年随访健在。

按语：本病诊断明确，属于胃癌晚期。分析当前病情，患者局部有包块，质硬，疼痛，当属邪实。但患者年过五旬，先天肾精肾气已亏，加之癌毒居于体内，闭阻经络，耗气伤阴，故见乏力倦怠，气短神疲等，又属正虚，即正虚邪实交错存在。而患者拒绝手术，极为棘手。应治以益气消瘀为主，辅以养阴。初诊方拟四君子汤以健后天脾胃之气。运化健，脾气足，则人体一身之气生化有源，有力祛除癌毒。十大功劳叶、黄柏养肺、胃、肾之阴，清瘀积之热，且不腻膈碍胃。加薏苡仁，佐乌梢蛇、蜈蚣、土鳖虫、炒穿山甲、山慈菇化痰消积，活血祛瘀。本案气阴共补，以平为期，少佐紫草、青黛清热解毒之品，共取"养正积自消"之效。

二、胃窦癌广泛转移

陈某，男，42 岁，干部。1972 年 9 月 12 日初诊。

主诉：上腹部胀满 1 年余，饭后呕吐 3 个月。

现病史：患者 1 年前曾在西安交通大学医学院第一附属医院检查，诊断为胃窦癌广泛转移，失去手术机会，且拒绝化疗。经人介绍前来找谢老诊治。刻下上腹饱胀，饭后呕吐，伴进行性消瘦，心下刺痛，纳食甚少，且朝食暮吐，吐出宿谷不化，形体羸瘦，面色苍白，手足不温，神疲懒言，大便干而色黑。检查：锁骨淋巴结肿大，上腹部可扪及拳头大包块，肝脏亦肿大，且表面呈结节状，舌淡暗有瘀斑，苔白，脉弦细。

诊断：中医：反胃，积聚。证属：脾胃虚弱，痰毒瘀阻。

西医：胃窦癌广泛转移。

治法：健脾益气，化痰消瘀。

处方：六君子汤加味：党参 60g，黄芪 60g，白术 15g，茯苓 30g，薏苡仁 30g，半夏 18g，枳壳 10g，陈皮 10g，厚朴 10g，乌梢蛇 10g，土鳖虫 10g，全蝎 10g，蜈蚣 2 条，甘草 6g。12 剂，每日 1 剂，水煎服。

1972 年 11 月 4 日次诊：服上方 45 剂后，心下刺痛及脘腹胀满症状减轻，朝食暮吐等基本消失，纳食渐进，体重增加 5kg，精神转佳，大便色黄而畅，上腹部及颈部淋巴结均明显缩小，舌体瘀斑消失，脉弦细。治疗继用上方加天南星 10g。同时配合散剂内服：乌梢蛇 120g，蜈蚣 40 条，土鳖虫 60g，全蝎 60g，白术 100g，枳壳 100g。共为细末，每次 10g，每日 3 次，温开水送服。

患者前后治疗 1 年半时间，共服药 400 剂，症状消失，触诊未触及包块。X 线检查未发现器质性病变，2 年后恢复工作。1978 年 3 月随访，其身体健康，仍正常工作。

按语： 患者确诊为胃窦癌广泛转移。症见朝食暮吐，吐出宿谷不化，形体羸瘦，面色苍白，手足不温，属脾胃虚弱，气虚阳微。与上案相比该患者气虚更甚。治疗以六君子汤为主，黄芪、党参用极量为60g，以大补肺脾之气。患者锁骨淋巴结肿大，上腹部可扪及拳头大包块，包块较大，故兼以祛邪为辅，方用枳壳、厚朴理气消胀，更以虫类药化瘀消积。次诊时，患者心下刺痛及脘腹胀满症状减轻，朝食暮吐等基本消失，纳食渐进，体重增加5kg，说明体内正气逐渐复常。癌毒仍然停滞体内经络，用化痰通络之品，解毒消积。由于方证契合，因而效果显著。

三、胃高分化腺癌术后

李某，女，61岁，农民，西安市周至县人。2015年5月11日初诊。

主诉：上腹部疼痛3月余。

现病史：3个月前患者因进食不当后出现上腹部剧烈疼痛，持续10~20分钟后自行缓解，无恶心，呕吐，无腹胀，无黑便、呕血，未予特殊处理，此后上述症状间断发作。2015年2月26日查胃镜提示胃癌，慢性萎缩性胃炎。病理示高分化腺癌。上消化道造影：胃体小弯侧下部胃壁僵硬，黏膜紊乱伴小溃疡，符合胃癌改变。于2015年3月8日在全麻下行根治性远端胃切除术，术后一般情况尚可。现症：胃脘拧痛，身体消瘦，神疲乏力，小便正常，大便时干时稀，色绿，舌质暗红，苔薄黄，脉弦细。

诊断：中医：胃痛。证属：脾胃虚弱，气滞络瘀。

　　　　西医：胃癌切除术后。

治法：益气健脾，和胃通络。

处方：枳朴六君子汤合乌贝散加味：枳壳12g，厚朴15g，党参30g，法半夏12g，炒白术15g，茯苓30g，陈皮10g，浙贝母15g，乌贼骨30g，乌梢蛇10g，蜈蚣1条，土鳖虫10g，黄芪30，女贞子15g，炒麦芽30g，鸡内金10g，炙甘草10g。7剂，每日1剂，水煎服。

2015年5月21日次诊：服药后胃脘痛减轻，纳可，大便时干时稀，色绿，舌质暗红，苔薄黄，脉弦细。处方：上方加太子参30g，女贞子减至10g，鸡内金增至15g，加生姜2片去皮，大枣3枚剥开。7剂，每日1剂，水煎服。

2015年5月31日三诊：家人代诉，药后胃脘痛明显减轻，纳可，大便同前，精神较前改善。舌质暗红，苔薄黄，脉弦细。处方：同上方。7剂，每日1剂，水煎服。

2015年6月11日四诊：药后胃脘痛消失，自觉夜间舌体干涩，精神可，纳可，大便不成形。舌质暗红，苔薄黄，脉弦细。近日因白细胞低，应用升白细胞药物

（具体用药及药量不详），复查血常规正常。处方：上方去女贞子，加枸杞子 15g。7 剂，每日 1 剂，水煎服。

2015 年 6 月 23 日五诊：药后胃脘嘈杂，夜间舌体干涩，偶尔头昏，纳可，精神可。舌质暗红，苔薄黄，脉弦细。处方：上方加荆芥 10g，鸡血藤 30g，龙眼肉 30g。7 剂，每日 1 剂，水煎服。

2015 年 7 月 5 日六诊：胃脘无特殊不适，舌体夜间干涩，头昏未发作，近日傍晚可出去锻炼。舌质略暗微红，苔微黄略腻，脉弦细。处方：同上方，30 剂，每日 1 剂，水煎服。

2015 年 8 月 24 日七诊：服药后无特殊不适，仍坚持锻炼。8 月 4 日在西安交通大学第一附属医院复查上腹部 CT 示正常，与 2015 年 4 月 14 日相比较未见明显变化；肿瘤系列、乙肝系列、血常规检查均正常。处方：柴芍六君子汤合乌贝散加味：柴胡 10g，白芍 30g，党参 30g，法半夏 12g，陈皮 10g，炒白术 15g，乌贼骨 30g，浙贝母 15g，三棱 10g，莪术 10g，当归 10g，桃仁、红花各 10g，炒麦芽 30g，知母 15g，牡丹皮 12g，焦山栀 12g，甘草 10g。10 剂，每日 1 剂，水煎服。

上方隔日 1 剂，连服 1 年半。3 年后随访，患者情况良好。

按语：本例患者为胃癌术后，胃脘拧痛，神疲乏力，既有气虚又有气滞不通，络脉瘀阻，本虚标实，用枳朴六君子汤为主方，以理气健脾，燥湿化痰为治则，补中焦之虚，后天之本，加用乌贝散以助清热化痰，开郁散结，制酸止痛之力。用三虫或三棱、莪术化瘀通络，用桃仁、红花、当归养血活血，牡丹皮、焦栀子、知母，以清郁热。标本同治，故能收效。

【经验小结】

谢老认为，胃癌的本质是脾虚，脾虚在胃癌形成、发展过程中起着关键作用，其根本病机在于正虚邪积，故提出以健脾法为主治疗胃癌。他临证非常重视望闻问切、辨证论治，遵守《内经》"谨守病机，各司其属"之要旨。他认为胃癌患者首责之于脾胃，"中焦如枢"，胃以降为和，脾以升为顺，一升一降，升清降浊，则气血生化有源。如因各种原因致脾胃虚损，升降失常，致"清气在下，则生飧泄；浊气在上，则生䐜胀""脾胃之气既伤，元气不能充，而诸病之所由生也"。故临证根据肿瘤患者在手术、放疗、化疗前、中、后期的不同证候和体质变化，在治疗主症的同时加入顾护胃气的药物，有益气和胃、降逆和胃、养阴和胃、行气和胃、疏肝和胃、消食和胃、化湿和胃、温中和胃、祛痰和胃、制酸和胃等顾护胃气法。

无法切除或复发的胃癌，若放化疗无效，可行中药治疗，虽不能缩小癌灶，但有些患者可有生活质量改善，少量报道显示生存期不比化疗差。但目前国际上并不认可中药疗效，有人认为这只表明晚期患者化疗或中药疗效都很差，基本是自然生存期。故中药治疗的生存期是否比无治疗的患者自然生存期长，或不差于化疗所延长的生存期，或可加强化疗药疗效，尚需更多临床观察，进行循证医学加以研究。

中医治疗胃癌的原则和方法

扶正治疗与抗癌祛邪相结合：胃癌的治疗，基本上可归纳为扶正与祛邪两个方面。究竟以扶正为主，还是以祛邪为主，必须首先根据患者的临床表现进行辨证，分清虚实，然后立法处方。扶正与祛邪相结合。扶正就是增加人体的抵抗力，即应用补法，如益气健脾，补肾养阴。祛邪就是消除肿瘤这一病变对人体造成的危害，即应用攻、清法，如清热解毒、活血化瘀、软坚散结。

对于早期病变，邪气猖獗但正气不衰时，以祛邪法为主，还应辅助正气。对于晚期患者，久病体虚，精气耗伤，正气虚弱，以补法为主。一般情况下正虚邪实，正不胜邪，则采用扶正祛邪、攻补兼施的法则。

手术、放疗及化疗都是抗癌祛邪的有效手段和方法，但这些方法的目标完全是着眼于消灭肿瘤病灶和癌细胞，而且对机体的抗癌能力和脏腑功能都有影响，常给患者带来明显的不良反应，损伤了人体的正气，这显然是中医治疗肿瘤所忌讳的，因而在抗肿瘤治疗中必须保护机体的抗癌能力，给予扶正治疗，在这方面中医药具有独特的效果，不但可以减少放、化疗的不良反应，防治并发症和后遗症，而且还能增强患者自身的抗癌免疫功能，提高生存质量和生存率。

整体治疗与局部治疗相结合：一个肿瘤患者的病情发展过程如何，治疗后是否取得良好的治疗效果，预后怎么样，绝不单纯是局部组织的演变，而是全身多种综合因素的较量，肿瘤与宿主之间互相斗争的结果，可以是已有肿瘤的消失，也可以是长期相持不下，难分胜负，较量后胜于机体使肿瘤增大扩散。

从恶性肿瘤治疗的开始，就应当是全身性的，即使是对一些早期的恶性肿瘤，在治疗局部病灶的同时，也应当同时注意整个机体对肿瘤防御和抵抗能力的改善。

早期的胃癌，局部控制相对来说是首选和主要治疗手段，但应兼以全身整体治疗以调节患者的内环境。晚期患者或已无法接受局部治疗者，应以全身整体治疗为主。但在局部病变的发展给全身带来了严重威胁时，局部的处理仍是主要矛盾，如晚期肿瘤压迫和疼痛剧烈时，局部的姑息性放疗有时也能给患者带来安静和改善。以中西医结合观点来说，手术、放疗等针对局部癌灶组织的治疗属于局部治疗，同时，应全身用中药从整体上加以调整，做到局部与整体相结合。局部治疗必须服从整体治疗，整体治疗必须兼顾局部因素，防止"头痛医头，脚痛医脚"。

近期治疗与长远安排相结合：胃癌治疗应是有计划、有步骤、循序渐进的治疗，要根据不同的阶段，采用不同的方法，解决这一时期的主要矛盾。不但要追求近期疗效，而且还要考虑疗效的巩固、复发和转移的预防，以及长期的康复，所以说肿瘤的治疗是一个相当长的过程，有时甚至是终身的。根据患者病情，由专业医生或多学科专家共同制订一个长期的治疗和康复计划，并逐步实施，这在肿瘤治疗的全过程中是至关重要的。

中医对胃癌的治疗方法，早在汉代张仲景的《金匮要略》中已有论述，认为"其病难治"。后世《景岳全书》曰："治反胃之法……必宜以扶助正气，健脾养胃为主。"现代多以辨证施治结合某些抗癌中药治疗，常能收到较好疗效。其目的在于改善全身症状，以利于手术进行和术后恢复，或配合放疗、化疗，以减轻放疗、化疗的不良反应，并有增效作用，提高近期和远期疗效。对于失去西医根治机会者，可减少痛苦，提高生命质量，提高远期生存率。

谢老治疗胃癌的方法大致与上述理念相同，辨证精当，疗效更佳。根据不同证型，治法各具特点。病案1证属脾虚内热，瘀毒内阻，治以化瘀解毒，健脾清热；病案2、3证属脾胃虚弱，痰毒瘀阻，治以健脾益气，化痰消瘀。三例病案虽然具体治法不尽相同，但是治法内涵却是完全一致的，即补通兼施，具体来说就是健脾益气，健脾的补法与化瘀祛毒的消法并举。

谢远明用药特色

选方遣药分主次、先后。

病案1，以化瘀解毒药物为主导，以健脾清热药物为辅助，祛邪在先，补益在后。

病案2、3，以益气健脾药物为主导，以化瘀通络药物为辅助，补益在先，祛邪在后。

【学堂笔记】

中医认为胃癌的发生多因忧思恼怒，情志不遂或饮食不节，损伤脾胃，导致肝胃不和；或者正气不足，尤其是脾胃虚衰，加之情志、饮食失调，痰凝气滞，热毒血瘀交阻于胃，积聚成块而发病。

胃为水谷之海，胃癌发病与饮食关系尤为密切。饮食失节，或食用亚硝胺及多环芳烃化合物等致癌物质的食品和水，食用发霉的酸菜、干咸鱼、鱼肉的熏制品，食用多次煎用的食用油煎制品，食用多农药污染的食品，饮服色素含量过高的食品，或食物中缺少蔬菜和维生素，居住环境水土缺少某些微量元素等，均易诱发胃癌。

胃癌属于中医学"胃脘痛""噎膈""痞满""呃逆""积聚""反胃"等范畴。《素问·通评虚实论》曰："隔塞闭绝，上下不通。"《素问·腹中论》曰："病有少腹盛，上下左右皆有根……病名曰伏梁……居肠胃之外，不可治，治之每切按之致死。"《灵枢·邪气脏腑病形》曰："胃病者腹胀，胃脘当心而痛……膈咽不通，食饮不下。"《难经·五十六难》曰："心之积，名曰伏梁，起脐上，大如臂，上至心下，久不愈，令人病烦心。"《金匮要略·呕吐哕下利病脉证治》曰："朝食暮吐，暮食朝吐，宿谷不化，名曰胃反。脉紧而涩，其病难治。"《丹溪心法》曰："其槁在上，近咽之下，水饮可引，食物难入，名之曰噎，其槁在下，与胃为近，食虽可入，良久复出，名之曰膈。"《景岳全书发挥》曰："膈者在胸膈胃口之间，或痰或瘀血或食积阻滞不通，食物入胃不得下达而呕出，渐至食下即吐而反胃矣。"

《景岳全书·卷二十一·反胃》曰："治反胃之法，当辨其新久及所致之因。或以酷饮无度，伤于酒湿；以以纵食生冷，败其真阳；或因七情忧郁，竭其中气。总之，无非内伤之甚致损胃气而然。"中医学认为人体饮食不节、情志不舒和感受外邪等影响脾胃，致脾失健运，胃腐熟水谷功能失司，水反为湿，谷反为滞，日久则气滞、血瘀、湿停、浊聚、痰结、毒热诸证均起，其中以气滞络瘀、浊毒内蕴为基本病机。《内经》提出的"阳道实，阴道虚"，揭示了阳明发生病变后向阳、热、实方向转化，而太阴则向阴、寒、虚方向转化的基本规律。《伤寒论》云："阳明之为病，胃家实是也。"实则阳明，胃病多实、多热。癌毒阻滞，产生痰浊、瘀血、湿浊、热毒等，多种病理因素共同作用于胃，导致气滞络瘀、浊毒内蕴、邪毒盘结之邪实与气阴两伤之正虚相互兼夹，造成病机复杂的情况。故胃癌的本质是气滞、血瘀、湿停、浊阻、热毒相互交结，致浊毒内蕴。

胃癌是指发生在胃上皮组织的恶性肿瘤。2007年，美国胃癌的新发病例估计超过21260例，因胃癌死亡的人数约为11210例。我国胃癌死亡率调查显示：男性40.8/10万，女性18.6/10万，男女之比为1.9：1，分别是欧美发达国家的4.2~7.9倍和3.8~8.0倍。早期胃癌多无症状或仅有轻微症状。当临床症状明显时，病变已属晚期。全球每年新发胃癌93.4万例，其中有近40万例在中国。35岁以下胃癌死亡率较低，35岁开始死亡率明显上升，直至80岁组。全世界胃癌发病率最高的是日本，最低的是北非和美拉尼西亚。我国胃癌死亡率的上升，主要由于乡村胃癌发病的上升，除人口年龄结构因素外，是否与人群吸烟率上升、诊断技术提高、医疗服务改善等原因有关，还有待进一步的分析和研究。同一地域内人群胃癌发病率、死亡率时间明显变化的现象表明，在众多影响胃癌发病的因素中，可改变的环境因素作用十分显著。

胃癌的流行病学特征表明，环境对人类肿瘤发病的影响十分显著，主要有外界因素和内在因素。社会经济状况差的人群比社会经济状况好的人群容易患胃癌，胃癌在发展中国家较为高发，在发达国家低收入人群中发病较多，可能与经济条件差的人群更容易暴露于胃癌致病因子较多的环境中，亦可能与缺乏胃癌保护因素有关。经常食用盐渍、焙烤、烟熏等方法保藏或制作的食品，如腌肉、熏肉、咸鱼、咸菜等，可增加患胃癌的危险。饮水中硝酸盐和亚硝酸盐含量与胃癌发病率呈正相关，吸烟可增加胃癌发病危险。食用生的新鲜蔬菜、水果和富含植物纤维素的食品可以降低胃癌发病危险。内在因素有遗传因素，在胃腺癌的两种组织学亚型中，肠型源于胃上皮萎缩或肠化生，多见于男性和老年人，是胃癌高发区主要组织学类型，也可能是高发区环境致病因子作用的结果。弥漫型则多见于妇女和年轻病人，发病率没有地区差异，遗传因素可能起主要作用。胃癌患者亲属的胃癌发病率显著高出于正常人，免疫功能低下的人胃癌发病率也较高。胃癌的发生和血型有一定关系，调查表明：胃癌病人中 A 型血的人较一般人群高，在 A 型血的人群中患肠化生和异型增生的比例高于其他血型的人群。生态学研究还显示血浆维生素 C、维生素 A、维生素 E 的水平与胃癌死亡率呈负相关。胃幽门螺杆菌感染可增加胃癌危险性，相关研究显示胃幽门螺杆菌感染率与胃癌死亡率呈正相关，已经有足够资料显示幽门螺杆菌是人类致癌因子之一。慢性萎缩性胃炎是一种常见疾病，与胃癌的发生有一定关系，也可以认为是胃癌的一种癌前疾病。其发病率随着年龄的增高而上升，慢性萎缩性胃炎若合并肠上皮化生，则与胃癌的发生关系更加密切。

肿瘤侵至浆膜外，可沿腹膜种植。癌细胞脱落到腹腔或盆腔，如腹膜广泛种植时则称为癌性腹膜炎，盆腔种植多见于膀胱直肠窝或子宫直肠窝，蔓延侵至邻近脏器如食管、肝脏、胰腺等。胃癌细胞还会沿着淋巴引流的顺序进行扩散，在胃壁各层特别是黏膜下层和浆膜层有丰富的淋巴网，为淋巴转移提供了条件。血行转移多见经门静脉转移至肝脏，其次是肺、骨，也可以转移至肾上腺、肾、脑和皮肤等。

早期胃癌的症状无特异性，与胃炎和溃疡病相似，就诊时最常见的主诉是上腹不适、疼痛和消化不良。随着病情的进展，出现明显症状，如上腹部不适可从开始的进食后饱胀感伴隐痛逐渐发展为较严重的持续性疼痛，厌食伴轻度恶心也很常见，常有黑便史、偶见呕血，贫血较多见。体重减轻者高达 60% 以上，肿瘤侵及贲门时可出现梗噎或吞咽困难，侵及幽门时可导致幽门梗阻出现呕吐宿食。腹部出现肿块及转移淋巴结时，大多已属晚期。

本病诊断除根据临床表现外，主要依靠 X 线和纤维胃镜活检确诊，特别是胃镜的广泛应用，可发现早期病例，阳性率达 80%~90%。早期胃癌在胃镜直视下可见局部黏膜的色泽深浅的改变，或黏膜的粗糙不光滑。进展期胃癌可见到病灶浸润的面积比较大，形成巨大肿块或不规则息肉样，肿瘤面容易坏死出血，形成糜烂或溃疡。

国内外公认的治疗癌症最有效的办法是综合治疗，经过多年的探索，总结出胃癌的治疗应以手术治疗为主，辅以化疗、放疗、免疫疗法及中西医综合治疗，并按病期早晚采用不同的治则。早期胃癌患者做根除性手术后，5 年生存率 90% 以上。目前就诊的胃癌患者多属于中晚期，手术成功率仅为 50%，手术后 5 年生存率也只有 20%~30%。对非根除手术，不能手术或术后复发转移者可以用化疗，即使是晚期患者亦争取姑息手术切除或做胃底空肠吻合术，然后进行化学药物治疗和支持疗法。

贲门癌

一、贲门癌手术后 1

田某，女，62 岁，农民。陕西省渭南市郊区人。2000 年 6 月 4 日初诊。

主诉：贲门癌术后 3 年。

现病史：3 年前因胃脘部疼痛，在渭南地区中心医院做胃镜检查，诊断为贲门癌，并进行手术根治。现症：胃脘部胀满，泛酸，背痛，头痛头昏，灼热，舌红，苔白腻，脉沉细。

诊断：中医：胃脘痛。证属：脾虚气滞，瘀热互结。

西医：贲门癌手术后。

治法：扶正培本，清热解毒，化瘀止痛。

处方：枳朴六君子汤加味：枳壳 15g，厚朴 15g，西洋参 (另煎兑服) 15g，清半夏 12g，橘红 10g，茯苓 30g，白术 15g，乌梢蛇 10g，蜈蚣 2 条，土鳖虫 10g，黄芪 60g，女贞子 30g，重楼 10g，生薏苡仁 30g，忍冬藤 30g，甘草 10g。12 剂。每日 1 剂，水煎服。

2003 年 9 月 10 日次诊：前方一直服用至今，目前无明显不适，舌质淡红，苔白，脉细弦。处方：上方加黄连 10g，荜澄茄 15g。12 剂，每日 1 剂，水煎服。

2003 年 12 月 21 日三诊：胃脘痞满隐痛，纳呆，口苦咽干，睡眠差，舌红，苔薄黄，脉细弦。处方：丹栀逍遥散加减：柴胡 12g，白芍 30g，当归 10g，炒白术 15g，茯苓 30g，牡丹皮 12g，焦山楂 12g，枳壳 15g，黄芪 30g，女贞子 30g，乌贼骨 15g，浙贝母 15g，大黄 10g，白芷 30g，黄连 10g，荜澄茄 15g。12 剂，每日 1 剂，水煎服。

2004 年 3 月 29 日四诊：头昏头痛，咽痛 5~6 天。血压：150/100mmHg。舌红，苔白腻，脉细弦。处方：血府逐瘀汤加味：桃仁 10g，红花 10g，生地黄 10g，赤芍 10g，当归 10g，川芎 10g，柴胡 10g，桔梗 10g，枳壳 10g，牛膝 10g，丹参 30g，瓜蒌皮 30g，薤白 30g，白芷 30g，蔓荆子 10g，甘草 10g。12 剂，每日 1 剂，水煎服。

2004 年 7 月 10 日五诊：胁腹疼痛，纳呆反酸，偶咳痰，多梦，舌质淡红，苔白厚，脉沉细。处方：枳朴六君子汤加乌贼骨 15g，浙贝母 15g，黄连 10g，荜澄茄

15g，黄芪 16g，女贞子 30g，乌梢蛇 12g，蜈蚣 2 条，土鳖虫 10g，生薏苡仁 30g，延胡索 30g。12 剂，每日 1 剂，水煎服。

2 年后电话追访，患者健在。

按语： 治疗贲门癌首选枳朴六君子汤为主方，可以说是方证合拍，对症下药。胃脘痛指以上腹部近心窝处经常发生疼痛为主症的病证。胃脘痛的病机转化取决于邪气的强弱与脏腑功能的盛衰及正邪双方的相对消长变化。由于患者年龄大，并且做了手术，正气耗损较大，谢老认为其是因虚致瘀，以健脾益气、扶正培本治其本，同时辅以行气化瘀治其标。处方选用枳朴六君子汤化裁。枳壳破气消积，化痰除痞；厚朴行气消积，燥湿降逆；患者苔白腻，用六君子汤既祛痰又能够益气健脾，气运行上下通畅，脾的功能强健，那么运化水湿、吸收精微的力量也强；生薏苡仁健脾渗湿利水；黄芪补气升阳，益卫固表，利水消肿；忍冬藤清热解毒；女贞子补益肝肾，清热明目；乌梢蛇祛风胜湿，通经活络；蜈蚣攻毒散结，通络止痛；土鳖虫归心肝脾三经，具有逐瘀、破积、通络的功效；重楼清热解毒，活血止痛，重楼有毒，内服过量可引起恶心、呕吐、头痛、痉挛等不良反应，需注意。次诊时谢老加荜澄茄行气止痛；黄连清中焦湿热郁结。三诊患者胃脘痞满隐痛，纳呆，口苦咽干，睡眠差，舌红，苔薄黄，脉细弦，一派肝郁化火之象，谢老遂改用丹栀逍遥散加减。牡丹皮凉血散血；栀子清三焦之火，引其下行；逍遥散疏肝解郁，健脾和营；黄芪补气升阳，益卫固表；女贞子补益肝肾，清热明目；大黄、黄连清热解毒；白芷通窍止痛；浙贝母苦寒降泄，长于清热化痰及开郁散结。四诊患者久病因虚致头昏头痛，谢老处以血府逐瘀汤加减。血府逐瘀汤行气理气，活血祛瘀；丹参活血通经，祛瘀止痛，凉血清心；薤白通阳散结，行气导滞；瓜蒌皮清肺化痰，利气宽胸，现代药理研究证明瓜蒌皮的体外抗癌效果比瓜蒌仁好，且以 60% 乙醇提取物作用最强。蔓荆子辛微寒，疏散风热，清利头目。五诊谢老仍用枳朴六君子汤随证加减，取得较好疗效。

二、贲门癌手术后 2

马某，男，64 岁，职工。1997 年 10 月 10 日初诊。

主诉： 胃癌切除后 9 月余。

现病史： 9 个月前患者以胃癌在宝鸡市中心医院住院行根治术，术后化疗 3 次。因呕吐剧烈而未能坚持，改用中药（不详）治疗，疗效差而去西安交通大学医学院第一附属医院做胃镜检查，报告示贲门癌术后。化疗 1 次，因呕吐而终止。现症：饮食不甚时呕吐，肠鸣，纳食少，舌质暗红，苔白厚腻，脉沉细。

诊断： 中医：反胃。证属：脾胃虚弱。

西医：贲门癌手术后。

治法：益气健脾，化瘀通络。

处方：枳朴六君子汤加味：枳实15g，厚朴15g，党参30g，姜半夏15g，陈皮10g，茯苓30g，白术15g，甘草10g，黄芪60g，女贞子30g，薏苡仁30g，乌梢蛇10g，蜈蚣2条，土鳖虫10g，黄连10g，荜澄茄15g，炒麦芽30g，藿香10g。12剂，每日1剂，水煎服。嘱其进流食，忌食生冷、油腻之品。

1997年10月24日次诊：服药后呕吐，肠鸣明显减少，纳食略增，舌质暗红，苔白厚腻，脉沉细。原方继服24剂，每日1剂，水煎服。

1997年11月25日三诊：服药后诸症消失，纳食复常，二便调，舌质微暗略红，苔白腻，脉沉略细。为巩固疗效，防止复发，原方12剂，共研末，炼蜜为丸，每丸9g，每次1丸，每日2次，温开水冲服。

1年后随访，患者无特殊不适，体质恢复正常。

按语：饮食不节，情志不遂，劳倦等损伤脾胃，脾失健运则纳呆；脾失健运则运化水液无权，则酿生痰湿，阻碍气机，痰气凝滞于胃，则见呕吐；舌质暗红，苔白厚腻，脉沉细均为痰气交阻之象。治宜健脾益气，化痰祛瘀。谢老处以枳朴六君子汤加味。六君子汤健脾益气化痰；枳实破气消积，化痰除痞；厚朴行气燥湿消积；大剂量的黄芪健脾益气；女贞子滋补肝肾；乌梢蛇、蜈蚣、土鳖虫活血化瘀消癥；薏苡仁健脾渗湿；黄连清热解毒；荜澄茄温中散寒，行气止痛；藿香化湿止呕；炒麦芽健脾开胃。

【经验小结】

中医中药配合手术治疗贲门癌有着较好的疗效。由于放射治疗对贲门癌几乎无效，化学治疗效果也不很理想，所以术后中药治疗在临床上被广泛应用。

中医中药治疗不但可以起到减轻贲门癌手术后或化学治疗后身体虚弱，增强抵抗力，使化疗后毒副反应降低的作用，还可以防止肿瘤的复发和转移，达到了治疗肿瘤的目的。

痰郁互结型：以进食梗阻、呕吐痰涎、舌质胖、苔腻为主要表现。

瘀血内阻型：以进食不利吞咽疼痛、呕血、黑便、口干、心下痞，舌质紫暗、脉弦或涩为主要表现。

正气虚损型：以贫血、乏力、心悸、出汗、纳少等为主要表现。

两例均为贲门癌术后，例1中医诊断为胃脘痛，例2诊断为反胃。一是病情均较重，二是病程均较长，三是都进行了根治手术，手术范围大，患者正气损伤也大。故取扶正培本之治法，并在此基础上根据病情演变进行方剂的更换调整，有的放矢，对症下药，合理有序的治疗，体现了辨证施治的理念。

中医从整体观念出发认为肿瘤是"全身为虚，局部为实"的全身性疾病。肿瘤的发生因于脏腑功能的紊乱，故中医药治疗不应只局限在缩小肿块、消灭肿瘤细胞本身，更要从调整人体脏腑功能的全身情况来考虑。相较而言，西医治疗中，医生和患者考虑的多是肿瘤是否能切掉，经过化疗或放疗后瘤体是否能缩小等问题，而患者的生活质量是否确有提高、生存期能否延长很少被顾及，从而导致近期疗效虽然较好，但患者生活质量却严重受损，甚至提前死亡。运用中医药治疗，通过调节人体的阴阳气血和脏腑经络的生理功能，去除肿瘤发生的土壤环境，从而改善症状，提高生存质量，提高机体免疫功能，达到强身壮体、祛除病邪、抑制肿瘤发展、缓解病情、延长生存期的目的。中医治疗癌症有着明显的效果。通过"扶正化瘤整体疗法"，整体调节阴阳平衡，迅速激活人体的免疫系统，提高机体抵抗力，以提高胃肠消化功能，促进身体康复，这为延长患者的生命提供了良好的保障。通过对患者身体的调节，增强免疫力，最大限度地延长了患者的生命。在西医治疗之后，运用中医和中药与其他疗法，可提高综合疗效，尤其在减少化疗对机体的不良反应、提高人体抵抗力及改善生活质量等方面具有一定的作用。

谢远明用药特色

两例患者均以枳朴六君子汤为主方，随证加味，或依证又用丹栀逍遥散、血府逐瘀汤灵活应对，或用药回到初诊方药，首尾呼应，切中主题，直折病所。

谢老在本例治疗中，所用药物剂量较大，有些药味剂量超过常规，体现了谢老用药量大，药专力宏的特点，而结果也如期所愿，屡试不爽。良好的疗效，证实了这一理念与方法是有效和实用的。

【学堂笔记】

贲门癌属于中医学"噎膈"范畴，其主要症状为吞咽困难，呕吐痰涎或食入则吐，形体逐渐消瘦等。本病的病机，实证多为痰气交阻，气滞血瘀，虚证则为正气衰败。一般早期多为肝气郁结，或痰凝气滞，中期多为气滞血瘀，晚期多为脾肾阳虚或津液枯竭的阴虚证。

中医药在治疗癌症上有着悠久的历史，对贲门癌的治疗也取得了非常好的疗效，尤其是对于中晚期患者，中医处方显得尤为重要。因为处于中晚期的患者，身体状况已经非常差，已不能再经受任何打击，此时重在调理，而西医的三大常规疗法：手术、放疗、化疗虽能暂时缓解症状，但其带来的术后并发症和放化疗毒副作用对患者的预后无疑是雪上加霜。因此中医药在中晚期贲门癌治疗中所发挥的作用，是被临床和广大患者公认为有效的。但中医只对中晚期贲门癌有效吗？其实中医治未病思想始于《黄帝内经》，强调未病先防、已病早治和既病防变。中医认为，病证在未发之前就早有信息——阴阳气血、症状、舌脉等改变，此时若能在"治未病"思想指导下进行干预，可得到缓解或制止，贲门癌也是如此，中医在其预防上是很有价值的。

贲门癌在我国食管癌高发区的发病率很高，根据肿瘤研治机构的统计，食管癌与贲门癌的比例约为 2 ：1。贲门是一个特殊的解剖部位，是食管进入胃的开口，组织学上食管的鳞状上皮与胃的柱状上皮在此截然分界，其远方 0.5~4cm 的一圈环形区内有不规则分布的贲门腺体，或呈管状，或呈分支状，此区域大多宽约 2cm。早期贲门癌的中心都在食管胃上皮接合线下 1.75cm 范围之内，符合贲门腺的分布区域，因此这些癌起源于贲门腺上皮，组织学全部属于腺癌。从解剖和组织发生学上来说，正确的贲门癌定义是指在胃贲门部，也就是食管胃交界线约 2cm 范围内的腺癌。它是胃癌的特殊类型，应和食管下段癌区分。但是它又和其他部位的胃癌不同，具有自己的解剖学、组织学特性和临床表现。近 30 年来，胃癌总的发病率在持续下降，但是与之相反的是贲门癌相对有所增加，这也提示贲门癌的病因学与胃其他部位的癌有所不同。

由于贲门的解剖特点，其远方即为胃腔，因此不像食管发生癌变后容易产生梗阻，与食管癌相比起来更不易早期发现。贲门区的癌初起体积小时不易造成梗阻，如果出现吞咽困难，癌瘤必定已经进展相当严重，因此早期贲门癌病人缺乏明确的特征性症状。上腹部不适，轻度食后饱胀，消化不良，或心窝处隐痛等，都易与消化系溃疡症状相混淆，直到吞咽困难加重，才被发现。贲门癌另一始发症状是上消化道出血，表现为呕血或柏油样便。由于缺乏梗噎症状，此种病人易被误诊为消化系溃疡出血，往往在外科手术中始被确诊。晚期病人除了吞咽困难，还可出现上腹和腰背的持续隐痛，表明癌瘤已累及胰腺等腹膜后组织，是手术禁忌证。早期贲门癌病人并无阳性体征，中晚期病人可见贫血、低血浆蛋白症、消瘦甚至脱水。如果腹部出现包块、肝大、腹水征、盆腔肿物（肛门指诊），都是不适合手术的指征。

结 肠 癌

一、结肠癌手术后广泛转移

王某，男，66 岁，军人，江苏南京人。2003 年 8 月 18 日初诊。

主诉：右下腹肿块，行结肠根治术后 10 个月。

现病史：2002 年 10 月 18 日因右下腹肿块在西京医院诊为结肠癌，遂于 10 月

23 日行结肠癌根治术，化疗 7 次，今年 4~6 月分别复查 B 超：肝右叶有转移病灶 5.7cm×6.2cm，腹腔腹膜淋巴结转移，右肺转移病灶 1.9cm×2.7cm。现症：全身乏力，头晕目眩，纳食差，呃逆，消瘦，胸痛，夜间低热约 37.3℃，二便调，舌质微暗红，苔黄腻，脉沉细。

诊断：中医：癥瘕。证属：气虚痰阻。

西医：结肠癌手术后广泛转移。

治法：扶正固本，化痰逐瘀。

处方：枳朴六君子汤加味：党参 15g，茯苓 15g，枳壳 12g，白术 12g，陈皮 12g，厚朴 9g，半夏 9g，甘草 6g，黄芪 60g，女贞子 30g，生薏苡仁 30g，乌梢蛇 10g，蜈蚣 2 条，土鳖虫 10g，延胡索 30g。12 剂，每日 1 剂，水煎服。

2004 年 6 月 29 日次诊：服药后目眩消失，夜间发热减少，呃逆减轻，胃脘嘈杂，纳食差，乏力，大便不成形，1 日 1 次，舌质暗，苔微黄腻，脉沉细。处方：上方加黄连 10g，荜澄茄 15g。12 剂，每日 1 剂，水煎服。

2004 年 7 月 13 日三诊：服上药后症状同前。现症：左下腹伤口处疼痛甚，呼吸困难，腰酸，周身不适，睡眠差，纳食仍差，大便稀，每日 1 次，小便多，舌质暗，苔黄厚，脉细数。处方：上方加葶苈子 10g，大枣 3 枚，大腹皮 12g，牛膝 30g，苍术 15g。12 剂，每日 1 剂，水煎服。

2004 年 7 月 20 日四诊：服药后病情平稳，左下腹的伤口处疼痛减轻，呼吸不畅，时有气短，腰酸，周身不适，纳食差，睡眠欠佳，大便成形，舌质淡暗，苔薄黄，脉细数。处方：上方加焦三仙（焦麦芽、焦三楂、焦神曲）各 10g。12 剂，每日 1 剂，水煎服。

上方随证化裁，坚持服用 3 个月后，改用丸剂，每丸 9g，每次 1 丸，早晚各 1 次，以巩固疗效。

按语：枳朴六君子汤是治疗肠胃病的常用方剂，在肠癌的治疗中也是基础方剂之一。素体虚弱，或饮食不节，损伤脾胃，运化失司，水谷精微不能运化输布，以致湿浊内生，日久阴阳失调耗伤正气，正气不足就容易感受外邪，邪毒留滞肠道，日久积聚成块，肿块阻塞肠道，大便变形。常伴有发热，应为癌性发热，具有内伤发热特点，多为持续性低热或中度发热，少数可为高热。病至中晚期，纳谷减少，与脾胃运化功能下降以及肿瘤的慢性消耗有关。再经过手术及多次化疗，正气损耗更甚，故患者常有精神疲惫、气短乏力、明显消瘦、贫血等全身症状。谢老始终抓住脾气损伤、脾气虚弱这一病理特点。用枳朴六君子汤先后随证加减，此方理气健脾，扶正培本；另用乌梢蛇，其性走窜，有祛风通络之功；蜈蚣攻毒散结，通络止痛；土鳖虫破血逐瘀，消积除癥；延胡索理气止痛；女贞子滋补肝肾；黄芪补益脾肺之气；生薏苡仁清热健脾，渗湿止泻。痰瘀聚久化热，酌加黄连清热；荜澄茄行气止痛。腰为肾之府，腰酸加牛膝滋补肝肾；大枣补中益气；苍术燥湿健脾，大腹皮行气导滞，利水消肿；焦三仙（焦麦芽、焦三楂、焦神曲）消积化滞。

二、结肠溃疡型中分化癌手术后肝转移

陈某，女，45岁，干部，已婚，籍贯湖北。2002年11月25日初诊。

主诉：结肠癌手术及化疗后4个月。

现病史：4个月前因右少腹疼痛，可触性包块，便血，于7月初到西京医院病理检查示回盲部结肠溃疡型中—高分化腺癌，侵及肠壁全层。并于7月15日行手术根治，术后化疗3次，最后一次化疗时间为10月24日。结肠镜及病理检查：结肠息肉；未查出癌组织。现无明显不适，精神可，体重增加，二便调，舌质淡，边有齿痕，苔白腻，脉沉细。

诊断：中医：积聚。证属：中气下陷，脾虚瘀阻。

西医：结肠溃疡型中分化癌手术后肝转移。

治法：益气补中，升阳举陷，化瘀通络。

处方：举元煎加味：黄芪60g，太子参30g，升麻10g，白术15g，炙甘草10g，女贞子30g，生薏苡仁30g，生地榆30g，乌梢蛇10g，蜈蚣2条，土鳖虫10g，黄连10g，荜澄茄15g。12剂，每日1剂，水煎服。

2002年12月9日次诊：服上药后无明显不适，继续巩固治疗。现纳寐尚可，小便调，大便干，舌质淡，苔薄黄，脉细滑。处方：上方加乌贼骨15g，浙贝母15g，麦芽30g。12剂，每日1剂，水煎服。

2002年12月23日三诊：服药后无不适，纳食可，大便干，矢气多，舌质淡，苔薄白，脉沉细。处方：上方加白头翁30g。12剂，每日1剂，水煎服。

2003年1月3日四诊：病情平稳，舌质暗，苔白腻，脉沉细。处方：上方加枳壳10g。12剂，每日1剂，水煎服。

2003年1月16日五诊：病情平稳，腰痛。舌紫暗，苔微黄腻，脉沉细。处方：枳朴六君子汤加枳壳12g，厚朴12g，党参30g，炒白术15g，茯苓30g，陈皮10g，半夏12g，黄芪30g，杜仲30g，藿香10g，黄连8g，荜澄茄10g，甘草10g。12剂，每日1剂，水煎服。

2003年3月8日六诊：服药后腰痛减轻，时失眠，舌紫暗，苔白腻，脉细。处方：上方加炒酸枣仁30g。12剂，每日1剂，水煎服。

2003年3月24日七诊：后背部发痒，腰偶见疼痛，纳食可，睡眠可，大小便调，舌质淡，舌体胖，苔白腻，脉沉细。处方：枳朴六君子汤加乌贼骨15g，浙贝母15g，升麻12g，黄芪30g，黄连10g，荜澄茄15g，白头翁30g。12剂，每日1剂，水煎服。

2003 年 4 月 7 日八诊：腰部疼痛，腿肿，纳食可，睡眠可，二便调。处方：上方加乌梢蛇 10g，蜈蚣 2 条，土鳖虫 10g，生薏苡仁 30g。12 剂，每日 1 剂，水煎服。

2003 年 4 月 21 日九诊：后背部尤痒，腰部疼痛，天气变化时明显，睡眠可，苔白腻，脉细数。处方：上方加生地榆 30g，女贞子 30g。12 剂，每日 1 剂，水煎服。

2003 年 5 月 8 日十诊：右侧腰痛（遇气候变化及劳累加重），纳食可，二便调，舌淡红，苔白薄，脉沉细。处方：上方加半枝莲 30g。12 剂，每日 1 剂，水煎服。

2003 年 5 月 22 日十一诊：背痒消失，仍感腰痛，心腹阵痛，饮食、二便正常，舌淡红，苔白薄，脉沉细。处方：上方加炒三仙（炒麦芽、炒山楂、炒神曲）各 12g。12 剂，每日 1 剂，水煎服。

2003 年 6 月 9 日十二诊：腰痛，右侧髂骨处偶然疼痛，小腹不疼，纳食、睡眠可，二便调，舌淡暗，苔薄白，舌体胖，边有齿痕，脉沉细。处方：枳朴六君子汤加太子参 30g，黄芪 60g，女贞子 30g，乌梢蛇 60g，蜈蚣 2 条，土鳖虫 10g，生薏苡仁 30g，黄连 10g，荜澄茄 15g。21 剂，每日 1 剂，水煎服。

2003 年 7 月 3 日十三诊：仍觉腰痛，下腹部有时发胀，其余正常，无不适感，纳食可，二便调，舌淡苔黄，边有齿痕。处方：上方加全蝎 10g，补骨脂 30g。12 剂，每日 1 剂，水煎服。

2003 年 7 月 17 日十四诊：右侧腰痛，午后尿频，排尿通利，天气变化时手术伤口隐痛，纳食可，大便调，舌质淡有齿痕，苔白，脉沉细。处方：上方加沙苑子 30g，白花蛇舌草 30g。12 剂，每日 1 剂，水煎服。

2003 年 7 月 31 日十五诊：服药后腰痛、尿频好转。现症：大便稀溏，每日 2 次，纳食、睡眠可，舌体胖，苔白腻，脉沉细。处方：上方加桃仁 10g，炒麦芽 30g。12 剂，每日 1 剂，水煎服。

2003 年 8 月 14 日十六诊：腰痛、尿频好转。现症：大便时下腹部有坠胀感，便稀，每日 2 次，纳食、睡眠可，脉沉细，舌苔微黄厚腻。处方：上方去桃仁。12 剂，每日 1 剂，水煎服。

2003 年 8 月 28 日十七诊：服药后，原有症状好转，现症见：腰部隐隐作痛，尿频减轻，大便稀不成形，便时自觉下腹部坠胀感，每日 2 次。睡眠、纳食可。舌淡，苔白厚腻。处方：枳朴六君子汤加黄芪 60g，女贞子 30g，生薏苡仁 30g，乌梢蛇 60g，蜈蚣 2 条，土鳖虫 10g，扁豆 30g，黄连 10g，广木香 10g，炒麦芽 30g。12 剂，每日 1 剂，水煎服。

2003 年 9 月 11 日十八诊：服药后症见好转，腰部隐痛稍缓，下腹坠胀感减轻，大便状况稍有改善，畏冷，纳食可，寐安，月经量少、色淡，夜间小便 1 次，舌淡，苔白腻，脉沉细。处方：上方加砂仁 10g，沙苑子 30g。21 剂，每日 1 剂，水煎服。

2003 年 10 月 9 日十九诊：病情有所缓解，上半身发痒（秋季发病），纳食可，睡眠可，小便调，大便干，舌淡，苔白腻，有裂纹，脉沉细。处方：上方加刺蒺藜 30g。12 剂，每日 1 剂，水煎服。

2003 年 10 月 23 日二十诊：服药后症状有所缓解，感觉背部、前胸部瘙痒，入夜甚，怕冷，少腹部微痛，纳食、睡眠可，二便调，舌暗红，苔腻微黄，脉沉细。处方：上方去扁豆、沙苑子，加地龙 15g，乌梅 30g。21 剂，每日 1 剂，水煎服。

2003 年 11 月 27 日二十一诊：服药后症状减轻，现症：前胸、后背瘙痒，入夜甚，怕冷，受冷时脊柱中间稍痛，晚上小腹部疼痛，睡眠饮食可，大便不成形，每日 2 次，小便正常，舌质暗红，苔白腻，边有齿痕，脉细数。处方：枳朴六君子汤加黄芪 60g，女贞子 30g，乌梢蛇 10g，蜈蚣 2 条，全蝎 10g，生薏苡仁 30g，刺蒺藜 30g，黄连 10g。12 剂，每日 1 剂，水煎服。

2004 年 1 月 5 日二十二诊：服药后症见好转，现症：腰痛，小腹胀，大便每日 1 次，睡眠差，难以入睡，纳食可，小便调，左侧小腿隐痛，10 天前曾出现腿抽筋，舌暗红，有齿痕，苔白滑，脉细数。2004 年 1 月 2 日在西京医院做 B 超示肝右后叶实性占位，考虑肝转移瘤。处方：上方加荜澄茄 15g，僵蚕 10g，浙贝母 15g。12 剂，每日 1 剂，水煎服。

2004 年 2 月 9 日二十三诊：大便时干，肛周发胀不适，伴腰疼，左侧下肢疼，纳食可，小便调，舌质暗淡，舌体胖大，边有齿痕，苔白略厚，处方：枳朴六君子汤加乌贼骨 15g，浙贝母 15g，黄芪 60g，女贞子 30g，升麻 15g，黄连 10g，荜澄茄 15g。12 剂，每日 1 剂，水煎服。苦参 30g，大黄 30g，槐角 30g，生地榆 30g，白矾 30g，黄连 60g，黄柏 25g，黄芩 15g。3 剂，煎水外洗。

2004 年 3 月 8 日二十四诊：患者服药后，症状改善不明显。现症：左下肢疼痛，坐位、卧位时均疼痛，尾骨部胀疼，腰疼痛，天凉时加重，纳食可，睡眠差，不能入睡，大便日 1 次，有时不成形，小便调，月经周期规律，但量少，色淡，质均正常，舌质淡，苔边白中间黄腻，脉沉细数。2004 年 3 月 2 日第四军医大学西京医院CT 示：①腰 4、5 椎间盘膨出并突出（中尖型）；②腰 4、5 椎体骨质增生；③腰 3、4，腰 5 骶椎间盘未见异常。处方：参芪地黄汤加黄芪 30g，高丽参^{（另煎兑服）}15g，熟地黄 24g，怀山药 12g，山萸肉 12g，茯苓 10g，泽泻 10g，牡丹皮 10g，杜仲 30g，补骨脂 30g，川续断 15g，狗脊 15g，乌梢蛇 10g，蜈蚣 2 条，全蝎 10g，螃蟹 30g。12 剂，每日 1 剂，水煎服。

2004 年 3 月 22 日二十五诊：腰胀痛，影响睡眠，口干，纳食差，小便频数，大便 2 日未行，舌质暗，体胖，边有齿痕，苔白腻，脉沉细。处方：上方去全蝎加土鳖虫 10g，制马钱子 3g。12 剂，每日 1 剂，水煎服。

1年后随访，病人存活。

按语： 大肠癌初期肿块尚小，仅气血不能通畅，传导不利，多表现为大便习惯的改变，日久则肠道血络受损，可见瘤体溃破、坏死而出现便血。随着癌肿增大，坏死和溃疡灶不断扩大，出血量亦逐渐增多，偶伴有继发感染，常有黏液血便和脓血便。右半结肠癌的瘤体较大，容易发生出血及感染，由于血液与大便混合，因此不容易引起患者注意。左半结肠癌出血量较少，血与大便相混合，色泽为暗红或鲜红色，大出血者较少见。患者素体虚弱，损伤脾胃不能化生精微以生气，气来源不足，手术后又进行化疗，损耗正气过多，气不摄血，便血不止，气不能正常对津液进行输布，则津液聚而成痰，又瘀阻在体内，影响气的生成，中气虚弱不能升提。对本例患者谢老处以举元煎加味为主方。此方为补益类方药，出自《景岳全书》，功用益气升提。原方组成为：人参 10~20g，炙黄芪 10~20g，炙甘草 3~6g，升麻 4g，白术 3~6g。根据恶性肿瘤气虚下陷的特点，首选景岳之方，加重参、芪、升、术、草的剂量，以适应其具体病情。人参、黄芪益气健脾，甘草补中益气，缓急止痛，升麻清热解毒，升举阳气，白术补气健脾，燥湿利水，生地榆凉血止血，乌梢蛇、蜈蚣、土鳖虫破血逐瘀，荜澄茄行气止痛，黄连清热解毒，女贞子滋补肝肾，生薏苡仁利水渗湿。又以枳朴六君子汤及参芪地黄汤加味扶后天，补先天之本。气虚甚者，可重用人参，另加白术、山药、扁豆；脾肾阳虚者，可加补骨脂、菟丝子、益智仁等；血虚者，加当归、白芍、阿胶；阴虚加沙参、麦冬、石斛、生地黄、鳖甲；便脓血者，可加生地榆、槐角、血余炭、侧柏炭；便溏次数多者，可加诃子、升麻、扁豆、赤石脂、补骨脂；便秘者，可加生大黄、枳实或柏子仁、火麻仁、郁李仁；腹部肿块者，可加夏枯草、海藻、昆布、生牡蛎、木鳖子；里急后重者，加川黄连、木香、赤芍；脱肛不收者，加莲子、刺猬皮；小便涩滞者，加猪苓、海金沙；淋巴转移者，加黄药子、石上柏；肺转移者，加鱼腥草、全栝楼；肝转移者，加铁树叶、刘寄奴；腹胀者，加广木香、大腹皮；恶心呕吐者，加姜半夏、姜竹茹；化疗后白细胞偏低者，加仙茅、淫羊藿、羊蹄、黄精、生地黄、女贞子。

以毒攻毒是治疗癌症的方法之一，谢老深谙此道，且用量颇大。例如本案应用了大剂量马钱子。但是对于初学者，还是小心谨慎为好，须遵守药典用药剂量。马钱子能通络止痛，用治风湿顽痹或拘挛麻木；消肿散结，用治外伤瘀肿疼痛及痈疽肿痛。近年用治多种癌肿，有一定疗效。马钱子内服，炮制后入丸、散，每次 0.2~0.6g。大剂量 0.9g。外用：适量，研末撒，浸水，醋磨、煎油涂敷或熬膏摊贴。内服，如按其成分番鳖碱（士的宁）计算，一次量控制在 6mg 为宜。内服一般从小剂量开始，逐渐加量，加至患者感觉肌肉有一过性轻微颤动为最佳有效量，此反应也表明不可再加量。

【经验小结】

分型施治，病证互参

中医学认为本病的发生多因饮食不节，湿热下注，情志抑郁，气机逆乱，气血瘀滞，湿邪毒蕴结于下而引起，而正气亏损，脏腑功能失调则是发病的内在因素。大肠癌的病变以乙状结肠以下（包括直肠和肛管）为多发，多因为平素脾肾不足，或久病不愈或反复发作，而损脾及肾，湿热火毒蕴结更甚，病情日益恶化，或导致气血双亏，脾肾阳虚，虚实夹杂。宋代窦汉卿的《疮疡经验全书》曰："多由饮食不节，醉饱无时，恣食肥腻……任情醉饱，耽色，不避严寒酷暑，或久坐湿地，恣己耽着，久不大便，遂致阴阳不和，关格壅塞，风热下冲乃生五痔。"《证治要诀·积聚》曰："多饮人，结成酒癖，腹肚结块，胀急疼痛。"《外科正宗·脏毒论》曰："生平情性暴急，纵食膏粱，或兼补术，蕴毒结于脏腑，火热流注肛门，结而为肿，其患痛连小腹，肛门坠重，二便乖违，或泻或秘，肛门内蚀，串烂经络，污水流通大孔，无奈饮食不餐，作渴之甚，凡犯此未得见其有生。"《景岳全书·积聚》："凡脾肾不足，及虚弱失调之人，多有积聚之病；盖脾虚则中焦不运，肾虚则下焦不化，正气不行，则邪滞得以居之。"《医部全录·饮食门》："若禀受怯弱，饥饱失时，或过餐五味，鱼腥乳酪，强食生冷果菜，停蓄胃脘，遂成宿滞……或泄或痢，久则积结为癥瘕。"

根据临床表现，结肠癌大致分为以下4个证型：①湿热蕴结：表现为腹痛腹胀，大便滞下，里急后重，大便夹有黏液，时伴有脓血，肛门灼热感，口苦口干，溲短赤，舌质暗红，苔黄腻，脉滑数。②瘀毒内阻：表现为腹痛腹胀，痛有定处，腹有肿块，便下脓血黏液，或里急后重，便秘或便溏，大便扁平或变细，舌质暗红，有瘀斑，苔薄黄，脉弦数。③脾肾亏虚：表现为腹痛下坠，腹部肿块增大，大便频数，便下脓血腥臭，口淡乏味，少气纳呆，腰膝酸软，形神俱衰，舌质淡暗，苔白，脉沉细。④肝肾阴虚（或阴虚内热）：表现为形体消瘦，五心烦热，头晕耳鸣，腰膝酸软，或见盗汗，舌质红或绛，少苔，脉弦细。

健脾为本，瘀毒并治

结肠癌的发病是一个复杂的过程，或先有脾虚，后生实邪，或先有邪侵，脾胃受戕，脾虚总是其中的一个重要病理因素。脾为后天之本，主运化，脾虚则运化失常，精微失布，水湿停蓄，凝而不散，积久酿毒，湿、痰、毒、瘀互结，蕴阻肠腑，为有形实邪，发为本病。因而脾虚与结肠癌的发生发展关系密切，明代张景岳曰："脾肾不足及虚弱失调之人，多有积聚之病。"许多健脾益气药有提高人体免疫功能和自然修复能力的作用，有利于抑制肿瘤的生长，改善患者的体质，促进康复，延长生存期。

谢老根据患者的虚实，补益气血，健脾滋肾以扶正固本，解毒化瘀散结以祛邪，从而使患者气血转旺，抗病能力增强。对手术后化疗的患者，主要是减轻或消除后遗症和控制肿瘤的复发及转移。谢老认为此阶段病情以正虚邪盛为主。气虚为主者，治宜健脾益气；阴虚为主者，治宜养阴生津，清热润燥；邪盛正虚者，在健脾益气、滋阴清热的同时，加用软坚散结的药物。谢老亦指出要抓住除邪务尽这一要点，采用软坚散结法，可邪去正安。

对于一些中晚期的结肠癌，病程迁延日久，正气亏虚无力祛邪，邪气日盛更耗伤正气，病机往往是虚实夹杂，正虚邪盛，近代名医秦伯未强调"治内伤于虚处求实"。补气健脾药首推人参和黄芪，因人参善补五脏之气，守而不走；黄芪补气善走肌表，走而不守。两药相伍，一走一守，动静相合，相得益彰。正如《药镜》所谓"人参养气，无黄芪而力弱"。此外，炒白术、当归、茯苓、薏苡仁、山药等扶正之品均可随证加入。

瘀毒留滞则是引发结肠癌的重要启动因素，是肿瘤形成、生长、转移的直接病理基础，体现于其强侵袭性、快进展性、重消耗性、易转移性和高致命性。《外科正宗》谓："蕴毒结于脏腑，火热流注肛门，结而为肿……凡犯此未得见其有生。"过食肥腻，醇酒厚味，损伤脾胃，运化失司，致湿邪内生，蕴结成痰，积久酿毒，流注结肠；内因情志失调，气滞络瘀，与湿毒互结，浸淫肠道，形成肿瘤。因此，解毒利湿、活血化瘀是本病的重要治法。常用药物有红藤、败酱草、重楼、土贝母、白花蛇舌草、虎杖、八月札、半枝莲等。

调畅气机，复其通降

六腑以通为用，以降为顺，通降是六腑的共同特性。故在治疗上应"通补兼顾不宜滞"。湿、毒、瘀等实邪结阻肠道，滞碍肠道的通畅，气血水湿运行受阻，腑气不利。因而在治疗本病上，有别于其他脏器的肿瘤，特别强调"宜通勿壅，忌投峻猛，缓缓图之，以平为期"，体现了"治中焦如衡，非平不安"的原则。湿痰阻滞、气机不利者可用燥湿化痰、苦辛开泄之品，如五味异功散、连朴饮、平胃散等方剂；瘀血阻络者亦可配伍行气活血药，如川芎、香附、延胡索等，以达气行血亦行之效；胃失和降者，可配伍降气和胃之剂，如旋覆代赭汤、橘皮竹茹汤等；腑气壅实，传导不利者，可伍以通下之法，以求腑气的通畅。

此外，在注重通降功能调畅的同时，仍需注意正邪的关系，制方宜求平和，切忌猛浪攻伐太过，如苦寒易败胃，消伐太过易于耗气，破血之剂易于动血，通下过度则伤阴津等。

结肠癌目前多数是配合手术或化疗进行综合治疗。这样可以减少化疗的副作用和增强机体的抗病能力。应根据患者具体情况辨证论治，以清热解毒、祛瘀散结，实则攻之、虚则补之为治疗原则。

癌症相当于中医之癥瘕疾患，正气虚是其发生的重要因素，结肠癌也不例外。

《医宗必读》曰："积已成也，正气不足而邪踞之。"《外证医案汇编》曰："正气虚则成岩。"都说明正气虚是形成癥瘕的内在因素。正气是人体生命活动的原动力，正气的生成与脾肾关系最为密切，脾肾分别为后天之本与先天之本，患者体弱，生理功能减退，身体抗病能力下降，全身阴阳气血不足，又处于结肠癌晚期，病灶广泛转移，造成机体严重的消耗和损伤，加重了机体免疫能力对肿瘤抑制，正气虚弱，气血衰竭。因此对肿瘤患者的治疗，要注意固本培元。前人有"得胃气则生，失胃气则死""存得一分血，便保得一分命；存得一分津液，便有一分生机"的言论，可见固本培元是影响肿瘤预后和患者生存与否的一个重要方面。生命活动的过程中，气血阴阳是相互依存的，所以也常相互影响，如阳虚多兼气虚，气虚可导致阳虚；阴虚多兼血虚，血虚易致阴虚。因此益气与补阳，补血和滋阴的药物，往往相互为用。"气为血之帅，血为气之母。""善补阳者，必于阴中求阳……善补阴者，必于阳中求阴。"治气虚组方时补气药往往配伍补血药，治血虚组方时补血药配伍补气药，补阴药中宜兼配伍补阳药，补阳药中宜兼配伍补阴药。

近年来，实验研究表明，扶正培本的方药具有以下几方面作用：①提高机体免疫功能，提高淋巴细胞增殖和单核吞噬细胞系统活力，增强对外界恶性刺激的抵抗力；②保护和改善骨髓造血功能，提高血液细胞成分；③提高体液的调节功能，促进垂体—肾上腺皮质功能；④调整患者机体内环腺苷酸和环鸟苷酸的比值（cAMP/cGMP），有利于抑制癌细胞的生长；⑤具有双向调节作用；⑥能提高机体物质代谢；⑦对实验荷瘤动物，某些扶正培本方药能抑制肿瘤的浸润和转移，同时预防肿瘤的发生和发展。

谢远明用药特色

以上2例结肠癌，依次选枳朴六君子汤加味、举元煎加味、参芪地黄汤加味。枳朴六君子汤、举元煎、参芪地黄汤方名相异，但其组方却有共同点，第一，都有人参、黄芪，而且重用，用以培补正气。第二，皆应用了鼓舞胃气、强健脾胃之品。三方主治同为扶正固本，此为大同也，不同之处，在于佐、使遣药各有千秋，根据病情而定，如影随形焉，此为小异也。

【学堂笔记】

古代中医文献中，属于"肠覃""肠风""肠澼""脏毒""锁肛痔""滞下""下痢""下血"等疾病范畴。其中肠覃一名与肠癌颇为近似。肠覃（在此覃字读音为xun，四声，与蕈同），中国古代病名。蕈为高等菌类，生长在树林里或草地上，由帽状的菌盖和杆状的菌柄构成。

《灵枢·水胀》曰："肠覃者，寒气客于肠外，与卫气相抟，气不得荣，因有所系，癖而内著，恶气乃起，息肉乃生。其始生也，大如鸡卵，稍以益大，至其成，如怀子之状，久者离岁，按之则坚，推之则移，月事以时下，此其候也。"治宜攻坚散寒，行气活血。

《灵枢·五变》曰："人之善病肠中积聚者……则肠胃恶，恶则邪气留止，积聚乃伤，肠胃之间，寒温不次，邪气稍至，蓄积留止，大聚乃起。"《诸病源候论》曰："瘕者，寒温失节，致脏腑之气虚弱而饮食不消，聚结于内，染渐生长块段，盘牢不可动者，是瘕也。"《血证论》曰："脏毒者，肛门肿硬，疼痛流水。"《外科大成》曰："锁肛痔，肛门内外如竹节锁紧，形如海蛇，里急后重，便粪细而带扁，时流臭水，此无治法。"《脾胃论》："其症里急后重，欲便不便，或白或赤，或赤白相半，或下痢垢浊，皆非脓而似脓者也……毒聚肠胃，将肠胃膏脂血肉，蒸化为脓，或下如烂瓜，或如屋漏水，此腐肠溃胃之证候……此非寻常治痢之法所能克也。"《医宗金鉴》曰："此病有内外阴阳之别。发于外者，由醇酒厚味，勤劳辛苦，蕴注于肛门，两旁肿突形如桃李，大便秘结，小水短赤，甚则肛门重坠紧闭，下气不通，刺痛如锥……发于内者，兼阴虚湿热下注肛门，内结蕴肿，刺痛如锥……大便虚秘。"《证治准绳·诸血门》曰："脏毒腹内略疼，浊血兼花红脓并下，或肛门肿胀，或大肠头突出，大便难通。"《证治要诀·大小腑门》曰："诸病坏证，久下脓血，或如死猪肝色，或五色杂下，频出无禁，有类于痢。"

肠癌指的是大肠癌。大肠癌包括结肠癌和直肠癌，是起源于大肠黏膜上皮的恶性肿瘤，是最常见的消化道恶性肿瘤之一。本病的好发部位依次为直肠、乙状结肠、盲肠、升结肠、降结肠、横结肠。随着年龄的增长发病率有所增高。随着人类寿命延长，老龄患者越来越多，大肠癌的发病率及死亡率在我国乃至全世界有逐渐上升的趋势，是常见的十大恶性肿瘤之一。据世界肿瘤流行病学调查统计，不同地区，不同种族大肠癌的发生率不尽相同，美国、加拿大、丹麦、卢森堡、新西兰等西欧、北美等国家大肠癌发病率最高，在美国，约6%的人群在其一生中会患本病，死亡率仅次于肺癌；日本、智利、非洲等国家和地区则低。我国有关资料显示，大肠癌发病率在全部恶性肿瘤中占第4~6位，而且有逐渐增多的趋势，以经济发达的上海、浙江、福建等地为高发区。城市较农村高，大城市又较中小城市高。中国和日本大肠癌发病率低于美国，但移居到美国后，移民的第2代发病率明显上升，接近于当地居民，高位结肠癌偏多，发病部位及分布也与当地居民相似。根据大肠癌流行病学特点，认为大肠癌发病与环境因素、生活习惯、饮食习惯有明显关系。研究各种环境因素的影响，有关饮食因素的研究最受重视，调查资料显示高发病率国家的饮食具有高脂肪、高动物蛋白，尤其是牛肉、少纤维及精制碳水化合物，也就是所谓的"西方饮食化"的特点，其中高脂肪饮食的影响最为明显。膳食中的高脂肪与大肠癌，特别是左半结肠癌的发病关系较密切。根据多年来各个国家调查资料显示，在膳食成分中脂肪、动物蛋白摄入量高的发达国家和地区，大肠癌发病率与

中篇

谢远明临证验案

结肠癌

161

食物中的脂肪及蛋白摄入量呈正相关。6%~10% 的大肠癌与遗传有关，同一家族中有多个大肠癌患者的文献屡见不鲜。大肠慢性炎症尤以溃疡性结肠炎与大肠癌关系最为密切，其发生大肠癌的危险性比同年龄组人群高 5~11 倍。另外大肠腺瘤、血吸虫病、放射线损害等因素与大肠癌关系也很密切。

大肠癌生长相对缓慢，早期无明显症状，临床表现和肿瘤的部位、大小以及肿瘤继发变化有关。左侧大肠的管腔不如右侧宽大，因此梗阻症状比右侧大肠癌多见。右侧大肠相对宽大，肠腔内容物为流体状态，而且吸收功能较强，临床症状以中毒症状、贫血、腹部包块为主。据临床表现出现的频度，右侧结肠癌依次以腹部肿块、腹痛及贫血最为多见。左侧结肠癌依次以便血、腹痛及便频最为多见，直肠癌依次以便血、便频及大便变形多见。

排便习惯的改变常常是最早出现的症状。肿瘤本身分泌黏液以及继发炎症改变不仅使黏液粪便增多，而且刺激肠蠕动，使排便次数增多，粪便不成形或稀便，病灶越低症状越明显，排便前可有轻度腹痛，患者的症状常被误诊为肠炎及痢疾而延误治疗。随着病变的发展而引起轻度肠梗阻时，则可见稀便和便秘交替出现。肿瘤表面与粪便摩擦容易出血，远段大肠中粪便较干硬，故便血多见。左半大肠癌出血量较多，多为肉眼血便。直肠癌常因肿瘤表面继发感染出现脓血大便，而右半结肠大便为流体状态，故出血量较少，且由于混于粪便中色泽改变，有时呈果酱状，肉眼血便较少见，大多数患者为隐血阳性。腹痛早期即可出现，隐痛易被忽视。肿瘤部位因肠蠕动加强，肿瘤表面分泌物增加及继发炎症更加刺激肠蠕动可致腹痛，肿瘤生长到一定体积或浸润肠壁致肠管狭窄引起肠梗阻时可出现阵发性腹部绞痛，少数患者因肿瘤出现穿孔可引起急性腹膜炎。有部分结肠癌患者确诊时，已经触及腹部肿块，结肠癌恶性程度相对其他消化道肿瘤低，局部生长到一定体积时可无扩散。贫血的原因主要是癌肿出血、慢性失血。多见于右半结肠癌，在病程晚期，贫血与营养不良、全身消耗有关，此时患者伴有消瘦乏力、低蛋白血症等衰弱表现。

直 肠 癌

一、直肠癌手术后

李某，男，53 岁，干部，青海省工商银行职工。2003 年 8 月 31 日初诊。

主诉：便血 3 个月。

现病史：患者于 3 个月前出现大便带血，在青海医学院附属医院做直肠癌切除手术，术后放疗 20 次。现症：大便不利，每日排便 7~8 次，有下坠感，纳差，大便有时发黑，舌质暗红，苔白腻，脉弦细。

诊断：中医：便血。证属：气虚下陷，湿热瘀互结。

西医：直肠癌手术后。

治法：益气升阳，扶正培本；佐以清热燥湿，化瘀通络。

处方：举元煎加味：党参 30g，黄芪 30g，升麻 10g，白术 15g，甘草 10g，生薏苡仁 30g，生地榆 30g，苦参 30g，女贞子 30g，乌梢蛇 10g，蜈蚣 2 条，土鳖虫 10g，焦山楂 30g，扁豆 15g。12 剂，每日 1 剂，水煎服。

2003 年 11 月 2 日次诊：服药后黑便基本消失，仍有大便黏滞不爽，每日 7~8 次，下坠感明显，纳眠尚可，小便调，舌质红，苔微腻，脉弦细。处方：上方加黄连 16g，荜澄茄 15g。12 剂，每日 1 剂，水煎服。

2003 年 11 月 13 日三诊：服药后精神好转，上症均有所减轻。舌暗，苔白腻，脉弦。处方：上方加全蝎 15g。12 剂，每日 1 剂，水煎服。

2003 年 12 月 16 日四诊：服药后大便下坠感明显减轻，大便次数仍多，大便成形，纳食正常，舌质暗，苔白腻，脉沉细。处方：枳朴六君子汤加味：太子参 40g，炒白术 15g，茯苓 30g，陈皮 10g，法半夏 10g，枳壳 12g，厚朴 12g，乌梢蛇 10g，蜈蚣 15g，土鳖虫 10g，全蝎 10g，黄连 15g，荜澄茄 15g，黄芪 60g，女贞子 30g，生薏苡仁 30g，甘草 10g。12 剂，每日 1 剂，水煎服。

2004 年 1 月 9 日五诊：自诉腹胀，略有腹痛，纳食减少，食后胀甚，大便不利，每日 5~6 次，舌质暗红，苔白腻，脉弦。处方：枳朴六君子汤加味：党参 30g，炒白术 15g，茯苓 30g，陈皮 10g，法半夏 12g，枳壳 15g，厚朴 10g，生薏苡仁 30g，木香（后下）15g，沉香 10g，砂仁（后下）10g，丹参 30g，黄芪 60g，女贞子 30g，黄连 10g，荜澄茄 15g，槟榔 30g，莱菔子 30g。12 剂，每日 1 剂，水煎服。

2004 年 1 月 21 日六诊：腹泻，胃脘及腹部胀痛，纳差，肠鸣，舌暗苔腻，脉沉弦。处方：香砂六君子汤加味：木香（后下）10g，砂仁（后下）10g，枳壳 15g，厚朴 10g，丹参 30g，檀香 10g，蜈蚣 2 条，沉香 10g，黄连 15g，荜澄茄 15g，黄芪 30g，全蝎 10g，女贞子 30g，莱菔子 30g。12 剂，每日 1 剂，水煎服。

2004 年 2 月 4 日七诊：腹胀疼痛减轻，纳可，手术吻合口有红肿痛感，舌暗苔白，脉沉弦。处方：香砂六君子汤加黄芪 60g，女贞子 30g，生薏苡仁 30g，黄连 10g，荜澄茄 15g，蜈蚣 2 条，土鳖虫 10g，忍冬藤 30g，白头翁 30g。12 剂，每日 1 剂，水煎服。

2004 年 3 月 10 日八诊：服药后无腹痛，纳眠尚可，大便次数无规律，舌质略暗，苔白腻，脉弦细。处方：上方加枳壳 15g，川厚朴 15g，全蝎 10g，白花蛇舌草 30g。12 剂，每日 1 剂，水煎服。并配丸药：冬虫夏草 6g，西洋参 15g，生薏苡仁 30g，乌梢蛇 12g，蜈蚣 2 条，土鳖虫 10g，全蝎 10g，枳壳 30g，白术 15g。21 剂，研为细末，炼蜜为丸，每丸 9g，每日 1 丸，早晚各 1 次，温开水冲服。

2004 年 4 月 26 日九诊：服药后症状均好转，每日大便次数仍为 8~9 次，纳食尚可，睡眠佳，小便调，舌质略暗，苔白厚腻，脉弦细。处方：枳朴六君子汤加黄芪 60g，女贞子 30g，生薏苡仁 30g，砂仁 10g，乌梢蛇 10g，蜈蚣 2 条，土鳖虫 10g，全蝎 10g，生地榆 30g，白头翁 30g，黄连 10g，荜澄茄 15g。另配胶囊：冬虫夏草 10g，西洋参 15g，黄芪 60g，女贞子 30g，生薏苡仁 30g，枳壳 15g，白术 15g，乌梢蛇 10g，蜈蚣 2 条，全蝎 10g，土鳖虫 10g。3 剂，为细末，装 0 号胶囊，每次 6 粒，每日 3 次。

2004 年 5 月 16 日十诊：大便次数仍多，不成形，每日 8~9 次，其余无特殊不适，舌质暗红，苔白厚，脉弦细。处方：枳朴六君子汤加黄芪 60g，女贞子 30g，乌梢蛇 10g，蜈蚣 2 条，土鳖虫 10g，生薏苡仁 30g，砂仁 15g，重楼 10g，全蝎 10g，浙贝母 15g。12 剂，每日 1 剂，水煎服。

服药后有效，随证增减，坚持 1 年，病情稳定，可做一般事情。

按语：患者直肠癌术后顽固腹泻，第一个原因是直肠癌切除手术损伤，另外术后放疗 20 次，使得机体正气损耗太多，升发失司，水谷不化，清阳下陷，升降失调，清浊混杂而下，故每日排便 7~9 次。脾气虚弱，统血失职，故便血；脾虚中气下陷，排便有下坠感；苔白腻，脉弦，乃脾虚肝郁之象。再加上调养不当，内伤饮食、感受外邪、机体阳气不足、情志失调等雪上加霜，致使病情加重。谢老用举元煎加味，举元煎出自明代医家张景岳所著之《景岳全书》，适用于中阳不足，气虚下陷等症。方中用人参、黄芪、白术、炙甘草益气补中，摄血固脱，辅以升麻升阳举陷。另加生薏苡仁健脾利水渗湿；女贞子滋补肝肾；乌梢蛇、蜈蚣、土鳖虫活血化瘀通络；生地榆凉血止血；苦参清热燥湿；焦山楂消食化积；白扁豆健脾化湿；黄连清热燥湿，泻火解毒；荜澄茄温中散寒，行气止痛；全蝎息风镇痉，攻毒散结，通络止痛。继之改用枳朴六君子汤、香砂六君子汤，枳实破气消积，化痰除痞；厚朴行气燥湿消积；六君子汤健脾益气，燥湿化痰；木香行气止痛，健脾消食；沉香行气止痛，温中止呕；砂仁醒脾和胃气；丹参活血凉血；槟榔行气利水消积；莱菔子消食除胀，降气化痰；香附行气解郁止痛；檀香行气止痛，散寒调中；白头翁清热解毒，凉血止痢；白花蛇舌草清热解毒，利湿通淋。

二、直肠癌手术后盆腔转移

黄某，女，68 岁。2000 年 3 月 24 日初诊。

主诉：双侧腹股沟肿块 2 月余。

现病史：1998 年 6 月因直肠癌在西安市第一医院进行根治术。术后介入治疗 1 次，化疗 1 个疗程，2 个月前左下肢、脐以上肿胀疼痛，左侧呈条束状，右侧 3cm×3cm 大小，压痛（+），少腹胀闷，纳差，困乏，肛周疼痛，舌质略暗，苔白腻，脉弦滑。

诊断：中医：肠癌；癥瘕。证属：气虚邪实。

西医：直肠癌手术后盆腔转移。

治法：扶正固本，软坚散结。

处方：举元煎加味：党参 30g，黄芪 30g，升麻 10g，白术 15g，甘草 10g，苦参 30g，薏苡仁 30g，生地榆 30g，乌梢蛇 10g，蜈蚣 2 条，土鳖虫 10g，穿山甲 10g，生牡蛎 30g，夏枯草 30g，土贝母 15g。12 剂，每日 1 剂，水煎服。

2000 年 4 月 10 日复诊：服药后腹胀减轻，局部疼痛略减，纳食增加，精神好转，每日大便 5~6 次，舌质略暗，苔白腻，脉弦滑。处理：上方加女贞子 30g，重楼 15g。12 剂，日 1 剂，水煎服。

服药后诸证减轻，原方隔日 1 剂，坚持服用 1 年半，病人无大恙。

按语： 本病为直肠癌术后盆腔转移，正气损伤，癥瘕积聚，邪实在身。谢老以举元煎加减，人参、黄芪、白术、炙甘草益气补中，摄血固脱，辅以升麻升阳举陷，生薏苡仁健脾利水渗湿，生地榆凉血止血，苦参清热燥湿，乌梢蛇、蜈蚣、土鳖虫活血化瘀通络，生牡蛎软坚散结，穿山甲配伍贝母、夏枯草活血消癥。积者有形，积块固定不移，痛有定处，病在血分，属于脏病。患者直肠癌术后，介入治疗 1 次，化疗 1 个疗程，正气大虚，治宜扶正培本为主，酌加理气化瘀消积之品，切忌攻伐太过。

三、直肠癌术后复发

薛某，男，56 岁，西安市文苑酒店职工，家住西安市北关青松小区。1999 年 8 月 26 日就诊。

主诉：直肠癌术后半年。

现病史：半年前，患者腹痛，在西安交通大学医学院第二附属医院诊断为直肠癌，即行根治术，化疗 4 次。近期出现少腹疼痛，呈阵发性，可自行缓解，大便正常，无便血，纳可，精神正常，触诊右下腹可及 2.5cm×3cm 大小肿块，质硬，推之不移，舌质暗红，苔白，脉弦细。

诊断：中医：肠癌。证属：脾气虚弱，气阴不足，瘀阻经络。

西医：直肠癌手术后复发。

治法：扶正培本，益气养阴，兼化瘀通络。

处方：枳朴六君子汤加味：党参 15g，茯苓 15g，枳壳 12g，白术 12g，陈皮 12g，厚朴 9g，半夏 9g，甘草 6g，黄芪 30g，女贞子 30g，升麻 12g，生薏苡仁 30g，生地榆 30g，乌梢蛇 10g，蜈蚣 2 条，土鳖虫 10g。12 剂，每日 1 剂，水煎服。

1999 年 9 月 9 日次诊：诉服药后症减，腹部仍感灼痛，心慌，舌暗红苔薄白有齿痕，脉弦细。处方：上方加白芍 30g。12 剂，每日 1 剂，水煎服。

1999 年 10 月 21 日三诊：诉服上药后精神好转，仍感右下腹隐痛，食欲正常，小便频，大便每日 4 次，舌脉同上。处方：上方加延胡索 30g，三七 10g，槟榔 30g。12 剂，每日 1 剂，水煎服。

1999 年 11 月 25 日四诊：服药后少腹痛继减，触及肿块明显缩小。精神好，偶感头昏，昨日测血压：170/105mmHg。处方：上方去三七，加生石决明 30g，珍珠母 30g。12 剂，每日 1 剂，水煎服。

1999 年 12 月 10 日五诊：服药后少腹右侧肿块及疼痛同时消失，头昏明显减轻，测血压 152/90mmHg。舌脉改善，为巩固疗效，继服上方 24 剂，1 个月后家属来告，患者无特殊不适，已能正常上班。分别于 2000 年、2001 年、2002 年每年随访 1 次，连续 3 年，病人安然无恙。

按语：《证治汇补·腹痛》曰："腹痛乃脾家受病，或受有形而痛，或受无形而痛。"《医学真传·心腹痛门》曰："夫痛则不通，理也。但通之法各有不同，调血以和气，通也……虚者助之使通。"本案患者直肠癌术后，化疗 4 次，正气大伤，故治疗应扶正培本，化瘀通络。枳壳理气导滞，除胀；厚朴疏利气机，行气除胀；六君子汤健脾益气，化痰祛湿；黄芪健脾益气；女贞子滋补肝肾；升麻清热解毒，升举阳气；生地榆凉血止血；生薏苡仁健脾利水渗湿，乌梢蛇、蜈蚣、土鳖虫活血化瘀通络。白芍养血柔肝止痛，延胡索理气止痛，槟榔行气利水消积，三七化瘀止血，活血定痛；头昏乃肝风内动，生石决明、珍珠母平肝潜阳，清肝明目。

四、直肠高分化腺癌

郭某，女，55 岁，西安市，退休职员。2013 年 7 月 15 日初诊。

主诉：肛门肿胀 15 天。

现病史：15 天前患者因肛门肿胀，行肠镜检查示直肠癌，活检病理提示直肠高分化腺癌，肿瘤系列：CEA 205.24ng/mL，CA19-9 1648.10U/mL；上腹部 CT 示肝脏多发结节影，考虑转移。现症：肛门肿胀，大便不成形，1 日 2~4 次，纳食尚可，睡眠浅，易惊醒，小便正常。舌暗微红，苔白厚腻，脉沉细。

诊断：中医：肠癌　证属：气虚邪实。

　　　　西医：直肠高分化腺癌。

治法：扶正固本，软坚散结。

处方：举元煎加味：党参 30g，黄芪 30g，升麻 10g，炒白术 15g，乌梢蛇 10g，土鳖虫 10g，蜈蚣 2 条，生薏苡仁 30g，夏枯草 15g，蒲公英 15g，重楼 10g，炙甘草 10g。4 剂，每日 1 剂，水煎服。

2013 年 7 月 19 日次诊：服药后肛门肿胀减轻，右侧臀部微有不适，大便不成形，1 日 3~6 次，矢气多，时有排便感，胃脘有下坠感，双下肢乏力，食纳差，眠浅易醒，小便不利，量少。舌质暗微红，苔白厚腻，脉沉细。处方：上方加土贝母 10g，茯苓 30g，白茅根 30g。7 剂，每日 1 剂，水煎服。

2013 年 7 月 26 日三诊：病史同前，大便不调，每日 1~4 次，便意时作。纳食尚可，睡眠欠佳，小便正常。舌质暗红，苔白厚腻，脉弦细。处方：上方加干姜 10g。7 剂，每日 1 剂，水煎服。

2013 年 8 月 2 日四诊：口干、口苦，欲饮，肛门不适，坐卧不适，时有便意，大便成形，次数不固定，小便频，尿不尽。纳食尚可，睡眠差，易醒。舌暗微红，苔白厚腻，脉弦细。上方加荷叶 30g。7 剂，每日 1 剂，水煎服。痔疮宁栓 1 盒，每次 1 粒，外用。

2013 年 8 月 9 日五诊：服药后肛门不适减轻，大便不成形，偶尔便血，口干、口苦，双下肢乏力，纳食尚可，睡眠差，易醒，小便尿不尽。舌质暗微红，苔白腻，脉弦细。处理：上方去干姜，加三七 10g。7 剂，每日 1 剂，水煎服。痔疮宁栓 2 盒，每次 1 粒，外用。

2013 年 8 月 16 日六诊：肛门不适，口干、口苦，欲饮，双下肢乏力，近 5 日无便血，大便不成形，纳食尚可，睡眠可，小便尿不尽。舌暗略红，苔白腻，脉弦细。处理：上方加西洋参 5g^{（另煎兑服）}。7 剂，每日 1 剂，水煎服。

2013 年 8 月 23 日七诊：服药后仍然乏力，肛门不适，大便不成形，1 日 1~3 次，伴呃逆，胃脘略胀，口干、口苦，纳食尚可，睡眠可，小便正常。舌质略暗微红，苔白腻，脉弦细。处理：上方加柴胡 12g，白芍 18g，蒲公英 15g。7 剂，每日 1 剂，水煎服。

2013 年 8 月 30 日八诊：服药后前症稍减轻，纳食尚可，睡眠欠佳，易醒，醒后入睡困难，舌质暗略红，苔白腻，脉弦细。处理：上方加酸枣仁 30g，川芎 10g，知母 10g，蒲公英增至 20g。7 剂，每日 1 剂，水煎服。痔疮宁栓 2 盒，每次 1 粒，外用。

2013 年 9 月 6 日九诊：服药后乏力，肛门不适，呃逆、口干、口苦较前减轻，纳食尚可，睡眠一般，多梦，大便基本成形，1 天 2 次，小便尿不尽。舌质略暗红，苔白腻，脉弦细。处理：上方柴胡增至 15g，加黄芩 10g，鸡内金 15g。7 剂，每日 1 剂，水煎服。痔疮宁栓 2 盒，每次 1 粒，外用。

2013 年 9 月 13 日十诊：病史同前，纳可，睡眠可，大便基本成形，1 天 1 次，色黑红，小便正常。舌质暗略红，苔白略腻，脉弦细。处理：上方加荷叶 30g，藿香 15g。7 剂，每日 1 剂，水煎服。

2013 年 9 月 20 日十一诊：服药后肛门不适、腹胀、呃逆、口干、口苦继续减轻，大便基本成形，小便仍有尿不尽、尿急、尿频，纳可，睡眠改善。舌质暗略红，苔白略腻，脉弦细。查腹部 B 超示肝内多发实性占位，肝转移癌？胸部及肝胆脾 CT 示：①双肺多发结节转移瘤；②肝内多发团块转移瘤。处理：上方加浙贝母30g，乌贼骨 30g，白及 10g，枳壳 15g，厚朴 15g。7 剂，每日 1 剂，水煎服。

2013 年 9 月 27 日十二诊：肛门不适，口干、口苦时作，偶有右胁下疼痛，纳可，睡眠可，二便正常。舌暗红，苔白略腻，脉弦细。处理：上方去枳壳、厚朴、乌梢蛇、蜈蚣、土鳖虫、夏枯草，白及增至 15g，乌贼骨 40g。17 剂，每日 1 剂，水煎服。

2013 年 11 月 10 日十三诊：服药后患者自觉四肢乏力，肛门不适、口苦缓解，仍有口干，纳可，睡眠一般，大便干，小便正常。舌质红，苔薄白，舌边有齿痕，脉弦细。处方：上方去柴胡、黄芩、三七，西洋参加至 30g^{（另煎兑服）}，麦冬 30g，玄参 30g，桃仁 10g，火麻仁 30g。17 剂，每日 1 剂，水煎服。

2 年后随访，患者仍健在。

按语：本例为直肠癌，中医称之为"癥瘕"，主要病因为正气亏虚，气滞、痰湿、瘀血、热毒等病邪搏结，留滞不去，以致脏腑气血阴阳失调，聚而成癥。临床上正气虚弱较多见，《灵枢·百病始生》指出"壮人无积，虚则有之"，所谓"邪之所凑，其气必虚"。以举元煎大补中气，中气升则脏腑得以托举，下坠感自除。《杂病源流犀烛·积聚癥瘕痃癖源流》曰："邪积胸中，阻塞气道，气不得通，为痰、为食、为血，皆得与正相搏，邪既胜，下不得制之，遂结或形而有块。"加乌梢蛇、蜈蚣、土鳖虫，以去有形之邪，瘀血去则新血生。《仁斋直指附遗方论》曰："癌者上高下深，岩穴之状，颗颗累重，热毒深藏。"方中加夏枯草、蒲公英、重楼以清热散结，消肿止痛。治疗癌症一般注重顾护正气，攻伐之药用之不多，正如《素问·六元正纪大论》所云："大积大聚，其可犯者，衰其大半而之。"

【经验小结】

直肠癌是指直肠黏膜上皮在环境或遗传等多种致癌因素作用下发生的恶性病变，预后不良，死亡率较高。其病大多以本虚标实为特点，本虚多为脾虚胃弱或脾肾两虚，标实多属湿热，瘀毒为患。故治疗当标本兼顾。直肠癌病理机制为脾虚，肾亏，正气不足，甚至说"阳虚"乃本病之根本；湿热、火毒、瘀滞乃病之标。所以治疗直肠癌方药应体现出扶正固本、健脾理气、温阳益肾、化瘀通络、软坚散结、清热燥湿，即攻补兼施之原则。

凡积病多体虚，由虚而致积，因积而益虚，二者互为因果关系，虚是根本。肿瘤的治疗大法，补益之法应贯彻治疗始终。正如明代薛己在《薛氏医案》中记录："服克伐剂，反大如覆碗，日出清脓，不敛而殁。"在直肠癌治疗方面，临床以中晚期居多，常见类型可分为脾虚湿毒型、瘀毒内积型、癌毒泛滥型。从整体来看，是本虚标实，治疗原则不外扶正培本、益气养阴；兼化瘀通络、清热燥湿、软坚散结诸法，即攻补兼施之法。邪气实而正气虚的病，需要攻邪，但单用攻下就会使正气不支，单用补益又能使邪气更为壅滞，所以须用攻中有补，补中有攻的攻补兼施法，使邪气去而正气不伤。

谢远明用药特色

首选补益剂。直肠癌本身耗损机体正气，再加上手术、化疗，更使正气损伤，所以筛选补益方剂举元煎和枳朴六君子汤，并在此二方基础上加味。

遣药有两层意思，第一，在原方补益剂基础上增加补益气血之品。这是十分必要的，因为该病的特点是虚上加虚，故治疗中就要补上加补。第二是在主方基础上，根据不同症状，不同病机，加味不同药物，既有清泄排毒，化瘀抗癌，又有通经活络、软坚散结等类。

【学堂笔记】

有关直肠癌的论述早有记载。在中医古籍文献中，虽没有结肠癌、直肠癌的名称，但类似直肠癌的症状表现和诊断治疗都有许多记载，见于古代医书中的"肠覃""脏毒""锁肛痔""肠风""下血""肠澼"等病名中。我国最早的医学书《灵枢·水胀》记述了"肠覃"是由外邪入侵，抵抗力低下，邪气内著不去，以致"恶性乃起，息肉乃生"。隋代医学家巢元方在《诸病源候论》中也指出腹中包块固定而不移动，聚结成块的叫"癥"，是脏腑之气虚弱而饮食不消化引起；在明代《外科正宗》一书中更提出由于蕴毒火热等因素在脏腑聚结为肿，并在当时提出凡犯这种病的没见有生存的，说明这种病在当时难治且预后不良。

直肠，包括结肠在内，发病原因大致有以下三点：①忧郁思虑，紧张辛劳。这是结肠癌、直肠癌发病的内因。中医指出忧思抑郁，劳作辛苦都可引起脾胃失和而致湿热邪毒蕴结，乘虚下注肠道，结为肿瘤。中医认为正气内虚、湿热蕴结、瘀毒内阻是结肠癌、直肠癌的主要形成机制。因此，在日常生活中，遇事要情志开朗、劳逸结合为好。②只贪口福，引生"脏毒"。宋代医学家窦汉卿早就提出"恣食肥腻"是本病病因之一，所谓"恣食肥腻"就是随意大吃肥肉油腻的食物，只贪"口福"，忘了胃肠，这与西医学研究不谋而合，西医学研究认为，高脂肪、高蛋白食物刺激胆酸分泌，大肠中厌氧细菌与胆酸分解成不饱和的多环烃，这种多环烃是致癌物质，加上饮食中纤维素少，大便在大肠中存留时间长，致癌物质浓度高，所以很容易诱发结肠癌、直肠癌。③饮食不节，损伤胃肠。中医认为如果不注意饮食卫生，饮食不加节制，暴饮暴食，这些都能损伤脾胃消化功能，产生消化障碍，大便不规律，湿热蕴结大肠，久而久之引起肠癌，所以"醉饱无时，饮食不节"也是中医结肠癌、直肠癌的病因之一。类似描述很多，说明结肠癌、直肠癌早已存在，不过今日医学进步，能早期发现，早期治疗，预后也彻底改观了，只要发现得早，结肠癌、直肠癌是完全可以治好的。

直肠癌是胃肠道中常见的恶性肿瘤，发病率仅次于胃和食管癌，是大肠癌的最常见部分（占65%左右）。绝大多数病人在40岁以上，30岁以下者约占15%。男性较多见，男女之比为2~3：1，直肠癌是一种生活方式病。目前，它已在癌症排行榜中跃居第2位了，所以饮食和生活方式是癌症的祸根。由于成因和症状相似，直肠癌通常和结肠癌被一同提及。其病因到目前为止仍然不十分明了，不过多数认为与食物或遗传有关。最近10多年来，各方面研究证明，酸性食品的摄入是导致癌症的元凶，癌症在酸性体质中易发。在食物方面，人们对于肉类、蛋白质、脂肪的摄取量提高很多，大肠癌有明显增加的趋势，30几岁就患直肠癌的病人也不少。饮食与致癌物质在直肠癌变中也占有一定比重，流行病学研究显示，结肠癌、直肠癌的发生与经济状况、饮食结构有明显的联系。经济发达地区，饮食中动物脂肪和蛋白质所占比例高、纤维素含量低的地区发病率明显高。饮食结构与发生结肠癌、直肠癌的确切机理尚不完全清楚，一般认为可能与动物脂肪的代谢产物、细菌分解产物以及由于低纤维素饮食状态下，肠蠕动减慢，肠道的毒素吸收增加等因素有关。

遗传因素也是很重要的，除了家族性息肉病或溃疡性结肠炎恶变引起的结直肠癌患者外，在其他结直肠癌患者中，有5%~10%的患者有明显的家族肿瘤史，统称为遗传性非家族息肉病性结直肠癌，又称Lynch综合征。具体表现为：①家庭成员中有3人以上患有结直肠癌，其中两人以上为同一代；②至少相近的两代人均有发病；③其中至少有1人是在50岁以前诊断为结直肠癌。

直肠癌病理：①早期直肠癌：早期直肠癌系指癌灶局限于直肠黏膜层和黏膜下层内的病变，一般无淋巴结转移，但癌肿侵至黏膜下层者，有5%~10%可发生局部淋巴结转移。大体所见可分为3型：A.息肉隆起型：外观为局部隆起的黏膜，可有蒂或亚蒂或呈现广基3种情况，此型多为黏膜内癌；B.扁平隆起型：黏膜略厚，表面不突起或轻微隆起，呈硬币状；C.扁平隆起伴溃疡：如小盘状，表面隆起而中心凹陷，见于黏膜下层癌。②中晚期直肠癌：中晚期直肠癌系指癌组织浸润超过黏膜下层，达肌层及浆膜者，常伴有局部淋巴结转移。可分为3型：A.隆起型：特点为肿瘤向肠腔内生长，状似菜花或息肉样，边界清楚，可有蒂或亚蒂或呈现广基3种；B.溃疡型：又称局限溃疡型，状如火山口，形状不规则，边缘隆起，此型肿瘤组织向肠壁深部生长，易侵犯邻近器官与脏器或发生穿孔。③浸润型：浸润生长为本型的特点，临床上可分成 2 种亚型，即浸润溃疡型和弥漫浸润型。前者肿瘤向肠壁深层浸润，与周围分界不清；后者主要在肠壁内浸润生长，有明显的纤维组织反应，易引起肠管环状狭窄。本型恶性程度较高，较早出现淋巴结转移，预后较差。

肾　癌

一、右肾癌

刘某，男，74 岁，陕西蓝田人。2000 年 3 月 2 日初诊。

主诉：血尿半年余。

现病史：半年前因尿血，右侧腰部肿块，曾在某医院诊断为右侧肾癌。经保守治疗（缺治疗详细过程），血尿、右侧腰部肿块较前减轻。自觉右侧肢体活动不利，语言不清，思维正常，纳少，精神尚可，舌质暗红，黄白苔，脉滑数。

诊断：中医：肾积。证属：肾阴亏损，湿热瘀毒。

　　　　西医：右肾癌。

治法：益气养阴，扶正固本，佐以化瘀解毒。

处方：参芪地黄汤加减：人参$^{（另煎兑服）}$15g，黄芪 30g，山药 15g，茯苓 15g，五味子 10g，天花粉 30g，沙参 15g，麦冬 15g，生地黄 15g，熟地黄 15g，甘草 10g，乌梢蛇 10g，蜈蚣 2 条，土鳖虫 10g，生薏苡仁 30g，女贞子 30g，忍冬藤 30g。每日 1 剂，连服半年。

半年后随访，尿血及右腰部肿块消失，饮食、二便正常。患者可下地活动，生活能自理。

按语：谢老认为肾癌是因为脏腑虚损，尤以肾气、肾阴亏损为主。极力倡导益气养阴法的应用，主张用参芪地黄汤治疗。认为本方能益气养阴，培补后天。方中黄芪味甘，性微温，归脾肺二经，功能补气升阳，益卫固表，利水消肿，托毒生肌。补气升阳可助脾气之运化升清，助肾气之气化与固摄，使精微上行而不下泄。黄芪益卫固表可实卫气而御外邪，补肾气以气化水液，补脾气以运化水湿，补肺气以通调水道，可达利尿消肿之效；又能补气托毒，排脓生肌，有利于肾小球功能与结构的恢复。配人参可增强补气作用，六味地黄汤加女贞子滋阴补肾，即所谓"善补阴者，必以阴中求阳"。诸药合用可补气益肾，气阴两补。若阳虚、气虚明显者用高丽参或重用太子参，有阴虚征象者则重用熟地黄，用虫类药蜈蚣、土鳖虫化瘀通络，忍冬藤通散经脉热毒，从而起到标本兼治的作用。

二、左肾细胞腺癌

朱某，男，68岁，干部，家住西安市西后地。2005年5月15日初诊。

主诉：腰痛反复发作2年余。

现病史：2年前无明确原因出现腰痛，左侧为主，未引起重视。2005年年初疼痛加重。2005年3月13日在陕西省人民医院做B超示左肾癌。于2005年3月24日在西安交通大学医学院第一附属医院做活检示左肾细胞腺癌。未做常规治疗。现症：腰痛，困乏无力，少食纳呆，夜寐差，小便不利，大便调，舌质暗，舌体胖，苔白厚腻，脉弦细。

诊断：中医：腰痛。证属：肾虚痰瘀。

　　　　西医：左肾癌。

治法：益气补肾培本，化瘀止痛。

处方：参芪地黄汤加味：人参（另煎兑服）15g，黄芪30g，熟地黄24g，山药12g，山茱萸12g，泽泻10g，茯苓10g，牡丹皮10g，女贞子30g，补骨脂30g，生薏苡仁30g，夜交藤30g，炒酸枣仁30g，合欢皮30g，忍冬藤30g。12剂，每日1剂，水煎服。

2005年6月6日次诊：未诉腰痛，偶有腰部不适，纳尚可，二便调。舌质暗略红，苔白厚腻，脉弦细。处方：参芪四物汤加味：人参（另煎兑服）15g，黄芪30g，熟地黄30g，当归10g，赤芍10g，川芎15g，乌梢蛇10g，蜈蚣2条，土鳖虫10g，女贞子30g，黄连10g，荜澄茄15g，枳壳10g，柴胡15g，炒麦芽30g。12剂，每日1剂，水煎服。

2005年7月2日三诊：服药后病情平稳，腰部不适消失，偶有口干，乏力，纳差，夜寐差，小便较通利，大便可，舌质略红，舌体胖，苔白厚腻，脉弦细。处方：上方夜交藤30g，西洋参10g。12剂，日1剂，水煎服。

上方随证增减，每日1剂，连服1年后，改用丸剂，每丸9g，每次1丸，早晚分服，坚持服用10个月。3年后随访，病人无特殊痛苦。

按语： 肾癌属中医学"腰痛""肾积""尿血"等疾病范畴。肾癌早期有时可全无自觉症状，但当肿瘤长到一定程度时，大都有无痛性血尿、腰部或上腹部肿块及腰部疼痛三大典型症状出现。如同时出现上述三种典型症状，病已为晚期，所以切不可等这些症状俱在，才考虑肾癌。倘若出现上述任何单项症状，都要引起警惕，进行全面检查，综合分析，以求早诊断早治疗。大约50%的患者，患侧后腰部有持久性钝痛，为肿瘤压迫周围组织器官所致。

中医学认为本病病因病机分虚实两类，虚为肾气不足或脾肾阳虚及肾阴虚；实证由湿热、气滞、血瘀、痰凝引起。肾气不足，水湿不化，湿毒内生，或外受湿热邪毒，入里蓄毒，内外合邪结于水道而致本病。肾虚失摄而溺血尿；腰为肾之府，肾虚则腰背痛；湿热结毒，日久气滞血瘀而形成肿物包块。肾癌病位在肾，以尿血、腰痛、肿块为主症。肾虚是发病关键，又与肝、脾密切相关。虚实之证可互为因果，因虚致实，或因实致虚。治疗以扶正祛邪为主，兼顾其他脏腑，始终注重保护正气。本案方选参芪地黄汤加减，参芪地黄汤滋阴补肾益气，加牡丹皮、女贞子清虚热；补骨脂补肾气；生薏苡仁健脾渗湿；忍冬藤清热解毒；夜交藤、炒酸枣仁、合欢皮安神定志。次诊改用参芪四物汤补益气血，加乌梢蛇、蜈蚣、土鳖虫攻毒散结；枳壳、柴胡疏肝理气；黄连、荜澄茄、炒麦芽寒温并举，和胃消食。三诊守方另加西洋参、夜交藤。

【经验小结】

本病起因多为房劳太过，损伤肾气；或饮食失调，脾失健运；或情志所伤，肝气郁结；或年老体衰，肾虚不足；或起居不慎，身形受寒，邪气自外乘之，以致水湿不化，脾肾两伤，湿毒内生，积于腰府。久而气滞血瘀，凝聚成积块。症见腰痛，少腹胁下按之有物，推之可移。湿毒化热，下注膀胱，烁灼经络，血热妄行，则可见溺血经久不愈。肾为真阴元阳所系，病之初期因溺血不止，而致肾阴虚损；久而阴损及阳，则可见面色㿠白、四肢不温等肾阳虚衰之症。而后日渐食少消瘦，阴阳俱损，终属败证。

谢老认为肾癌病位在肾，以尿血、腰痛、肿块为主症。肾虚是发病关键，又与脾、肝有关。虚、实之证可互为因果，因虚致实或因实致虚。治疗以扶正攻邪为主，兼顾其他脏腑，注意保护正气，攻伐不宜太过，多以参芪地黄汤加减。

明代张景岳认为："腰痛之虚十居八九。"因此以补肾固本、化瘀止痛为治疗方法。第1例治法为益气养阴，扶正固本，佐以化瘀解毒。第2例为补肾扶正，化瘀止痛。总体上仍是攻补兼施的治疗方法，或称为祛邪扶正的方法。对于邪气实而正气偏虚的病证，应采用以消除病邪为主，扶助正气为辅，使邪去正复，这一治疗原则，在癌症的治疗中是通用的、行之有效的方法。

谢远明用药特色

①2例患者治疗主方均为参芪地黄汤，因病机同为肾虚，故同病同治，选方相同。

②2例遣药，有同也有异。2例主症有共同之处，但临床表现不尽相同，即兼症不同，所以在主方基础上添加的药味各异。第1例加乌梢蛇10g，蜈蚣2条，土

蟅虫 10g，生薏苡仁 30g，女贞子 30g，忍冬藤 30g。用虫类药蜈蚣、土鳖虫化瘀通络，忍冬藤等通经脉从而起到标本兼治的作用。第 2 例加女贞子 30g，补骨脂 30g，生薏苡仁 30g，夜交藤 30g，炒酸枣仁 30g，合欢皮 30g，忍冬藤 30g，起到安神定志等作用。

【学堂笔记】

肾癌在传统医学中称谓不一。在中国传统医学中称为"肾积""痰癖""溺血""肾积"等。中医古籍文献所提及的"肾岩"并不是西医学所谓的肾癌，而是指阴茎癌，不可混淆，应予以注意区分。《素问》记载："胞移热于膀胱，则癃溺血。""少阳涩则病积溲血。"《诸病源候论》曰："血淋者，是热淋之甚则尿血，则小肠气秘，气秘则小便难，痛者为淋，不痛者为尿血。"《医学入门》曰："溺血乃心移热于小肠。"

中医学对肾癌的认识源远流长。自公元前 2 世纪成书的《黄帝内经》首次记载本病的症状后，历代医家从不同的侧面对本病的认识和治法做了许多探索及补充，逐步形成了一套较完整的辨治体系。综合诸医家的论述，一致认为本病与肾、膀胱、脾、肝等关系密切。腰为肾之府，肾与膀胱互为表里；肾主水，脾主水湿之运化。

肾癌又称肾细胞腺癌，起源于肾小管的上皮细胞，可发生在肾实质的任何部位，以上、下极为多见，少数侵及全肾。临床以血尿、腰痛、腰部肿块"三联"征为主要表现。据国内外统计，肾脏肿瘤占全身肿瘤的 0.4%~3%，多发生于肾实质，少数发生于肾盂，男女发病率之比为 3：1~4：1，以 40~70 岁好发，年龄越大，发病率越高。发病率城市高于农村。其发病原因不明，吸烟是危险因素之一，还与解热镇痛药、激素、病毒、射线、咖啡因、镉、钍等有关，另有些职业如石油、皮革、石棉等产业工人患病率高。肾癌病人常伴有肥胖、高胆固醇、动脉粥样硬化、糖尿病，35%~47% 长期血液透析的病人可患获得性肾囊性疾病，其中约 6% 的病人可发展成为肾癌。少数肾癌与遗传因素有关。

肾癌的临床表现是多样化的，早期的临床表现缺乏特异性，包括体重下降、乏力、消瘦、贫血、发热、高血压、血沉快、肝功能异常等。晚期则出现局部肿瘤引起的症状，如血尿：常常为无痛性、间歇性肉眼全程血尿或镜下血尿；腰痛：多为钝痛，偶呈剧痛或绞痛；肿块：为肿大的肾脏或瘤块，多无压痛，可活动或固定；偶见精索静脉曲张，多为左侧。5%~20% 的肾癌病人可因首发转移灶引起的症状而就诊，45% 的肾癌病人就诊时已有远处转移。肾癌常见的转移部位有肺、骨、腹膜后淋巴结和并不多见的肝、脑、锁骨上淋巴结、皮肤等，临床表现为咳嗽、咯血、病理性骨折、头痛、颈部或皮下肿块。

卵　巢　癌

一、卵巢癌术后腹腔广泛转移

李某，女，63岁。1999年1月25日初诊。

主诉：右侧卵巢癌术后9个月。

现病史：1998年4月3日发现右下腹肿块，于4月10日在西安市中心医院检查确诊为右侧卵巢癌，即住院手术。术后化疗两次。9个月后在同一医院做CT检查示腹腔及盆腔大量腹水，不排除淋巴转移，左肾萎缩，右肾囊肿。又化疗两次。因不适应，遂转陕西省中医药研究院求治。现症：少腹胀满，纳呆食少，夜寐差，四肢乏力，舌质暗，苔白腻，脉弦略数。

病理检查：（右）卵巢浆液性腺瘤。

诊断：中医：肠覃。证属：脾气虚弱，湿瘀内结。

西医：卵巢癌术后腹腔广泛转移。

治法：扶正培本，化瘀利湿。

处方：①枳朴六君子汤加味：枳壳15g，厚朴18g，党参30g，陈皮10g，炒白术15g，茯苓30g，半夏10g，乌梢蛇10g，蜈蚣2条，土鳖虫10g，生薏苡仁30g，黄芪60g，女贞子30g，牛膝30g，大腹皮10g，苍术30g，益母草30g，甘草10g。12剂，每日1剂，水煎服。

②外敷药：葱白500g，陈醋250g，百草霜500g。混合炒热外敷。每日2次。

1999年2月8日次诊：服药后少腹胀满明显改善，纳食略有增加。效不更方，原方继用1个月，每日1剂，水煎服。

1999年3月10日三诊：少腹胀满，夜寐明显改善，纳食基本复常，精神尚可，舌质略暗，苔白略腻，脉弦缓。上方再用1个月，每日1剂，水煎服。

1999年4月12日四诊：少腹胀满已除，嘱其仍用上方水煎内服，隔日1剂。

2年半后随访，无特殊不适，可做家务。

按语：此例卵巢癌，为手术后腹腔广泛转移。谢老以理气健脾为主方，看似离题，其实不然，他正切中了该病的要害。其寓意为所谓三联平衡疗法，该疗法采取补、通、排中的"补"法为主。具体以健脾益气、化痰利湿为治则，处以枳朴六君子汤加味。方中以枳壳破气消积化痰除痞。厚朴味辛而主行散，运中焦之气而疏利气机，为行气除胀之要药。以上诸药，健脾益气，培补后天，属补正之法。所加药味，乌梢蛇、蜈蚣、土鳖虫活血祛瘀，生薏苡仁健脾渗湿，取苍术健脾燥湿，黄芪健脾益气，女贞子滋补肝肾，牛膝补肝肾，活血通经，利水，大腹皮行气导滞，利水消肿，益母草活血调经，利水消肿。为通、排举措，乃祛邪之法。如若大便干硬秘结者，加生大黄、麻子仁、白芍；阴道出血者，可加三七、阿胶；腹胀痛重者，可加川楝子、延胡索。

二、卵巢癌手术后 1

关某，女，55 岁。2001 年 6 月 2 日初诊。

主诉：卵巢癌术后、化疗后 4 年。

现症：双下肢无力，纳呆，便溏，大便不爽，头昏。舌质淡，苔白，脉沉细。

诊断：中医：肠覃。证属：脾气虚弱，湿瘀互结。

西医：卵巢癌手术后。

治法：扶正培本，化瘀清热。

处方：枳朴六君子汤加味：枳壳 12g，厚朴 15g，西洋参（另煎兑服）15g，陈皮 10g，炒白术 15g，茯苓 30g，半夏 10g，黄连 10g，荜澄茄 15g，乌梢蛇 10g，蜈蚣 2 条，土鳖虫 10g，甘草 10g。12 剂，每日 1 剂，水煎服。

2001 年 6 月 15 日二诊：服药 12 剂，乏力减轻，纳食增加，但仍便溏，脘腹痞满，上方加炒麦芽 30g，鸡内金 15g，姜黄 15g。12 剂，每日 1 剂，水煎服。

2001 年 7 月 2 日三诊：服药半月，脘腹痞满稍减，又出现两胁下胀满不适，考虑有肝郁气滞，肝胃不和之嫌。上方加香附 12g，郁金 12g。守方服药半年，精神尚好，纳可，偶有便溏，余无特殊不适。3 个月后随访，病情稳定。

按语：此例系卵巢腺癌术后、化疗后，谢老仍以枳朴六君子汤为主方。因患者脾气虚弱，无力运化水谷精微以充养四肢，故见下肢无力。脾虚失于健运，胃肠的纳谷及传化功能失常，故食少纳呆，便溏或者大便不爽。脾主升清，脾的生理功能正常，水谷精微则随脾阳之升而上输心肺，充养清窍，反之则头昏。气虚运化无力则气滞，导致血瘀聚而成积。故谢老用枳朴六君子汤加味。积聚久而化热，则加黄连清热燥湿，泻火解毒；荜澄茄辛开苦降，调理脾胃，行气止痛；乌梢蛇、蜈蚣、土鳖虫破血逐瘀；便溏、脘腹痞满，加炒麦芽、鸡内金消食健胃消胀；姜黄破血行气，通经止痛。两胁下为肝经循行路线，其胀满不适，乃肝郁气滞，加香附行气解郁，消肿止痛，郁金活血止痛行气，解郁清心利胆，凉血退黄。

三、卵巢癌手术后 2

刘某，女，42 岁，工人，住西安市西关八家巷小区。2005 年 5 月 23 日初诊。

主诉：全子宫及双侧附件切除术后 2 月余。

现病史：患者 2005 年 3 月因"白带异常增多，右下腹包块"在陕西省人民医院就诊，经检查诊为：①右侧输卵管腺癌；②子宫浆膜下平滑肌瘤；③慢性宫颈炎；④慢性阑尾炎。于 2005 年 3 月 21 日在该院做"全子宫双侧附件切除术、大网膜并阑尾切除，并盆腔淋巴结清扫术"，术后行化疗 2 个疗程。现症：颜面浮肿自汗，活动则头身汗出明显，夜间盗汗，失眠困乏无力，舌质紫暗，苔白，脉沉细。

实验室检查：陕西省人民医院 2005 年 3 月 31 日病理示右输卵管腺癌 3 级，侵及管壁全层及子宫直肠部。

诊断：中医：癥瘕。证属：气虚痰瘀。

西医：卵巢癌手术后。

治法：扶正培本，化瘀通络。

处方：枳朴六君子汤加味：枳壳 12g，厚朴 12g，党参 30g，陈皮 10g，炒白术 15g，茯苓 30g，半夏 10g，黄芪 30g，女贞子 10g，生薏苡仁 30g，乌梢蛇 10g，蜈蚣 2 条，土鳖虫 10g，忍冬藤 30g，甘草 10g。12 剂，每日 1 剂，水煎服。

2005 年 6 月 6 日次诊：服药后颜面浮肿，乏力减轻，纳可，轻度盗汗，眠可，精神好转，舌质暗，苔白，脉细。处方：上方加牛膝 30g，大腹皮 12g，苍术 30g，益母草 30g。12 剂，每日 1 剂，水煎服。

2005 年 6 月 20 日三诊：诉晨起颜面及眼睑水肿，头汗多，腹胀满，盗汗，乏力，活动则自汗出，精神差，夜寐差，大小便正常，舌质略暗微红，舌尖红甚，苔白，脉沉细。处方：枳朴六君子汤加黄芪 30g，女贞子 30g，生薏苡仁 30g，乌梢蛇 10g，蜈蚣 2 条，土鳖虫 10g，大腹皮 12g，牛膝 15g，益母草 30g。12 剂，每日 1 剂，水煎服。

服药后颜面、眼睑水肿明显消退，腹胀明显减轻，半年后访问，可料理家务。

按语：此例系卵巢癌术后，由于癌瘤大面积手术后，致使患者脾肺气虚，故出现汗出明显，腹满乏力，颜面水肿。谢老仍以枳朴六君子汤合贞芪散为主方。枳朴六君子汤理气健脾，贞芪散益气敛阴而止汗。加忍冬藤清热通络；生薏苡仁健脾渗湿；乌梢蛇、蜈蚣、土鳖虫活血化瘀；牛膝补肝肾，利水活血；大腹皮行气导滞，利水消肿；益母草活血调经，利水消肿。

四、卵巢子宫转移癌手术后

鹿某，女，50 岁，山东肥城人，西安市户县某工厂职工。2003 年 5 月 29 日初诊。

主诉：卵巢癌术后 1 月余。

现病史：患者 1996 年患左侧乳腺癌，行全切术。术后化疗 2 个疗程，放疗 1 个疗程。2002 年年底出现腹痛、腹水，2003 年在第四军医大学西安唐都医院行卵巢、子宫全切术。癌细胞有腹膜、淋巴结转移，病理不详。现症：低热 37.5℃（3 个月），乏力，纳呆，脘腹胀满，下肢肿胀，舌暗红，苔白腻，脉沉细。

诊断：中医：癥瘕。证属：脾肾亏虚。

西医：卵巢子宫转移癌手术后。

治法：扶正培本，化瘀通络。

方药：枳朴六君子汤加味：枳壳 15g，厚朴 18g，人参 15g，陈皮 10g，炒白术 15g，茯苓 30g，半夏 10g，黄芪 60g，女贞子 30g，生薏苡仁 30g，乌梢蛇 10g，蜈蚣 2 条，土鳖虫 10g，生石膏^{（先煎）}15g，知母 15g，牡丹皮 12g，地骨皮 30g。12 剂，每日 1 剂，水煎服。

2003 年 6 月 12 日次诊：家属代述：患者精神好转，食后胃脘胀满，咳嗽，气短，纳食一般，体温正常，二便调。左下肢轻度水肿。处方：上方加青蒿 30g，鳖甲 30g。12 剂，每日 1 剂，水煎服。

2003 年 6 月 26 日三诊：家属代述：精神尚可，腿部浮肿仍未消退，手部浮肿。气短症状稍减，纳呆，时有腹泻，小便正常。处方：上方加砂仁 10g，木香 10g，炒三仙（炒麦芽、炒山楂、炒神曲）各 12g。12 剂，每日 1 剂，水煎服。

2003 年 7 月 10 日四诊：家属代述：患者体温正常已 4 周，精神尚可，腿肿减轻，左手肿。偶见气短，饮食后呕吐，吐出物为未消化物。睡眠可，二便调。处方：上方加黄连 10g，荜澄茄 15g。12 剂，每日 1 剂，水煎服。

2003 年 7 月 24 日五诊：家属代述：服完上药，饮食后呕吐症状消失。现症：左手、下肢浮肿，气喘严重，干咳，纳呆，睡眠可，二便调。2 周来测体温：36.8~37.3℃，今晨体温：37.4℃。处方：枳朴六君子汤加黄芪 60g，女贞子 30g，苍术 30g，大腹皮 12g，牛膝 30g，生薏苡仁 30g，冬瓜仁 30g，益母草 30g。12 剂，每日 1 剂，水煎服。

2003 年 8 月 7 日六诊：服上药后病情稳定，现仍有气喘，左上肢及下肢肿，干咳，有低热，体温：37.4~37.9℃，纳差，眠可，二便调。处方：上方加白豆蔻 10g，桔梗 10g，黄连 10g，荜澄茄 15g，鸡内金 15g。12 剂，每日 1 剂，水煎服。

上方坚持服用 2 个月后，改隔日 1 剂，再用半年，电话追访，仍然存活。

按语：本例为卵巢子宫转移癌术后，谢老同样以枳朴六君子汤为主方。以枳朴六君子汤理气健脾，燥湿祛痰，并重用黄芪 60g，以助人参温补元气。脾气虚，无力行血，形成瘀血，故加乌梢蛇、蜈蚣、土鳖虫活血化瘀。瘀血聚而日久生热，加石膏、知母以清气分之热，牡丹皮、地骨皮、青蒿以活血凉血，清虚热，鳖甲清热滋阴，软坚散结。若纳呆、腹泻、浮肿，加木香、砂仁化湿开胃，温脾止泻；炒三仙（炒麦芽、炒山楂、炒神曲）消食开胃。另以冬瓜仁清热化痰，桔梗开宣肺气，祛痰利咽，白豆蔻化湿行气。纵观全方，扶正培本，补、通相济。

【经验小结】

卵巢癌早期诊断比较困难，由于卵巢恶性肿瘤早期无典型症状及体征，故详细询问病史及认真体检和妇科检查仍极为重要。临床如遇可疑情况都应借助于现代影像学检查和广义的肿瘤标记物检查及早做出诊断。所谓可疑情况可能是较久的卵巢功能障碍，长期不明原因的消化道或泌尿道症状，幼女卵巢增大或绝经后触及卵巢，以及原疑为卵巢瘤的肿块迅速增大、固定、变硬等。

在中医肿瘤科门诊中，所接治的卵巢癌患者，可以说绝大多数已被西医确诊，已经到了中晚期了。其证候已经十分明显。大体会出现以下情况：腹部肿块，质坚硬，推之不移，按之不散，小腹疼痛，坠胀不适，面色晦暗，形体消瘦，肌肤甲错，神疲乏力，纳呆，二便不畅，舌质暗紫有瘀斑，脉细涩或弦细。

卵巢癌的中医治疗，首先是抑制癌细胞的扩散，癌症患者都存在元气亏虚、痰凝血瘀、癌毒结聚三种基本病因病机，三个关键因素，即一为虚，二为瘀，三为毒。这三种因素相互关联，在人体内相互影响、恶性循环，最终导致癌细胞扩散转移，使人体生命衰竭。应抓住病机——虚、瘀、毒，统筹兼顾，采取扶正、疏通、祛毒三大对策，有的放矢，重点用药，通过扶正补虚，疏导化瘀，攻毒排毒三方面，根据患者具体情况辨证施治用药，从而达到调节人体阴阳、气血、脏腑生理机能平衡的根本目的。

由于人体正气不足，进而导致气滞血瘀，痰凝毒聚，最终形成肿瘤。简单地概括就是虚、瘀、毒，符合中医辨证治疗的理论，并与西医学的基因、免疫、细胞等学说相吻合。

中医认为卵巢癌属于中医学的"癥瘕""积聚"范畴。卵巢癌的发病，是由正气不足、邪气内盛而引起。一般在发病初期以攻邪为主兼扶正气；正气虚则主要表现为气阴两虚。后期则以扶正为主兼除邪气。邪气主要有气滞血瘀、湿毒壅盛两种类型。卵巢癌中医中药治疗可使病人的病情得到大大改善，免疫力提高，减轻患者的痛苦，提高生存质量，延长生命，是一种有效的治疗措施。卵巢癌的中医中药治疗可以改变化疗后的副反应，起到抑制癌细胞的作用，还降低了手术后的损伤。

正视现实，优选方案。癌症是预后不良的疾病，一直威胁着人类生命，即使卵巢癌也不例外，因此改善患者的生命质量、延长存活时间是最为现实的问题。而要达到这一点，扶正祛邪就成了治疗癌症的合理思路、正确方法。

遣方用药科学合理。如上所述，本病治疗以扶正祛邪为法，在扶正方面，选择枳朴六君子汤以强后天之本，祛邪中应用攻毒抗癌诸药，尤其是虫药，以毒攻毒，辅以调理气机，运通气血，顾护正气，既取得了疗效，又保证了安全。

病症兼顾，同病同治。本病4例，同为卵巢癌，其治法是相通的，同为调理脾胃，裨益后天；攻毒抗癌，软坚散结。确立了扶正祛邪之法，选用枳朴六君子汤以扶正固本。再加祛邪抗癌药味，每例所加药味虽不尽相同，但治疗趋向相近。谢老的医疗理念与时俱进。传统的中医治病遵循辨证施治之法；当代医学整体把握全局，进行辨病治疗并取得了巨大的成就。在西方希波克拉底时代，就提出了辨病施治的理念和方法，但是限于当时的科学技术不发达、不成熟，这一方法未能实现，不得已只能实施辨证施治。实际上辨病治疗是辨证施治的发展。辨病施治通观全局，治疗规范。本病4例患者，总体来看是按辨病进行治疗的，同时也没有舍去中医传统的辨证施治方法，根据每位患者兼症的不同，在主方基础之上增加相应的药味。这里还要强调一下，辨病施治操作简单，而且规范，因而它是科学的。真理具有两个特点，一个是简单性，一个是科学性。

谢远明用药特色

以上4例卵巢癌，谢老皆以枳朴六君子汤为主方，根据病情进行加味治疗。枳朴六君子汤由香砂六君子汤化裁。香砂六君子汤乃《医方集解》之名方。脾胃虚弱，湿从内生，脾失健运，痰湿阻滞气机，乃发诸症。方中党参健脾补气，白术健脾燥湿，茯苓健脾渗湿，半夏、陈皮燥湿化痰，木香、砂仁行气和胃，枳实、厚朴破气散湿，甘草调和诸药。诸药相合，益气健脾，燥湿行气，使脾胃健，痰湿除，诸症自消。现代药理研究表明，党参、白术、茯苓、甘草能够改善脾虚时神经肽的异常释放，缓解脾虚证时的胃肠功能与代谢紊乱，从而调节胃肠功能，党参、甘草还能增强机体的适应性，改善机体免疫功能，增强抗病力，枳实、厚朴能提高胆碱能神经功能，提高血浆胃动素水平，从而促进胃动力，加快胃排空，陈皮、半夏均可促进消化液的分泌，排除肠管内积气，木香、砂仁可调节肠道平滑肌的收缩频率，进而调节肠蠕动，从而取得较好疗效，有较高的临床应用价值。第1例为卵巢癌术后腹腔广泛转移，枳朴六君子汤加乌梢蛇10g，蜈蚣2条，土鳖虫10g，生薏苡仁30g，黄芪60g，女贞子30g，牛膝30g，大腹皮10g，苍术30g，益母草30g。此方中枳朴六君子汤益气健脾，所加诸药，攻毒抗癌，补气宽中，调和气血，攻补兼施。第2例、第3例为卵巢癌术后。第4例为卵巢子宫转移癌术后。这3例患者的方药也是以枳朴六君子汤为主方，根据病情的差异进行相应的加味，体现了有是症、用是药的治疗理念。

【学堂笔记】

卵巢癌在中医古代文献中属于"癥瘕""积聚""肠覃"等范畴,《灵枢·水胀》曰:"黄帝曰:肠覃如何?岐伯曰:寒气客于肠外,与卫气相搏,气不得荣,因有所系,癖而内著,恶气乃起,息肉乃生。其始生也,大如鸡卵,稍以益大,至其成,如怀子之状,久者离岁,按之则坚,推之则移,月事以时下,此其候也。"《诸病源候论·十九·癥瘕候》:"若积引岁月,人即柴瘦,腹转大,遂致死。"《妇人大全良方·卷之七·妇人积年血癥块方论第十三》曰:"夫妇人积年血癥块者……久而不差,则心腹两胁苦痛,害于食,肌肤羸瘦。"《医学正传·卷之一》:"大凡腹中有块,不问积聚癥瘕,俱为恶候,切勿视为寻常等而不求医早治,若待胀满已成,胸腹鼓急,虽仓扁复生,亦莫救其万一,遘斯疾者,可不惧乎?"《医宗必读·卷七》曰:"初者,病邪渐久,正气尚强,邪气尚浅,则任受攻;中者,受病渐久,邪气较深,正气较弱,任受且攻且补;末者,病魔经久,邪气侵凌,正气消残,则任受补。女子癥瘕,多因产后恶露未净,凝结于冲任之中,而流走之新血,又日凝滞其上以附益之,逐渐积而为癥瘕矣。"《医宗必读·积聚篇》曰:"积之成也,正气不足,而后邪气踞之。"《医宗金鉴·卷四十五·妇科心法要诀》曰:"凡治诸癥积,宜先审身形之壮弱,病势之缓急而治之。如人虚,则气血虚弱,不任攻伐,病势虽盛,当先扶正气,而后治其病。若形证俱实,宜先攻其病也。"《医学衷中参西录·论女子癥瘕治法》曰:"若在数月以里,其身体犹强壮,所结之癥瘕未甚坚,可用《金匮》下瘀血汤下之,然必如《金匮》所载服法,先制为丸,再煎为汤,连渣服之方效。若其病已逾年,或至数年,癥瘕积将满腹,硬如铁石,月信闭塞,饮食减少,浸成痨瘵,病势至此,再投以下瘀血汤必不能任受;即能任受,亦不能将瘀血通下。唯治以拙拟理冲汤补破之药并用。"

卵巢癌的病因病机,不外乎内、外因共同作用,外因多为六淫外邪及毒邪内侵,内因常因情志变化导致冲任、脏腑气血功能失调,邪毒内生。《景岳全书·妇人规》曰:"瘀血留滞作癥,唯妇人有之,其证则或由经期,或由产后,凡内伤生冷,或外受风寒,或积劳积弱,气弱而不行,总由血动之时,余血未净,而一有所逆,则留滞日积,而渐以成癥矣。"《妇人良方大全》曰:"妇人腹中瘀血者,由月经闭积,或产后余血未尽,或风寒凝瘀,久而不消,积为积聚癥瘕矣。"本病发生多与正气虚弱、气血失调有关。常因产后、经期寒邪入侵,气血瘀滞,积而成癥;或因情志不遂,恼怒伤肝,气滞血瘀于胞中而成;也可因思虑伤脾,或劳累伤气,或素体正气不足,气虚血瘀;或毒邪内生后,又外感六淫,邪留不去,营卫失调,毒邪与血、气、痰、湿等互结而致病。

卵巢癌是指发生于卵巢表面和卵巢间质的恶性肿瘤,严重威胁女性的健康。其发病率占女性恶性肿瘤的第6位,在女性生殖道恶性肿瘤中卵巢癌的发病率在我国位于宫颈癌和子宫体癌之后居第 3 位。卵巢癌预后差，死亡率为上述三大女性生殖道恶性肿瘤之首，5 年生存率仍徘徊在 25%~30%。

卵巢癌可发生于任何年龄，但多发生在卵巢功能最旺盛时期，卵巢肿瘤患者的年龄分布以 40 岁以后为最高，发病年龄跟肿瘤性质有关，良性肿瘤发病率的高峰在 40~50 岁年龄组，但恶性的高峰则在 50~60 岁年龄组。

下腹部不适，有时为下腹或盆腔下坠感，常常是卵巢癌的最初症状，卵巢癌即使早期也能出现腹水，因此腹部可出现肿块或无肿块，但可有腹部膨胀的现象。卵巢癌大量腹水的时候可引起压迫症状，例如压迫横膈引起呼吸困难、心慌；腹腔内压增加，影响下肢静脉回流，可引起腹壁及下肢水肿；固定于盆腔的恶性肿瘤压迫髂静脉，往往引起一侧下肢水肿；膀胱受压时可引起尿频、排尿困难、尿潴留；若肿瘤向腹膜后生长，可压迫输尿管，引起其狭窄，肾盂积水；嵌顿于子宫直肠陷凹的肿瘤可压迫直肠引起下坠感及大便不畅等症状。恶性肿瘤浸润、压迫邻近脏器，可引起腹痛、腰痛、腿痛等。恶性肿瘤严重破坏卵巢组织时，可引起月经紊乱或闭经。

宫 颈 癌

宫颈癌淋巴结转移

李某，女，48 岁，营业员，2002 年 7 月 18 日初诊。

主诉：右侧下肢肿胀 2 个月。

现病史：1 年前在宝鸡市中心医院诊断为"宫颈癌伴右腹股沟、左锁骨下淋巴结转移"，经化疗 9 次，出现间断午后低热，体温 37.3℃左右，伴胃脘部不适。近 2 个月来右下肢肿胀，伴皮肤发硬，皮色紫暗，触之疼痛，行走不便，偶有腰痛，小便频数，色黄，大便正常，舌质暗，苔微黄厚腻，脉沉细。

诊断：中医：癥瘕。证属：热毒内结。

　　　　西医：宫颈癌淋巴结转移。

治法：软坚散结，扶正托毒。

处方：黄芪内托汤加味：黄芪 30g，皂角刺 15g，没药 10g，当归 10g，金银花 30g，甘草 10g，炒穿山甲 10g，土贝母 15g，生牡蛎（先煎）30g，乌梢蛇 10g，蜈蚣 2

条，土鳖虫 10g，苍术 30g，牛膝 15g，大腹皮 10g，生薏苡仁 30g，夏枯草 30g，炒三仙（炒麦芽、炒山楂、炒神曲）各 12g。12 剂，每日 1 剂，水煎服。

2002 年 8 月 8 日次诊：诉服药 2 周后，右下肢肿胀减轻，皮肤颜色暗红，精神、纳食可，大便每日 2 次，无明显疼痛，舌质紫暗，苔白腻，脉沉细。处理：上方去苍术、生薏苡仁、炒三仙（炒麦芽、炒山楂、炒神曲），加猪苓 60g。12 剂，每日 1 剂，水煎服。

2002 年 8 月 22 日三诊：服药后右下肢浮肿明显减轻，皮肤颜色暗红，精神可，纳差，大便每日 2 次，腰痛好转，舌质暗，苔白，脉沉细。处理：上方加苍术 30g，生薏苡仁 30g，炒三仙（炒麦芽、炒山楂、炒神曲）各 12g。12 剂，每日 1 剂，水煎服。

2002 年 11 月初随访，服药 4 个月，精神好转，下肢活动接近正常，左锁骨上淋巴结肿大，不痛，饮食正常。

按语： 本例患者被诊断为"宫颈癌伴右腹股沟、左锁骨下淋巴结转移"。应用黄芪内托汤加味治疗。方中黄芪补气升阳，托疮排脓为君；皂角刺排毒透脓，活血止痛；没药活血止痛，消肿生肌；当归活血补血止痛共为臣。金银花苦寒，清热解毒；一则配黄芪、当归、甘草奏解毒托里之效（神效托里散），二则监制诸药之温性，以防温补太过，而为反佐药。甘草补脾益气，缓急止痛，又调和诸药，为使药。诸药合用共奏解毒散结、托疮排脓之效。再加穿山甲活血通经，消肿排脓；乌梢蛇祛风胜湿，通经活络；蜈蚣攻毒散结，通络止痛；生牡蛎软坚散结；贝母清热开郁散结；生薏苡仁健脾渗湿；大腹皮行气导滞，利水消肿；牛膝补肝肾，活血通经，利水；苍术燥湿健脾；土鳖虫咸寒入血，攻下积血，有破瘀血、消肿块、通经脉之功；夏枯草清肝散结消肿；炒三仙（炒麦芽、炒山楂、炒神曲）消食和胃。宫颈癌常伴有炎症存在，感染可循尿道扩散至膀胱，引起尿频、尿急、尿痛等症状。如果癌肿侵犯膀胱隔，甚或侵入膀胱则可有尿频、尿急、尿痛、脓尿或血尿等症状，输尿管受压或浸润时可导致输尿管阻塞，引起肾盂积水或肾盂肾炎。当盆腔淋巴管因转移性癌栓而遭堵塞或伴有静脉受压时可出现下肢浮肿，此为宫颈癌晚期症状之一。由于脾胃为后天之本，主运化水谷精微及水液，所以脾健则运化水液有权，即"脾旺湿自消"，并且水谷精微可以充养机体提高正气抗邪能力，所以总体治法以补益后天之本为主，并酌加猪苓、苍术等利水渗湿之药。

【经验小结】

宫颈癌早期没有任何症状，随着病情进展，患者可出现异常阴道出血。由于年轻妇女处于性活跃期，雌激素水平和性交频率均较高，故更易以性交出血为首发症状。此外，白带增多也为宫颈癌常见症状，约 80% 的宫颈癌患者有此症状。经临床追踪观察显示，从一般的宫颈癌前病变发展为宫颈癌大约需要10年时间。从这个角度看，宫颈癌并不可怕，它是一种可预防、可治愈的疾病。

中医专家门诊所接诊的患者，大多是经西医院确诊的病例。辨证治疗应着眼于现症，根据病情的演变、癌症的转移、兼症的表现等情况辨证施治。采用标本兼治，攻补兼施，全身与局部治疗相结合的方法治疗。全身治疗以辨证论治为主，若正虚邪实，寒热并存，一方面要补虚扶正，调理后天之本；另一方面则要化瘀通络、化痰软坚，除湿解毒，清利浊热，抗癌消瘤等以攻邪。对中期体质较好者，可先攻后补，或攻补兼施。对晚期体质较差者，大多宜补，或补中寓攻。中医药在配合手术及放疗、化学疗法时能起到独特的作用，同时配合局部外治法，能延长患者生命，提高生存质量。

本病发生1年有余，为"宫颈癌伴右腹股沟、左锁骨下淋巴结转移"，经化疗9次，出现间断午后低热，体温37.3℃左右，伴胃脘部不适，患者气血皆虚。《经》曰："邪之所凑，其气必虚。"其发病主要因素是人体正气虚弱，不足以抵御外邪。所以谢老处以黄芪内托汤加味，以补气升阳、托里排邪之法为治则。

补气升阳法为李东垣所创。脾胃乃元气之本原，升降之枢纽。脾胃伤则元气衰，由此可产生全身各个系统的多种疾病，这是李东垣内伤学说的基本论点。正如他在《脾胃论·脾胃虚实传变论》中所云："脾胃之气既伤而元气亦不能充，而诸病之所由生也。"故其在治疗上特别强调脾胃之气的生长、升发，应用托里排邪之法。癌症疾病致病原因颇多，但皆与"毒"相关，此法是扶正补益药与排毒药相合用。谢老的黄芪内托汤加味，为补气升阳、托里排邪之法运用的典范，也可以说是对中医治癌思路的拓展。

谢远明用药特色

黄芪内托汤的组成为黄芪、皂角刺、没药、当归、金银花、甘草。方中黄芪具有益气固表、敛汗固脱、托疮生肌、利水消肿之功效。用于治疗气虚乏力，中气下陷，久泻脱肛，便血崩漏，表虚自汗，痈疽难溃，久溃不敛，血虚萎黄，内热消渴，慢性肾病，蛋白尿，糖尿病等。炙黄芪益气补中，生用固表托疮。该方中以生黄芪为君，是全方之核心。皂角刺排毒透脓，活血止痛；没药活血止痛，消肿生肌；当归活血补血止痛共为臣。金银花苦寒，清热解毒为反佐。甘草补脾益气，缓急止痛，调和诸药为使。诸药合用共奏解毒散结、托疮排脓之效。

【学堂笔记】

中医认为，早婚、多产、体质虚弱、精神刺激及子宫有疾患等多种原因，均可致胞宫气血失调，湿热瘀毒痹阻。如因情志不舒，同时影响脾运，湿滞不化，以致湿热蕴酿，下注胞宫，或者胞宫素有湿热，均可产生带下。若气滞血瘀，湿热与瘀毒互结，胞宫血败肉腐，则带下赤白而气味恶臭。瘀结日甚，则肿块愈益增大。如病程迁延日久，湿热伤阴，气血耗损，或体质素虚，病久更使脾肾衰弱，气血不足，终致形成正虚邪实的证候。中医治则：初期多属湿热瘀毒的实证，治疗当以清热解毒、利湿化瘀为主；晚期则以正虚为主，兼有湿热瘀毒，属虚实夹杂证，治当重在扶正，佐以清热解毒，利湿化瘀。

在我国古代医学文献描述中，宫颈癌类似于"五色带下""带下""崩漏""癥瘕"等疾病。如隋代巢元方在《诸病源候论》中提出："带下病者，由劳伤血气，损伤冲脉任脉，致令其血与秽液相兼带而下也。""崩中之病，是伤损冲任之脉……冲任气虚，不能统制经血，故忽然崩下……伤损之人，五脏皆虚者，故五色随崩俱下。"金代李东垣指出："妇人崩中者，由脏腑损伤冲任二脉，气血俱虚故也。二脉为经脉之海，血气之行，外循经络，内荣脏腑。若劳动过极，脏腑俱伤，冲任之气虚不能制约其经血，故忽然而下，谓之崩中暴下。"清代傅青主在《傅青主女科》中则把带下分为"白带""黑带""黄带""赤带""青带"进行辨证论治。明代张景岳在《妇人规》中更提出"交接出血而痛"，这与西医学描述宫颈癌的主症之一"接触性出血"相同。

关于宫颈癌的发病，汉代张仲景在《金匮要略·妇人杂病脉证并治第二十二》中说道："妇人之病，因虚，积冷，结气……血寒积结，胞门寒伤，经络凝坚……或有忧惨，悲伤多嗔，此皆带下，非有鬼神。"古人也认识到性生活不洁可导致此病的发生。如巢元方就在《诸病源候论》中指出："若经血未尽而合阴阳，即令妇人血脉挛急，小腹重急支满……结牢恶血不除，月水不时，或月前月后，因生积聚，如怀胎状。"陈自明在《妇人大全良方》中亦曰："妇人脏腑调和，经脉循环，则月水以时而无病。若乘外邪而合阴阳，则小腹胸胁腰背相引而痛，月事不调，阴中肿胀，小便淋沥，面色黄黑，则生瘤矣。"由于本病与冲任二脉关系密切，冲任之脉系于肝肾，冲为血海，所以辨治与肝脾肾三脏密切相关。张景岳在《妇人规》中讲道："凡妇人交接即出血者，多由阴气薄弱，肾之不固，或阴分有火而然。若脾虚气陷，不能摄血者，宜补中益气汤，或补阴益气；若脾肾虚弱，阴气不固者，宜寿脾煎、归脾汤；若肝肾阴虚不守者，宜固阴煎；若阴火动血者，宜保阴煎。"

本病外因是湿浊、寒冷等侵入胞宫，内因是正气不足，肝气郁结，脾气虚弱，肾气不固，导致冲任失固，带脉失约而成。《灵枢·百病始生第六十六》中岐伯曰："风雨寒热不得虚，邪不能独伤人。"《妇人大全良方》道："产后血气伤于脏腑，脏腑虚弱，为风冷所乘，抟于脏腑，与血气相结，故成积聚癥块也。"《医宗金鉴·妇科心法要诀》云："妇人产后经行之时，脏器虚，或被风冷相干，或饮食生冷，以致内与血相抟结，遂成血瘀。"这些描述都强调了正气不足，外邪乘虚而入导致了本病的发生。由于督脉、冲任二脉、带脉与肝脾肾三脏关系密切，因此肝郁、脾湿、肾虚是本病发生的内在条件。傅青主曾云："而以'带'名者，因带脉不能约束而有此病……以脾气之虚，肝气之郁，湿气之侵，热气之逼，安得不成带下之病哉！"并指出"年老经水复行"在"天癸"已经衰竭的情况下出现是异常现象，"然经不宜行而行者，乃肝不藏脾不统之故也"，强调了脾虚肝郁的致病因素。另一方面，"或行房而放纵，或饮酒而癫狂……故病带者，唯尼僧、寡妇、出嫁之女多有之，而在室女则少也"，多为肾虚致病。脾虚湿盛，化热成毒，或肝郁化火，或肾阴亏虚，水不济火，都可以导致湿热瘀毒阻滞任脉，流注下焦，伤及任督二脉而发病，《傅青主女科》曾记载："如绿豆之汁，稠黏不断，其气腥臭……乃肝经之湿热。""带下而色黄者……其气腥秽……乃任脉之湿热也。""妇人有带下而色黑者，甚则如黑豆汁，其气亦腥……乃火热之极也。"对本病的辨治，《医宗金鉴·妇科心法要诀·带下门》指出："带下劳伤冲与任，邪入胞中五色分，青肝黄脾白主肺，衄血黑肾赤属心，随入五脏兼湿化，治从补泻燥寒湿，更审疮脓瘀血化，须别胞膀浊与淫。"强调了辨证施治的重要性。临证时，应辨明虚实，分清脏腑，或疏肝理气，或健脾祛湿，或补肾固涩，或清利湿热。

宫颈癌是全球妇女中仅次于乳腺癌的第2个最常见的恶性肿瘤，是女性生殖系统最常见的恶性肿瘤。宫颈癌是由人类乳头瘤病毒（简称HPV）引起的，HPV病毒可直接通过皮肤接触传播，有十几年的潜伏期，故初期没有任何症状，宫颈癌可防可测，按时进行宫颈癌筛查就能有效避免不幸发生。

宫颈癌常见的病理类型是来自宫颈上皮的宫颈鳞型细胞浸润癌，其次是来自宫颈内膜的腺癌以及少见的鳞腺癌、透明细胞癌等。世界卫生组织通报宫颈癌病例主要分布在发展中国家，尤其在亚洲、新西兰、南美洲及非洲的一部分地区；最低的在澳大利亚、南欧、北美及西亚。我国宫颈癌病例主要分布在中部地区：农村高于城市、山区高于平原，在省、市、区、县的分布均有聚集现象。宫颈癌的病因经历数十年的研究至今尚无定论，过去认为与早婚、早产、多产、宫颈外伤、包皮垢及不良卫生习惯有关。近年的研究强调与性行为混乱和人乳头瘤病毒有关。大量的研究表明，生殖道人乳头瘤病毒感染在宫颈癌病因中起着重要的作用，也就是说人乳头瘤病毒感染是宫颈癌的主要危险因素。还有其他许多危险因素在宫颈癌的发生发展过程中起着诱发或者是协同作用。临床及研究分析发现宫颈癌主要发生在社会低阶层的妇女中，宫颈癌的流行病学调查也揭示，教育程度低和低收入的妇女容易发生这类疾病。另外和营养缺乏、多子女及合并生殖系统感染等有协同作用。早期流行病学研究认为：早婚和过早有性行为的人患宫颈癌危险性高，性伴侣数在3~5个以上的人与仅有一个性伴侣的妇女相比，前者患宫颈癌的危险要大得多，并且宫颈癌患者的配偶大多数有各种性病病史。除此之外，男性性伴侣生殖器不卫生，在诱发宫颈癌中也可能起一定的作用。还有人认为吸烟与宫颈癌有关，但并不是宫颈癌的一个单独危险因素，因为有人在宫颈黏液中查出了尼古丁。由于吸烟和性行为有协同关系，所以认为吸烟与宫颈感染人乳头瘤病毒的危险性是有关系的。和其他与吸烟有关的癌症一样，吸烟引发宫颈癌的危险可能有一定的区域性，或者仅限于长期重度吸烟的妇女。宫颈癌最常见的转移途径为淋巴道转移，血行转移较少。宫颈癌早期常常没有明显的症状表现，较典型的症状有阴道出血，为接触性出血，多见于性生活或妇科检查后。白带增多也是其主要临床症状之一，白带呈白色或血性，稀薄似水样，也有为黏液、米泔样，味腥臭，晚期可继发感染，白带呈脓性伴恶臭。少腹胀大或有包块，阴道及肛门坠胀，或有牵引性疼痛，甚则出现小便点滴，大便秘结等尿路直肠症状。

前列腺癌

一、前列腺癌手术后复发

崔某，男，52岁，西安市蓝田县人。1995年8月25日初诊。

主诉：小便不利1月余。

现病史：1994年12月因"排尿困难3个月"被诊断为前列腺癌，并行手术切除（手术切除完全）。1995年5月出现尿潴留，膀胱破裂后行膀胱修补术，尿道造瘘，经放疗，1个月前自觉小便不利，伴乏力，纳呆，舌质暗红，苔黄，舌体胖，有齿痕，脉细数。

  诊断：中医：恶淋。证属：湿热瘀滞。

     西医：前列腺癌手术后复发。

  治法：化瘀利湿，清热通淋。

  处方：化瘀利湿汤加味：猪苓60g，茯苓60g，丹参30g，当归10g，黄柏10g，黄芪60g，金银花30g，桃仁10g，红花10g，乌梢蛇10g，蜈蚣2条，土鳖虫10g，生薏苡仁30g，牛膝30g，大腹皮10g。6剂，每日1剂，水煎服。

1995年8月31日次诊：服上药后，小便不利已较前改善，余状减轻。后因有放疗反应及有轻度的感冒，时有低热，小便色黄，偶有脓液，且常有自汗出，动则尤甚，舌暗红，苔黄，舌体胖，有齿痕。处方：上方加地骨皮15g，牡丹皮15g，大黄6g。6剂，每日1剂，水煎服。

1995年9月7日三诊：服药后，低热、自汗减轻，小便虽有改善，但出现少腹胀痛，并有抽痛感，尿中时有血丝，舌暗红苔黄，脉弦数。处方：上方去大黄加黄连10g。6剂，每日1剂，水煎服。

1995年10月12日四诊：服药后病情平稳，现腹胀，右少腹隐痛，便溏，日行1次，夹有黏液，小便不利，舌暗红，苔微黄，脉弦细。处方：上方加炒三仙（炒麦芽、炒山楂、炒神曲）各12g。6剂，每日1剂，水煎服。

1995年11月9日五诊：服药后病情平稳，少腹烧灼感，小便不利，并有烧灼感及疼痛，大便溏，日行2~3次，舌微暗红，苔微黄，脉弦细。处方：上方加海金沙^(布包)30g，益母草30g。12剂，每日1剂，水煎服。

上方随证加减，服用10个月，临床症状明显得到改善，病情得到控制。

按语： 患者为前列腺癌术后复发，不得已应用放疗。经放疗后气血亏虚，湿热瘀血内生，下注下焦后，产生小便障碍一系列症状，谢老抓住气阴两虚、瘀血湿热等病机，利用活血化瘀利湿之药，祛除病邪，兼以健脾补肾之药，扶正固本，使患者的临床症状得到有效改善。

二、前列腺癌骨转移

李某，男，71岁，陕西省政府退休干部。2003年6月26日初诊。

主诉：睾丸切除术后10天。

现病史：患者今年4月底因轻度碰撞引起左上肢骨折，即到第四军医大学附属西京医院求诊，诊为"病理性骨折"，遂又到西安交通大学医学院第一附属医院骨扫描示"骨转移"，2003年5月28日检查时PSA > 100μg/L，又进一步检查确诊为"前列腺低分化腺癌"，并于6月16日行"睾丸切除术"，术后口服"康士得"。现症：无明显自觉症状，纳可，二便调，舌尖红，苔白腻，脉弦细。

诊断：中医：淋病。证属：肾虚膀胱湿热。

西医：前列腺癌骨转移。

治法：化瘀利湿，扶正通淋。

处方：化瘀利湿汤加味：丹参30g，茯苓30g，炙黄芪30g，金银花30g，桃仁10g，红花10g，当归10g，黄柏10g，三棱10g，莪术10g，水蛭12g，泽兰3g，泽泻8g，川牛膝15g，车前子15g，白花蛇舌草15g，土茯苓30g，甘草梢6g。乌梢蛇10g，蜈蚣2条，土鳖虫10g，川续断15g，狗脊15g，螃蟹30g，生薏苡仁30g。12剂，每日1剂，水煎服。

2003年7月12日次诊：服药后病情平稳，夜间小便增多，4~5次，偶有干咳，纳可，大便正常，梦较多，舌质红，苔薄白，脉细。处方：上方加枳壳15g，白术25g，炒三仙（炒麦芽、炒山楂、炒神曲）各10g。12剂，每日1剂，水煎服。

2003 年 8 月 7 日三诊：服药后病情好转，夜尿 2~3 次，纳可，大便正常，夜寐可，舌质红，苔薄白，脉沉弱。2003 年 8 月 1 日在西安交通大学医学院第一附属医院查肿瘤系列报告：PSA < 1.0μg/L。处方：上方加全蝎 10g，大腹皮 12g，牛膝 30g，僵蚕 12g，浙贝母 15g。12 剂，每日 1 剂，水煎服。

2003 年 10 月 16 日四诊：病情有所缓解，夜间小便频多，可达 3 次，纳食、睡眠可，精神佳，大便调，舌红，苔薄白，脉弦细。处方：上方去大腹皮、牛膝，加补骨脂 30g，全蝎 10g。12 剂，每日 1 剂，水煎服。

2003 年 11 月 13 日五诊：病情大有好转，睡眠、饮食正常，大便正常，夜尿 2~3 次，舌红，苔薄白，脉沉细。处方：参芪地黄汤加当归 10g，乌梢蛇 10g，蜈蚣 2 条，土鳖虫 10g，全蝎 10g，补骨脂 30g，螃蟹 30g。12 剂，每日 1 剂，水煎服。

2004 年 3 月 15 日六诊：服药后感觉尚可，2003 年 12 月 17 日查前列腺血检正常。现烘热汗出，小便稍有不畅，大便稍干，每日 1 次，食欲较前减退，舌淡红，苔薄，脉沉细缓。处方：枳朴六君子汤加黄芪 60g，女贞子 30g，乌梢蛇 10g，蜈蚣 2 条，土鳖虫 10g，西洋参 12g，全蝎 10g，生薏苡仁 30g，黄连 10g，荜澄茄 15g。12 剂，每日 1 剂，水煎服。

半年后追访，病人存活。

按语： 前列腺癌病位在肾，肾主水，主藏精，司气化，主骨，开窍于耳及二阴，合膀胱，为先天之本。前列腺癌的病机是肾气亏虚，阴阳失调，湿热痰浊气血瘀滞于阴部而成，正所谓"诸淋者，由肾虚而膀胱热也"，也即"三焦有热，气转于肾，流于胞而成淋也"。前列腺癌易出现血液及淋巴结转移，其中以骨转移最为常见，故治疗应立足于补肾益气。《医学入门·溺血》指出："暴热实热利之宜，虚损房劳兼日久，滋阴补肾更无疑。"又因肾虚不能涵养肝木，所以多见肝肾阴虚之证。由于前列腺癌为湿热痰浊气血瘀滞于阴部而成，清代程钟龄也说"脏腑、筋络、肌肉之间，本无此物而忽有之，必为消散，乃得其平"，所以谢老在治疗时还添加了祛邪之品。方用化瘀利湿汤加味，方中以强劲的破血之品桃仁、红花为主，力主活血化瘀；以甘温之熟地黄、当归滋阴补肝、养血调经；芍药养血和营，以增补血之力；川芎活血行气、调畅气血，以助活血之功。全方配伍得当，使瘀血祛、新血生、气机畅。化瘀生新是该方的显著特点。加乌梢蛇、蜈蚣、土鳖虫等血肉有情之品活血祛瘀；川续断、狗脊补益肝肾，强筋健骨；生薏苡仁健脾渗湿，白术补气健脾，燥湿利水；枳壳破气除痞，化痰消积；补骨脂补肾温脾，固精缩尿；参芪地黄汤滋补肝肾；枳朴六君子汤益气健脾祛痰。

前列腺癌终末期，常可见面色无华，贫血消瘦，倦怠乏力，心悸怔忡，动则气促，头晕眼花，饮食减退，身疼腰痛，潮热盗汗，舌红苔少或无苔，脉细数，一派气阴两虚之征。可用生脉散加味治疗，人参、黄芪补气健脾，麦冬、五味子、枸杞子、何首乌养阴生津，滋阴补肾，鳖甲、龟甲滋阴潜阳，益气养阴，祛除余邪，清除余毒。

【经验小结】

中医学认为本病的发生，与肾、脾、肝、膀胱等脏腑功能失调有关。历代医家从不同的侧面对本病的认识和治法做了许多探索，形成了一套完整的辨治体系。综合各医家的论述，第一，年老体弱或房劳过度，肾元亏虚，气化失司，开阖不利；第二，过度劳累，饮食不节以致脾虚而清气不升，浊阴难降；第三，七情内伤，肝郁气滞，疏泄不及，以致三焦水液运化失常；第四，嗜酒辛辣，湿热蕴积，下注膀胱，致使气化不利；第五，败精停留不去，瘀血阻塞水道，日久湿热邪气与瘀血交阻，凝滞成积块，压迫尿道而出现排尿困难等癃闭之症。

前列腺癌诊断要点：早期多无自觉症状，临床症状一旦出现，多属晚期。典型症状：①排尿障碍。早期常有短时的尿频及夜尿，后可出现尿流变细或尿流偏歪或尿流分叉，尿程延长，尿急，尿痛，尿意未尽感，严重时发生尿潴留。②疼痛。常见腰痛和后背痛或有坐骨神经痛，可向会阴部或直肠部放射，疼痛剧烈难忍。转移症状，转移至骨骼，可发生病理性骨折。淋巴结转移可引起相应部位的淋巴结肿大。转移至内脏器官，可出现全身症状，日渐衰弱，消瘦，倦怠乏力，进行性贫血，恶病质或肾衰竭等。

谢老认为前列腺癌的病位在下焦，但与肾、肝、中焦、下焦关系密切。肾气不足，则瘀血内阻，湿热下注下焦；或中焦湿热不解，下注下焦；肝气郁结，气机不畅，血行不顺，血瘀壅于下焦，形成气滞血阻而发病。本病早期多以实证为主，后期则多为正虚，属于虚实夹杂性病证，故治疗早期宜清热化瘀利湿，穷根治瘤，后期则宜兼顾补益脾肾。本病常用方药为黄芪、茯苓、猪苓、黄柏、当归、薏苡仁、桃仁、红花、蜈蚣等利湿化瘀、益气活血之品。

根据患者的全身情况和局部肿瘤变化，癌症的临床发展过程，大致可分为3期。初期：起居饮食如常，无明显自觉症状，肿块明显或不明显，无转移迹象，舌苔脉象大多正常，此时正盛邪实，可以及时攻毒邪为主，佐以扶正。中期：肿瘤已发展到一定程度，肿块增大，耗精伤气，纳呆日久，倦怠无力，形体日见瘦弱，已显正虚邪盛之象，邪正相持，须攻补兼施。晚期：癌症已发展至后期，远处转移，肿瘤坚硬如石，面黄肌瘦，形销骨立，显露恶病质。此时正气亏损，如妄施攻法，徒伤正气，故治则以扶正调理，缓解痛苦症状为主，积极调动患者主观能动作用，以顽强的意志与疾病做斗争；同时，大力补虚扶正，增强患者抗病能力，控制病情发展，寓攻于补。

谢远明老中医治疗前列腺癌以化瘀利湿为主线，兼顾补益。这与前列腺的解剖和功能相关。前列腺是雄性哺乳动物生殖系统中的一个器官，属外分泌腺。前列腺的主要功能是分泌和储存前列腺液，它分泌的前列腺液，含有抗菌因子，能保护尿道，每天以 0.5~2mL 的量，经前列腺腺管，排到后尿道，随尿液排出体外。前列腺腺管内存有一定量前列腺液。前列腺液可与精子混合成精液。在解剖学、化学和生理学上前列腺的构造因物种而有差异。一个健康的男性其前列腺的大小较核桃略大一点，位于骨盆腔底部的膀胱之下，尿道之上，耻骨之后，直肠之前。因而前列腺癌的病变是局部的，病变范围小，极易造成气血瘀阻，水湿滞留，故治疗中化瘀消癥、利湿逐水为首要治法。当然，前列腺癌毕竟是恶性肿瘤，特别是疾病后期，更损伤正气，因而还要兼顾补益正气。

谢远明用药特色

根据病情不同，个体差异，用药剂量差异迥异。第 1 例，以化瘀利湿为法，处方中猪苓 60g，茯苓 60g，丹参 30g，黄芪 60g，金银花 30g，桃仁 10g，红花 10g，乌梢蛇 10g，土鳖虫 10g，生薏苡仁 30g，牛膝 30g。遣药量大力宏。大有攻下派张子和之风。第 2 例，以扶正化瘀为法，拟化瘀利湿汤为方：三棱 10g，莪术 10g，水蛭 12g，当归 10g，干蜈蚣 3g，泽兰 3g，泽泻 8g，川牛膝 15g，车前子 15g，白花蛇舌草 15g，炙黄芪 30g，土茯苓 30g，甘草梢 6g。遣药量小，力量温和，若春雨润物，因人制宜也。

【学堂笔记】

前列腺癌在中医历代文献中属于"尿血""癃闭""劳淋"等疾病范畴，《素问·气厥论》曰："胞热移于膀胱，则癃溺血。"《诸病源候论》对尿血的病因解释道："劳伤而生客热，血渗于胞故也，血得热而妄行，故因热流散渗于胞而尿血。"王焘的《外台秘要》记载了最早用导尿术治疗小便不通："若脏中热病者，胞涩，小便不通……为胞屈僻，津液不通，以葱叶除尖头，内阴茎孔中深三寸，微用口吹之，腹胀，津液大通，便愈。"清代沈金鳌的《杂病源流犀烛》曰："闭癃之异，究何如哉，新病为溺闭，点滴难通也，久病为溺癃，屡出而短少。"还描述了前列腺癌的症状："血淋者，小腹硬，茎中痛欲死。"《景岳全书》则对前列腺癌的预后做了描述："小水不通，是为癃闭，此最危最急证之一，不辨其所致之本，无怪其多不治也。"

中医学认为前列腺癌的病因多由饮食不节、情志内伤、房事不节等所致。嗜食膏粱厚味、辛辣之品，或嗜酒吸烟导致湿热内蕴，湿阻气血，热酿为毒，结于下焦发为本病；或为情志内伤，肝失疏泄，气滞血阻，三焦水道运化失常，脉络瘀阻，结于精室而成本病；或为房劳过度，肝肾亏虚，调节失司，以致瘀血败精结于下焦而成此病。《素问·气厥论》曰："胞热移于膀胱，则癃溺血。"《景岳全书·癃闭》

曰："有因火邪结聚小肠、膀胱者，以水泉干涸而气门热闭不通也，有因热居肝肾者，则或以败精，或以槁血，阻塞水道而不通也，有因真阳下竭，元海无根，气虚不化而闭的，有因肝强气道，移碍膀胱，气实而闭的。"

前列腺癌是发生在男性前列腺腺体上，以尿频、尿急、尿痛、血尿、尿潴留、排尿困难等为主要临床表现的恶性肿瘤。好发部位多在后侧包膜下腺体（外腺部分），95%以上为腺癌，可经邻近器官或组织、淋巴、血行侵犯转移。

前列腺癌在欧美国家是占第 2 位的男性恶性肿瘤，仅次于肺癌，占男性癌症死因的第 2 位。北美、西欧的发病率较高，在非洲、亚洲的发病率最低。发病率与年龄密切相关，75% 的前列腺癌患者年龄在 60~79 岁，小于 50 岁的患者不足临床前列腺癌的 1%，30 岁以下患者罕见。从种族分布来看，具有较大的差异性，美国黑人的发病率明显高于白人。我国前列腺癌的发病率明显低于欧美国家，但近年来发病率呈增加趋势。一般认为，生活方式可以影响前列腺癌的发病率，但它究竟如何影响前列腺癌的发病却知之甚少。另外，人口老龄化、寿命的延长也是发病率升高的原因。

前列腺癌的发病除与年龄、种族、地区有关外，尚与性活动、生活习惯、宗教信仰、高脂肪饮食、遗传因素有关。而前列腺癌与前列腺增生、输精管结扎、职业、维生素 A、维生素 D、维生素 E 的关系至今没有明确结论。据有关资料分析，前列腺淋病、病毒及衣原体感染、性活动强度及激素的影响可能与发病有关。另外与饮食结构差异关系密切，高脂肪饮食及职业因素（过多接触镉）与发病有一定关系，东方人喜食的豆类食品有一定防癌作用。

因大多数前列腺癌发生在周围带，早期常无症状，随着肿瘤的发展，可出现相应的两大类临床症状。压迫症状：增大的前列腺腺体可压迫尿道、直肠和射精管等引起相应症状。压迫尿道可引起进行性排尿困难，包括尿踌躇、尿线细、射程短、尿流缓慢、尿流中断、尿后滴沥、排尿不尽、排尿费力等膀胱颈梗阻的症状，张仲景《金匮要略》认为："淋之为病，小便如粟状，小腹弦急，痛引脐中。"梗阻加重，可引起双肾积水、肾功能障碍甚至引起尿毒症，双肾积水也可由腹膜后转移的淋巴结压迫输尿管引起。由于尿路梗阻减少了膀胱逼尿肌的顺应性，引起膀胱不稳定性，表现为尿频、尿急、夜尿增多，甚至尿失禁。肿瘤压迫直肠可引起大便困难或肠梗阻，偶或压迫输精管引起射精缺乏。压迫神经会引起会阴部疼痛，并可向坐骨神经放射。转移症状：前列腺癌进一步发展可侵及膀胱、精囊、血管神经束，引起血尿、血精、阳痿。盆腔淋巴结转移可引起双下肢水肿。前列腺癌常易发生骨转移，引起骨痛或病理性骨折、截瘫，前列腺癌骨转移常发生在骨盆、轴心或四肢骨，可侵及骨髓引起贫血。

纵 隔 瘤

纵隔肿瘤：良性胸腺瘤

王某，男，55 岁，西安市工商银行职工。1999 年 1 月 11 日初诊。

主诉：胸闷气短 1 年。

现病史：胸闷气短 1 年，在省级某医院治疗，疑为"冠心病"，经治疗效不明显，胸闷、气短逐渐加重。伴胸骨柄疼痛，呈刀割样，持续几秒钟即消失。心电图及动态心电图检查均正常。X 线胸片：未发现异常。CT 示：①考虑前上纵隔内软组织良性胸腺瘤；②前上纵隔胸腺残瘤。舌质稍红，苔薄黄，脉弦细。

诊断：中医：胸痹。证属：脾虚气滞，痰热瘀互结。

西医：纵隔肿瘤：良性胸腺瘤。

治法：理气健脾，扶正培本，清热化痰，软坚散结。

处方：枳朴六君子汤加味：枳壳 15g，厚朴 15g，党参 30g，清半夏 12g，陈皮 10g，茯苓 30g，白术 15g，甘草 10g，乌梢蛇 10g，蜈蚣 2 条，土鳖虫 10g，僵蚕 10g，浙贝母 15g，忍冬藤 30g，生薏苡仁 30g。12 剂，每日 1 剂，水煎服。

1999 年 1 月 18 日次诊：服上药后胸闷略减，稍劳累或活动后气短明显，自觉心悸，怔忡，夜间尤甚，纳食少，二便正常，舌质稍红，苔微黄，脉弦滑。处方：上方加重楼 10g，半枝莲 30g，夜交藤 30g，炒酸枣仁^{（另煎）}60g。6 剂，每日 1 剂，水煎服。

1999 年 1 月 28 日三诊：服用上方后症减，偶感心前区刺痛，几秒后消失，精神好转，纳眠及二便正常，舌质稍红，苔黄略腻，脉弦数。处方：上方加黄连 10g，荜澄茄 15g。12 剂，每日 1 剂，水煎服。

1999 年 2 月 8 日四诊：胸闷减轻，阵发性心慌，心前区隐痛，夜间明显，心电图正常，舌质淡红，苔黄腻，脉弦细。处方：上方加三棱 10g，莪术 10g。12 剂，每日 1 剂，水煎服。

1999 年 3 月 8 日五诊：上方连服 24 剂后，胸闷、心慌及心前区隐痛消失。

为巩固疗效，上方制丸，坚持服用 2 年，临床治愈。

按语：纵隔肿瘤患者，服用中药，乃保守疗法。该病常因六淫七情失常，饮食不节，先天不足，气血失调，痰饮等因素，导致心胸气机不畅，胸脘痞塞不通，甚者憋闷作痛，心悸气短。谢老以健脾疏肝，化痰软坚，理气散结为治则，方用枳朴六君子汤健脾益气，祛痰化湿，用重楼清热解毒，消肿止痛；忍冬藤清热解毒，疏经活络；乌梢蛇、蜈蚣、土鳖虫活血化瘀，通络止痛；浙贝母清热化痰，开郁散结；生薏苡仁健脾利水渗湿；半枝莲清热解毒，活血祛瘀，消肿止痛，抗癌；心气不足，气不生血，不能濡养心神，患者心悸，怔忡，夜间尤甚，则加夜交藤养心安神，祛风通络；重用炒酸枣仁养心益肝，安神敛汗；荜澄茄行气止痛；黄连清热燥湿，泻火解毒；三棱、莪术破血行气，消积止痛。

良性胸腺瘤的西医治疗：一旦明确诊断，均需手术治疗。胸腺瘤具恶变倾向，生长相对缓慢，且恶性程度较低，故一旦明确诊断，如无明显手术禁忌证，均应手术治疗。如术中见肿瘤规则或不规则呈半球形；包膜完整与周围组织无粘连或粘连较轻者行单纯肿瘤及胸腺切除，良性肿瘤均能治愈。

恶性胸腺瘤和胸腺大部分有不同程度的周围大血管浸润，难以完整切除。从随访结果看，尽管肿瘤有部分残留者，术后追加放疗，其生存率仅略低于肿瘤完整切除者，而明显高于单纯探查组。术中即使无法完整切除肿瘤，也应尽量切除大部分肿块，残留部分标记银夹，待术后放疗，其中术前胸 CT 或磁共振检查对肿瘤良恶性的判断是必要的。

【经验小结】

纵隔不是器官，而是一个解剖的区域。纵隔里的组织器官较多，因而可发生多种多样的肿瘤，即使肿瘤很小也会引起循环、呼吸、消化和神经系统的功能障碍。儿童纵隔肿瘤的发病率较成人为低，但癌变机会多。约有 2/3 的病儿早期有咳嗽、低热、呼吸困难等症状，这是和儿童胸腔容量小有关。有些病儿在胸部 X 线检查时偶尔发现，如果是恶性肿瘤则有贫血和消瘦现象。发现上述症状应及早就医，医生可由胸部 X 线、CT、磁共振摄片来确定肿瘤部位和大小，通过超声波检查得知肿瘤的性质。

多数良性纵隔肿瘤临床上常无症状，多于体检时发现。恶性纵隔肿瘤常见的症状有：①胸闷胸痛是各种纵隔肿瘤最常见的症状。如果疼痛剧烈，病人难以忍受者多为恶性肿瘤。②呼吸道压迫症状。当肿瘤压迫或侵犯肺、支气管时，常引起咳嗽、气短，严重时发生呼吸困难。肿瘤溃破会产生肺不张和肺内感染。③神经系统症状。交感神经受压表现为眼睑下垂，瞳孔缩小，眼球内陷等；喉返神经受压表现为声音嘶哑；累及膈神经引起呃逆、膈肌麻痹。④心血管症状。心慌、心律不齐、面部、颈部水肿。⑤肿瘤压迫或侵犯食管可引起吞咽困难。

除了恶性淋巴瘤及一些对化疗、放疗敏感恶性肿瘤外，在绝大多数原发性纵隔肿瘤、囊肿无症状、无禁忌证时，亦应争取手术切除。

综合纵隔肿瘤的病因病机，多为本虚标实之证，涉及脏腑较多，心、肺、脾、肾及肝均可累及，因与痰、瘀关系密切，根据具体情况，如良恶性肿瘤的临床表现不同，进行辨证施治。常以化痰软坚、活血化瘀为主。目前，通用的治疗方药有两个。①理气散结方：制南星10g，法夏10g，橘皮9g，枳实10g，竹茹15g，茯苓15g，人参10g，昆布30g，海藻30g，当归10g。每日1剂，水煎服。②理气治瘀方：当归10g，川芎9g，桃仁10g，红花10g，坤草30g，瓜蒌24g，枳壳15g，橘皮10g，人参10g。每日1剂，水煎服。

纵隔瘤包括胸腺瘤、胸内甲状腺肿、支气管囊肿、皮样囊肿、畸胎瘤、淋巴肉瘤、恶性淋巴瘤、心包囊肿、脂肪瘤、神经源性肿瘤、食管囊肿等，性质有良性恶性不同。治法有诸多不同，本例为良性胸腺瘤，治疗方法是理气健脾，扶正培本，清热化痰，化瘀通络。虽然为良性肿瘤，仍按恶性肿瘤治疗，这是因为良性纵隔肿瘤容易癌变。良性肿瘤也是肿瘤，治疗癌症的通络散结之法，同样适用。

谢远明用药特色

谢老治疗纵隔肿瘤，用理气健脾，扶正以治痰湿之本；清热化痰，化瘀散结以消肿瘤之标。故本例选方为枳朴六君子汤加乌梢蛇、蜈蚣、土鳖虫、僵蚕、浙贝母、忍冬藤、生薏苡仁。有是症，用是药，针锋相对。鉴于纵隔瘤可能发生癌变，为防患于未然，提前应用防治药物，未雨绸缪，这是谢老的睿智之处。

【学堂笔记】

在中医古代文献中纵隔肿瘤属"胸痹""胸痛""积聚""瘿瘤""肺积""肺胀"等疾病范畴。《济生方》曰："息贲之状，在右肋下，覆大如杯，喘息奔溢，是为肺积；诊其脉浮而毛，其色白，其病气逆，背痛少气，喜目瞑，肤寒，皮中时痛，或如虱喙，或如针刺。"与西医学中的肺癌及纵隔肿瘤的病名及症状类似。汉代张仲景指出："劳咳，声哑，声不能出或喘息气促者，此肺脏败也，必死。"与西医学中纵隔肿瘤或肺癌引起纵隔淋巴结肿大、压迫喉返神经所致声音嘶哑是相吻合的，并指出预后差。

本病由六淫侵袭、饮食不节、七情失调、先天禀赋不足、气血失调或痰饮壅结等引起，所以纵隔肿瘤的发生，既有外因，又有内因的共同参与，特别是精神因素、先天不足及脏腑功能失调等在发病中有重要作用。内虚是纵隔肿瘤发生的基础，其病机以心胸气机不畅、胸膈痰阻，甚则气机郁滞，痰瘀交阻。

纵隔肿瘤是指原发于纵隔各种组织结构内的肿瘤或囊肿，包括胸腺瘤、胸内甲状腺肿、支气管囊肿、皮样囊肿、畸胎瘤、淋巴肉瘤、恶性淋巴瘤、心包囊肿、脂肪瘤、神经源性肿瘤、食管囊肿等，以良性者居多。畸胎瘤多见于30岁以下，其余多发生在 40 岁以上。本病除淋巴肉瘤和恶性淋巴瘤外，多数预后良好。据报道，纵隔原发性肿瘤中恶性肿瘤占 10%~20%。

纵隔肿瘤的临床表现是由肿瘤大小、硬度、生长速度、部位及与周围组织侵蚀情况而决定的。良性肿瘤生长缓慢，大多数是无症状的，常在查体胸透或胸部 X 线检查时发现的。恶性肿瘤除有占位性临床表现外，常有消瘦、贫血、疼痛及恶液质等表现。纵隔肿瘤的常见症状有胸闷、胸痛、咳嗽、呼吸困难、神经痛、上腔静脉压迫综合征、神经麻痹、吞咽困难等。不同肿瘤也有其特殊的表现，如胸内甲状腺肿常有甲亢的表现，胸腺瘤可有重症肌无力，神经源性肿瘤常有肿瘤压迫脊髓或上肢臂丛神经所致的症状及体征，畸胎瘤可因肿瘤溃破入气道或肺而咳出毛发或豆渣样物质，囊肿继发感染可引起咳嗽、咯脓痰及发热等现象。

中国中医科学院肿瘤医院报告，胸腺瘤 5 年总生存率为 60%，恶性肿瘤放疗 5 年生存率为 35%~60%。非浸润性胸腺瘤 100% 可完整切除，局部复发率为 3.8%，浸润性胸腺瘤 58% 可完整切除，复发率为 20% 左右。

后腹膜肉瘤

后腹膜肉瘤手术后广泛转移

胡某，女，53 岁，工人，家住西安市石油仪器厂。2005 年 7 月 18 日初诊。

主诉：右乳癌术后 8 年。

现病史：1996 年病人因右乳包块在西安交通大学医学院第一附属医院做手术根治，术后病理示右乳腺浸润性导管癌，腋窝淋巴结 3/7 转移，术后化疗 6 次并放疗。术后定期复查未见异常。去年查体见：肝脏转移，并见咳嗽。做胸 CT 示肺部转移，又到西安交通大学医学院第一附属医院做化疗。近半月腰痛，做骨扫描示胸 12 至第 7 肋分布异常浓密。诊断为后腹膜肉瘤。现症：腰痛，纳呆，口干，时有呕恶感，大便干，舌质红，苔白厚腻，脉细。

诊断：中医：癥积。证属：气滞血瘀，本虚标实。

西医：后腹膜肉瘤手术后广泛转移。

治法：活血化瘀，标本同治。

处方：补阳还五汤加味：黄芪 40g，地龙 10g，当归 10g，赤芍 15g，川芎 15g，桃仁 10g，红花 10g，丹参 30g，决明子 30g，水蛭 10g，焦三仙（焦麦芽、焦三楂、焦神曲）各 10g，乌梢蛇 10g，蜈蚣 2 条，土鳖虫 10g，草石斛 30g，炒麦芽 30g。12 剂，每日 1 服，水煎服。

2005 年 8 月 8 日次诊：服药后精神好转，仍有腰痛，口干喜饮，饮后腹胀，恶心呕吐，偶有纳呆，口淡无味，夜寐差，二便调，舌质红暗，苔黄厚，脉沉数。处方：上方加枳壳 15g，白术 15g，太子参 30。12 剂，每日 1 服，水煎服。

2005 年 8 月 22 日三诊：服药后病情平稳，腰痛好转，口干，纳差，仍有恶心欲吐，夜寐差，舌质红暗，苔白，脉沉细。处方：上方加玄参 30g，姜竹茹 15g，半夏 15g。12 剂，每日 1 服，水煎服。

服药后恶心呕吐、纳差、腰痛等症状明显好转。3 年后随访，仍然存活。

按语： 补阳还五汤出自《医林改错》。其原方组成：生黄芪 125g，当归尾 3g，赤芍 5g，地龙 3g，川芎 3g，红花 3g，桃仁 3g。补阳还五汤是一剂活血祛瘀的方药，功用为补气活血通络。主治气虚血瘀之中风，半身不遂，口眼歪斜，语言謇涩，口角流涎，小便频数或遗尿不止，舌暗淡，苔白，脉缓。将此方用于后腹膜肉瘤，取其补气活血通络之功效，消除癥瘕积聚，包块肿瘤等病。

《医宗金鉴》云："五积六聚分脏腑，七癥八瘕气血汇，癥积不动有定处，瘕聚推移无定形。"《内经》亦云："大积大聚，其可犯也，衰其大半而止。"中医治疗癥瘕积聚、包块肿瘤等病，有寓攻于补，寓补于攻，攻补兼施者；有舍脉从证，舍证从脉者。视包块性质，病情轻重，时间远近，身体强弱，因人而异，辨证施治。

【经验小结】

中医药在肉瘤治疗中占有重要地位，要取得较好疗效须掌握以下几点内容：①辨证要准：阴阳是辨证总纲，首先掌握肉瘤患者是阴证还是阳证，才能掌握治疗大法。②治疗宜早：肉瘤手术后尽早服用中药，可明显减少复发、转移概率，治疗也较容易。③合理应用攻毒虫药。当前通常使用斑蝥：认为斑蝥在肉瘤治疗中发挥较为重要作用。可是斑蝥有剧毒，服用要慎重，医师对用量需十分谨慎，其用量为 0.03~0.06g，单用斑蝥治疗肉瘤效果并不十分理想，要在辨证基础上加用斑蝥才有较好疗效。谢老并未使用斑蝥，而是应用水蛭、乌梢蛇、蜈蚣、土鳖虫，在治疗过程中，既有效，又安全。

本例后腹膜肉瘤术后患者，先有右乳癌，术后病理示右乳浸润性导管癌，腋窝淋巴结 3/7 转移，术后化疗 6 次并放疗。后查体见：癌细胞肝脏转移，并见咳嗽。胸部 CT 示癌细胞肺部转移。骨扫描示胸 12 至第 7 肋分布异常浓密。诊为后腹膜肉瘤。患者病情重笃，手术化疗，损伤元气，导致本虚标实，故其治法为活血化瘀，标本同治。

谢远明用药特色

谢老应用补阳还五汤加味治疗肉瘤，一是取本方活血化瘀之意，二是所加药物，多为祛风通络、软坚散结之品，尚有攻毒抗癌之效。

临证中谢老又善用软坚散结法，多用海藻、昆布、牡蛎、浙贝母等。肿块坚硬者，宜软坚破结，用醋泡鳖甲、三棱、莪术等。此外，热结胃肠的便秘，用芒硝等咸寒软坚泻下。

此患者通过手术、放化疗等治疗后，造成机体严重的消耗和损伤，加深了机体免疫力的抑制，正气虚弱，气血衰竭，导致癌肿局部生长迅速，有远隔脏器转移。本案虽有便干、舌质红苔白厚腻，但由于病期较长，以正虚为主，故舍症从脉，以补为主。谢老采用扶正固本的治疗原则，不仅可以提高疗效，改善症状，减轻放化疗的毒副作用，还可以保护后天之本脾胃，保护骨髓，延长肿瘤患者的生存期。处方补阳还五汤补气活血通络，方中黄芪用量较大，可达40g，赤芍、川芎、当归、桃仁、红花均为活血药，由于患者气虚使得血瘀，所以侧重用大量补气药配用活血之品，益气而活血使整个血脉贯通。因为《内经》中有句话是"荣气虚则不仁，卫气虚则不用，荣卫俱虚，则不仁且不用"，黄芪配伍地龙、水蛭、乌梢蛇、蜈蚣、土鳖虫等逐瘀通络之药，以强活血化瘀之效。血瘀化热，加丹参活血凉血，草石斛养阴清热，益胃生津，决明子清热润肠通便，焦三仙（焦麦芽、焦三楂、焦神曲）、炒麦芽健脾开胃。口干可加沙参、麦冬、石斛、玉竹、生地黄、天花粉等；恶心呕吐，可加竹茹、半夏、人参、陈皮等。二诊、三诊随证加减，疗效较好。

【学堂笔记】

腹膜后肿瘤是西医学的病名，中医文献中是不可能出现这一名词的。腹膜后肿瘤是一种较少见的肿瘤，可归于中医学"癥瘕"范畴。癥瘕指腹中结块的病，其坚硬不移动，痛有定处为癥；聚散无常，痛无定处为"瘕"。晋·葛洪《抱朴子·用刑》曰："夫癥瘕不除，而不修越人之术者，难图老彭之寿也。"明代刘基《听蛙》诗："乌鸢逐响蛇听音，宁顾入腹生癥瘕。"明代李时珍《本草纲目·果二·山楂》曰："〔实〕，化饮食，消肉积癥瘕。"《医宗金鉴·妇科心法要诀·癥瘕积聚痞瘀血血蛊总括》曰："癥积不动有定处，瘕聚推移无定形。"注："癥者，徵也，言有形可徵也；瘕者，假也，言假物成形也。"腹膜后肿瘤属于癥而非瘕。此病属于正虚邪实之证，故治疗中以扶正培本、软坚散结为法。

原发性腹膜后肿瘤是指起源于腹膜后潜在间隙的肿瘤，主要来源于腹膜后间隙的脂肪、肌肉、疏松结缔组织、神经、筋膜、血管组织和胚胎残留组织等，但不包括肾脏、肾上腺、胰腺等实质性脏器和大血管的肿瘤。原发性腹膜后肿瘤临床上较少见，占全部肿瘤的0.1%~0.6%，国内外多数资料均提示男女发病大致相等，但在盆腔腹膜后或骶前肿瘤中，男女比例为 1 ：（2~3），多为儿童和青少年，腹膜后肿瘤可发生于任何年龄，高发年龄在 50~60 岁，10 岁以下儿童约占 15%。原发性腹膜后肿瘤病理类型繁多，以软组织肉瘤所占比例最大，约占 60%。实性肿瘤中恶性多于良性，良恶性比例约为 1 ：2。由于腹膜后肿瘤处于广阔潜在空间中，可在较长的时间内不出现明显症状，往往在患者就诊时，肿瘤体积已经较大，并对邻近脏器和重要血管产生压迫、移位，尤其是恶性肿瘤，常累及周围器官、大血管或神经，为彻底手术切除带来困难。目前多数报道显示放疗、化疗并不能提高生存率。

　　原发性腹膜后肿瘤最常见的主要症状是腹部或盆腔肿块和腹痛，初时症状不明显，部分病人可有隐隐约约的消化道症状，如腹部不适，胀满感，嗳气，烧心，腹泻或便秘等。大部分患者腹部或盆腔肿块，为患者自己发现，或医生体检时发现。瘤体压迫上消化道可出现腹胀不适，进食后明显，重者有恶心、呕吐、消化道出血，压迫直肠会引起下腹部胀满，排便困难，重者腹泻，大便变形，肛门下坠感，压迫膀胱则可引起排尿不畅、尿频、尿急、尿潴留等。当瘤体巨大压迫到大血管，会导致下肢静脉及淋巴回流不畅，可引起下腹壁、会阴及下肢静脉扩张，重者下肢水肿、会阴部有肿胀沉重感。肿瘤向前推压、刺激后腹膜可产生明显腹胀感。部分肿瘤压迫门脉系统，影响腹腔脏器的静脉回流，则会出现腹水，加重腹部胀满感。压迫肾脏和输尿管可引起肾盂积水，另外，压迫腰骶神经可出现腰骶部酸胀，重者可以导致臀部、会阴部及下肢麻木和胀痛，肿瘤破坏骶尾骨可使疼痛加重。一些肿瘤患者出现消耗及毒性反应，主要出现在生长快、体积大的恶性肿瘤病人中，瘤体中央常因供血不足而坏死，产生大量毒素吸收入血，患者可出现发热、消瘦、乏力、贫血、纳差，最后出现恶液质，最终全身多脏器衰竭。

纤维肉瘤

一、高分化纤维肉瘤手术后

刘某，女，50 岁，工人，籍贯宁夏银川，住西安市。2003 年 11 月 20 日初诊。
主诉：腹膜后高分化纤维肉瘤手术后 4 年。
现病史：1998 年在宁夏医学院检查示腹膜后肿块，手术后病理切片示"高分化纤维肉瘤"。经化疗 1 次。1999 年在北京肿瘤医院手术切除肿瘤。2001 年又行右大腿根部侵袭性纤维瘤切除。现症：右下肢酸困不适，活动自如，纳呆，精神尚可，二便调，舌质暗红，苔白腻，脉弦细。

诊断：中医：癥瘕。证属：肾虚痰结。

西医：高分化纤维肉瘤手术后。

治法：扶正治本，化痰散结。

处方：参芪地黄汤化裁：人参（另煎兑服）15g，黄芪30g，山药15g，山茱萸12g，茯苓15g，五味子10g，天花粉30g，沙参15g，麦冬15g，生地黄15g，熟地黄15g，甘草10g，女贞子30g，炒穿山甲10g，生牡蛎30g，生薏苡仁30g，乌梢蛇10g，蜈蚣2条，土鳖虫10g。11剂，每日1剂，水煎服。

2003年12月18日次诊：病人服药后效果比较明显。现症：右腿发痒，右腹股均有包块，晨起头晕，纳食少，二便调，舌质暗红，苔厚腻，脉弦细。处方：上方加夏枯草30g，忍冬藤30g。12剂，每日1剂，水煎服。

2004年1月18日三诊：病史同前，现症：右腿痒麻不适，根部有块，伴头晕，纳食可，二便调，舌质淡红，苔厚腻，脉弦细。处方：上方炒穿山甲加至12g，土鳖虫减至6g。12剂，每日1剂，水煎服。

2004年3月12日四诊：右腿麻木缓解，活动后大腿部感轻松，头晕减轻，舌质暗红，苔厚腻，脉弦细。处方：黄芪内托散加味：黄芪30g，金银花30g，当归10g，没药10g，皂角刺15g，甘草10g，乌梢蛇10g，蜈蚣2条，土鳖虫10g，炒穿山甲10g，浙贝母15g，僵蚕10g。12剂，每日1剂，水煎服。

半年后家属告知，用上方坚持治疗，可做一般家务。

按语：本案患者由于肾气虚，无法维持体内津液的代谢平衡，故导致水湿聚，痰凝结，影响气机的正常升降出入，进而造成气滞血瘀痰结，导致癥瘕。由于水性流动，故可在机体内四处流窜发病，乃形成西医所说的转移灶。谢老依据扶正培本的原则，以参芪地黄汤加味治疗。方中黄芪、人参大补脾肺之气，六味地黄汤为肾、肝、脾三阴并补之剂而以补肾阴为主。方中重用熟地黄甘温滋肾填精为主药，为阴中之阳药，故能补肾中元气；山药补益脾阴而固精；山茱萸酸温养肝肾而涩精；配以茯苓、泽泻，补泻结合，有开有阖，三阴并治。故此方大补肝、脾、肾三脏真阴不足、精血亏损之证。加女贞子滋补肝肾，生薏苡仁健脾利湿，乌梢蛇、蜈蚣、土鳖虫活血化瘀，通络止痛；炒穿山甲、夏枯草活血消癥；生牡蛎软坚散结；忍冬藤清热解毒，通络止痛。患者后来右腿麻木缓解，头晕减轻，舌质暗红，苔厚腻，脉弦细，谢老又改用黄芪内托散加味，方中黄芪补气升阳，托疮排脓为君。皂角刺排毒透脓，活血消痛；没药活血止痛，消肿生肌；当归活血补血共为臣。金银花苦寒，清热解毒，一则配黄芪、当归、甘草奏解毒托里之效，二则监制诸药之温性，以防温补太过，而为反佐药。甘草补脾益气，缓急止痛，又调和诸药，为使药，合用共奏解毒散结、托疮排脓之效。浙贝母清热化痰，开郁散结；僵蚕祛风止痛，化痰散结。

葛洪的《肘后备急方》说："癥之起多以渐生，如有卒觉便牢大，自难治也，腹中癥有结节，便害饮食，转羸瘦。"《诸病源候论》说："癥者，由寒温失节，致脏腑之气虚弱。而食饮不消，聚结在内染渐生长块段，盘牢不移动者是也……若积引岁月，人即柴瘦，腹转大，遂致死。""其病不动者名曰为癥，若病虽有结而可推移者，名为瘕。瘕者，假也，谓虚假可动也。"癥瘕合用，泛指体内一切积聚结块。由于癥瘕的病机关键乃为气滞血瘀，而形体壮盛之人，正气充盛，气血流畅，不至于郁滞为患，则癥瘕无所发生，而形体虚弱，正气不足，气血皆虚，运行迟缓，则每遇邪犯，易罹郁滞为患，导致本病的发生。《素问·六节藏象论》曰："肾者，主蛰，封藏之本，其华在发，其充在骨。"《素问·上古天真论》曰："肾者主水。"《素问·逆调论》曰："肾者水脏，主津液。"所以肾有主持和调节人体水液代谢的功能。机体水液代谢是一个复杂的生理过程，它在肺、脾、胃、肾、肠、膀胱、三焦等的综合作用下完成，其中肾起着主宰作用。

二、右颈部纤维神经肉瘤切除后复发

黄某，男，42岁，工人，籍贯陕西，已婚。住西安市许士庙街。2004年3月2日初诊。

主诉：右颈部纤维肉瘤术后3年，复发3个月。

现病史：3年前因颈部包块，不痛，在西安市第一医院行手术切除，术后诊断为"右颈部纤维神经肉瘤"。近3个月来切除处下方又出现包块，约3cm×7cm，局部憋胀，舌质暗红，脉弦细。

诊断：中医：瘰疬。证属：肺肾亏虚，痰瘀互结。

西医：右颈部纤维神经肉瘤切除后复发。

治法：扶正培本，化瘀散结。

处方：黄芪内托散加味：黄芪45g，金银花30g，当归12g，没药10g，皂角刺15g，甘草10g，乌梢蛇10g，蜈蚣2条，土鳖虫10g，重楼10g，生牡蛎30g，炒穿山甲10g，土贝母15g，夏枯草30g。12剂，每日1剂，水煎服。

2004年3月16日次诊：包块局部憋胀感、疼痛均减轻，发热，舌质暗红，脉弦细。处方：上方加全蝎10g，半枝莲30g。12剂，每日1剂，水煎服。

2004年3月30日三诊：局部憋胀，发热，舌暗红，脉弦细。处方：上方加大黄10g，栀子10g。12剂，每日1剂，水煎服。

2004年5月14日四诊：服药后发热除，仍感轻度憋痛，舌暗红，脉弦细。处方：上方继用12剂，每日1剂，水煎服。

2004年5月29日五诊：颈部憋胀疼痛明显减轻，局部肤色正常，包块大小明显变小，纳食一般，二便尚调。处方：上方继服10剂，每日1剂，水煎服。

后改隔日1剂，坚持服用1年。1年后走访，病人已上班。

按语：纤维肉瘤是一种低度恶性的肿瘤，手术之后，提倡应用中药巩固治疗，从整体上恢复患者的免疫功能。同时针对癌细胞类型用药，相互协同，才能更好地克制病情，防止复发。治疗上初期宜疏肝解郁，软坚化痰，后期以滋补肝肾为主。本例患者谢老用黄芪内托散加味，黄芪内托散解毒散结，托疮排脓。乌梢蛇、蜈蚣、土鳖虫、全蝎活血化瘀，通络止痛；炒穿山甲、夏枯草活血清热，化瘀消癥；生牡蛎软坚散结；贝母清热化痰，开郁散结；重楼清热解毒，消肿止痛；半枝莲清热解毒，活血祛瘀，消肿止痛，抗癌。

【经验小结】

纤维肉瘤表现为深在单发局限性硬固结节，表面紧张，光亮发红，不易破溃，通常表面皮肤正常，可以移动，但侵犯邻近组织时则固定不能移动，可浸润至皮下脂肪、肌肉、筋膜等。如病变起源于真皮或后来侵犯到真皮时，则表面皮肤可发生萎缩、色素沉着及破溃，偶尔表现为蕈样肿块，在局部切除瘢痕附近可出现多发性损害。反复切除后，仍常见复发。多次复发后可出现系统症状。转移灶可见于肺，偶见于肝，局部淋巴结转移则很少见。恶性程度严重者肿瘤较大，而且较柔软，进展更为迅速。肿瘤亦可见于婴儿，甚至出生时即有。

本病病位在腹腔内，肝、肾、脾、胃、肠为主要病变部位。病理上以气滞血瘀为主，初期多为气血凝结，寒湿内阻之实证，若气滞、寒凝、食阻、痰结、血瘀相互裹结，郁而化热，耗伤气血，损坏脏腑，则可成为邪实正虚之证。初期本病以气血紊乱为主，继则肠胃受累，病情尚为轻浅。若失治误治，积聚之邪更损伤肝脾，则病情加重，进而肝脾肾三脏皆受损坏，病情笃重。治法为扶正培本，化瘀散结。

目前，国内治疗纤维肉瘤，通用的治法是健脾益气，补血养阴。谢老的治疗方法与国内专家在这一点上不谋而合，而且权变恰当，把扶正培本运用得很灵活。在此基础上，谢老采用化瘀散结之法，攻补兼施，这是对传统治法的发展。化瘀散结有3层意思：活血化瘀、软坚散结、清热解毒。

谢远明用药特色

①同为补益剂，但范围有大小。2例主方皆为补益剂，但是补益的面有宽窄的不同。病案1，主方参芪地黄汤。药用人参、黄芪、山药、茯苓、五味子、天花粉、沙参、麦冬、生地黄、熟地黄、甘草。补益面宽泛，照顾到阴阳、气血、津液、脏腑。病案2，主方黄芪内托散。药用黄芪、金银花、当归、没药、皂角刺、甘草。补益面集中，突出补气生血，托邪外出。

②加味药物略有不同。病案1加味：女贞子、炒穿山甲、生牡蛎、生薏苡仁、乌梢蛇、蜈蚣、土鳖虫；病案2加味：乌梢蛇、蜈蚣、土鳖虫、重楼、生牡蛎、炒穿山甲、土贝母、夏枯草。

【学堂笔记】

本病属于中医学的"癥瘕""积聚"范畴。积聚是以腹内结块，或胀或痛为主症的病证。积者有形，积块固定不移，痛有定处，病多在血分，属于脏病；聚则无形，包块聚散无常，痛无定处，病在气分，是为腑病。《金匮要略》曰："积者，脏病也，终不移；聚者，腑病也，发作有时，辗转痛移。"积的形成时间较长，病情较重，治疗较难；聚之为病，病程较短，病情较轻，治疗较易。《圣济总录·积聚门》曰："浮流腹内，按抑有形，谓之瘕。"《杂病源流犀烛·积聚癥瘕痃癖痞源流》曰："瘕者假也，假血成形，腹中虽硬，其实聚散无常也，亦往往见于脐上。其原由寒暖失宜，饮食少节，脏腑之气先虚，又复多所劳伤，外而感受风寒，停蓄于内，是故正虚邪实，正不能胜邪，邪遂挟其力，反假游行之血，相聚相结，而成颗块，推之而动，按之而走。故名曰瘕。"《圣济总录·积聚门》曰："牢固推之不移者癥也。"《诸病源候论·癥瘕病诸候》："其病不动者，直名为癥。"由此可知，癥就是积，瘕就是聚，两病实则异名同病。

纤维肉瘤是由成纤维细胞和胶原纤维形成的肿瘤，表现为深在单发局限性硬固结节，表面紧张，光亮发红，不易破溃，通常表面皮肤正常，可以移动，但侵犯邻近组织时则固定不能移动，可浸润至皮下脂肪、肌肉、筋膜等。纤维肉瘤并不多见（约占所有软组织肉瘤的10%）。可在任何性别及年龄中发病，但一般在30~70岁间的发病率较高，平均发病年龄为45岁左右，很少在10岁前发病，部分为先天性发病者。纤维肉瘤最常发病的部位为大腿，其次顺序为，躯干及其他四肢骨。肿瘤绝大多数位于浅筋膜的深层，表现为单一的球形肿块，有时呈分叶状。通常生长较快（但并非都很快）。有时，肿瘤在几周内倍增。某些属于先天性类型的肿瘤在出生时其形体即已相当大，质地较硬，边缘相当清楚。在晚期，可能与骨骼粘连，也可使皮肤溃烂向外呈蘑菇状生长。有时可压迫神经干，但绝大多数病例几乎或完全无疼痛症状（神经干受压者除外）。在成年期，当行边缘切除或切除范围不够广泛时，常可局部复发。大多数文献报道其复发率约为50%，而且约60%的病例可发生转移。当局部复发后，其转移的发生率也相应增高。一般多转移到肺、骨骼和肝脏。淋巴转移者很少（少于5%）。1~2级的生存率为60%，3级和4级约为30%。对纤维肉瘤的治疗主要为手术切除，对成年病例，肿瘤切除应彻底，而对儿童病例要求则不如成人者高。切除边缘应广泛。对成年患者及3~4级纤维肉瘤适于行根治性边缘切除术。放射疗法和化疗仅能取得中等或多变而不恒定的治疗效果。所以只能作为辅助性治疗，特别是适宜于对 3~4 级纤维肉瘤的处理。纤维肉瘤的预后取决于其组织学的分级和年龄。10 岁以下儿童的预后明显较好。儿童与成人的复发率大致相同，但转移较少，一般可少于 10%。

恶性黑色素瘤

阴道左穹壁黑色素瘤

姜某，女，74 岁，退休。籍贯河南，住渭南市。2005 年 4 月 25 日初诊。

主诉：阴道不规则出血半年。

现病史：半年前出现阴道不规则出血，在西安交通大学医学院第一附属医院检查，诊为阴道左穹壁黑色素瘤，给予液氮冷冻治疗，配合放疗，效果尚可，出血明显减少，病人无消瘦，纳眠正常，二便调，舌质红，苔薄白，脉弦细。

诊断：中医：癥瘕。证属：肝郁脾虚。

西医：黑色素瘤。

治法：疏肝健脾，化瘀通络，凉血止血。

处方：丹栀逍遥汤加味：牡丹皮 12g，炒栀子 12g，当归 10g，白芍 15g，柴胡 10g，茯苓 30g，白术 15g，甘草 10g，生姜 6g，薄荷（后下）6g，乌梢蛇 15g，蜈蚣 2 条，土鳖虫 10g，生薏苡仁 30g，茜草 30g，仙鹤草 30g。12 剂，每日 1 剂，水煎服。

2005 年 5 月 9 日次诊：服药后症状平稳，阴道无出血，纳眠尚可，二便正常，舌质红，苔薄白，脉细弱。处方：上方加苍术 15g，黄柏 15g，牛膝 15g。12 剂，每日 1 剂，水煎服。

2005 年 5 月 23 日三诊：服药后病情平稳，未诉阴道出血症状，精神佳，纳可，眠可，二便调，舌质暗红，苔薄白，脉细。处方：上方加黄芪 30g，忍冬藤 30g。21 剂，每日 1 剂，水煎服。

2005 年 6 月 27 日四诊：服药后无阴道出血，胃脘部胀满，无呃逆，无反酸，纳可，夜寐可，二便调，舌质暗红，苔白，脉弦。处方：上方加枳壳 15g，白术 15g，槟榔 30g，炒麦芽 30g。21 剂，每日 1 剂，水煎服。

服药后胃脘胀满消失，为巩固疗效，改用丸剂，常规服用 1 年，电话追访安然无恙。

按语：中医治疗黑色素瘤，主要是应用平衡疗法，将黑色素瘤看成是全身性疾病在局部的表现，在进行治疗时考虑患者全身的整体情况和局部肿瘤的关系，抓住黑色素瘤的关键病机——"虚""瘀""毒"，统筹兼顾，采取"扶正""疏通""祛毒"三大对策，有的放矢，重点用药，从扶正补虚、疏导化瘀、攻毒排毒三方面根据患者具体情况辨证施治用药，从而达到调节人体阴阳、气血、脏腑生理机能平衡的根本目的，通过"人瘤共存"的治疗方式，促进患者生存质量的提高。谢老用丹栀逍遥汤加味，正是体现了这一观点。

丹栀逍遥汤能解热、抗炎、抗菌、降谷丙转氨酶、利胆、抗胃溃疡、降血脂、降血压、调节子宫机能等，起到"扶正""疏通"作用。所加乌梢蛇、蜈蚣、土鳖虫、生薏苡仁、茜草、仙鹤草，具有化瘀通络、凉血止血、收敛抗癌等功效。

【经验小结】

中医学认为，恶性黑色素瘤一病，其内因是脏腑虚损，外因是邪毒侵袭而成。先天禀赋不足，脏腑虚弱，卫外失固，热毒乘虚抟于血气，羁留肌肤，变生恶疮，发为本病；或阳气束结，气滞血瘀，瘀毒内聚，结于皮肤，乃生黑疗。《诸病源候论·黑痣候》云："有黑痣者，风邪抟于血气，变化生也。夫人血气充盛，则皮肤润悦，不生疵瑕。若虚损则黑痣变生。"《外科正宗·黑子》曰："黑子，痣名也。此肾中浊气混浊于阳，阳气收束，结成黑子，坚而不散。"这些记载说明，本病的基本病因为，在虚损的基础上，或外邪抟于血气，或阳气束结而致血瘀气滞，瘀血结聚，乌黑肿块。瘀血久而化热，热毒瘀阻，则焮红溃烂，流污黑血水。病久气血亏虚，邪毒壅盛而常见正虚邪实之证。虚者，血气虚，肾气虚。实者，气滞血瘀，瘀毒壅阻。所以，此病乃先有内虚而后为风邪与气血抟结而发病，属毒邪内蕴，毒积脏腑，本虚标实之病。故治疗大法为培补正气，祛邪攻毒。

恶性黑色素瘤的治疗，西医以手术为主。化疗是一种辅助治疗措施，对晚期病人可减轻症状。本例患者半年前出现阴道不规则出血，诊为阴道左穹壁黑色素瘤，给予液氮冷冻，配合放疗，效果尚可，出血明显减少。查舌脉：舌质红，苔薄白，脉弦细。治疗重点采取寓补于通的方法，疏通气血经络，兼施祛毒抗癌之法，共奏疏肝健脾、化瘀通络、凉血止血之效。

谢远明用药特色

应用疏肝健脾方药使肝气条达，消除郁闷，强健脾胃，治疗效果事半功倍。气血通畅，增加抗病能力。祛毒抗癌，直攻肿瘤。谢老应用丹栀逍遥汤加味，充分体现了这个治则。

恶性肿瘤的发病原因复杂多样，但在诸多致病因素中，七情内伤，忧思恼怒，导致肝气郁结，失却条达和疏泄，进而影响体内气血运行，络脉受阻，日久成结是一个重要的因素，尤其是在足少阳胆经、足厥阴肝经循行的部位，如肝脏、甲状腺、乳腺、子宫等处发生的肿瘤，与肝郁的关系更大。因此在治疗这些部位或其他伴有肝郁症状的肿瘤时，运用疏肝散结的方法，能达到改善临床症状，促进肿瘤消散的目的。肝气盛时就要乘其所胜，肝木乘脾土，导致脾气虚弱，气虚不能生血、摄血，造成血液妄行，故患者阴道不规则出血。谢老处以丹栀逍遥汤加味。当归苦辛甘温，补血活血，苦可以泻肝，透发肝中郁火，辛可以疏理肝中的血滞，甘味既能缓肝之急，也能缓脾之急，芳香透发疏理肝气。当归在补血的同时还能和血，是调血药。甘温药可以补气，补气药大多能健脾。白芍酸苦微寒，柔肝滋阴养血，滋脾阴。茯苓不但利湿，还能够补益心脾之气。白术健脾利水，柴胡疏肝而不伤阴，薄荷入肝散热，煨生姜温胃，补胃气。牡丹皮凉血散血，栀子清三焦之火，引其下行。加乌梢蛇、蜈蚣、土鳖虫活血化瘀，茜草凉血止血，活血祛瘀，仙鹤草收敛止血，补虚健脾，解毒消肿，牛膝补肝肾，枳壳、槟榔行气理气。

【学堂笔记】

中医文献中虽没有恶性黑色素瘤的病名，但有不少类似本病临床表现的记载，比如《灵枢·痈疽》记载："发于足傍，名曰厉痈，其状不大，初如小指发，急治之，去其黑者，不消辄益，不治，百日死。发于足趾，名脱痈，其状赤黑，死不治；不赤黑不死。不衰，急斩之，不则死矣。"《外科正宗》中说："疽者，黑腐也。""发者难生，多生手足……初生如粟，色似枣形，渐开渐大，筋骨伶仃，乌乌黑黑，痛割伤心，残残败败，污气吞人，延至踝骨，性命将倾……古人有法，截割可生。"《诸病源候论》云："反花疮者，初生如饭粒，其头破则血出，便生恶肉，渐大有根，脓汁出，肉反散如花状。""凡诸恶疮，久不瘥者，亦恶肉反出，如反花形。"明《薛氏医案》道："翻花，疮有胬肉凸出者是。""疮口胬肉突出如菌，大小不同；或出如蛇头，长短不一。"《外科正宗》载："小者如豆，大者如菌，无苦无痛，揩之每流鲜血，久亦虚人。"《医宗金鉴》说："推之不动，坚硬如石……日渐长大……日久难愈，形气渐衰，肌肉削瘦，愈溃愈硬，色现紫红，腐烂浸淫，渗流血水。疮口开大，胬肉高突，形似翻花瘤证。"这些描述与皮肤恶性黑色素瘤的临床表现都颇为相似。

恶性黑色素瘤是指来源于神经嵴的黑色素细胞在免疫缺陷、遗传因素及多种理化因素影响下恶变而成的一种恶性肿瘤，由于本病多发生于皮肤，也有称为皮肤恶性黑色素瘤。

恶性黑色素瘤的发病原因主要认为与日照相关。恶性黑色素瘤是所有恶性肿瘤中发病率增长最快的肿瘤，年增长率为3%~5%。白种人发病率高于其他肤色人种。中国和日本等亚洲国家发病率低，但增长迅速。美国2007年估计新发病例59940

人，死亡约 8110 人。恶性黑色素瘤的生物学行为为高度恶性，即使经根治性手术后亦可复发或转移，对晚期有转移的病人，放疗和化疗也很少能明显延长存活时间。在几种常见的恶性肿瘤中，恶性黑色素瘤的无病存活及带瘤存活的比率很低，位居倒数第三（倒数前两名分别为直肠癌和肺癌）。恶性黑色素瘤分为皮肤恶性黑色素瘤和发生于皮肤以外其他部位的恶性黑色素瘤。

已知皮肤恶性黑色素瘤起源于与黑色素细胞有关的皮损。正常人几乎人人都有色痣，色痣又称痣细胞痣、黑素细胞痣、痣。当这些皮损有下列改变时，常提示有早期皮肤恶性黑色素瘤的可能：①颜色改变，尤以蓝黑色、灰色、棕色和杂色最为重要。②表面不规则隆起、粗糙、脱屑和渗液等。③周边参差不齐呈锯齿状。④皮损迅速扩大，持续瘙痒，结痂或出现卫星结节等。

由于恶性黑色素瘤是来源于神经外胚层组织的肿物，因而可发生于皮肤以外其他部位如口腔、消化道、生殖系统的黏膜、眼球的睫状体、虹膜、脉络膜及脑膜的脉络膜和呼吸道等处，其中有 10% 的不产生黑色素的黑色素瘤称为无色素性黑色素瘤。头颈部恶性黑色素瘤有葡萄膜恶性黑色素瘤，是成年人最常见的眼内恶性肿瘤，多发生于 40~60 岁；眼睑恶性黑色素瘤较少见，女性多于男性，发病平均年龄为 55 岁；还有鼻咽恶性黑色素瘤、颅内恶性黑色素瘤、口腔恶性黑色素瘤。生殖器恶性黑色素瘤分为外阴恶性黑色素瘤、阴道恶性黑色素瘤、尿道恶性黑色素瘤、阴茎恶性黑色素瘤、宫颈、子宫体和卵巢的恶性黑色素瘤。消化道恶性黑色素瘤有原发食管恶性黑色素瘤和肛门直肠恶性黑色素瘤。

恶性淋巴瘤

一、低分化浆细胞淋巴瘤手术后腹腔转移

孙某，男，66 岁，干部。2000 年 3 月 13 日初诊。

主诉：右腹股沟浆细胞淋巴瘤术后 3 月余。

现病史：3 个月前因右腹股沟有蚕豆大结节，在当地医院诊断为"粉瘤"并手术切除，在西安交通大学医学院第一附属医院做病理切片示浆细胞淋巴瘤（低分化），并在该医院住院化疗 4 次，放疗 6 次。现症：右下肢水肿，少腹胀满，纳食减少，神疲乏力，面色苍白，二便正常，舌质淡暗，苔白腐腻，脉弦细。B 超示有

少量腹水。

诊断：中医：恶核。证属：痰瘀互结，经络阻滞。

西医：低分化浆细胞淋巴瘤手术后腹腔转移。

治法：益气托疮，化瘀通络。

处方：黄芪内托散加味：黄芪60g，金银花30g，皂角刺15g，当归10g，没药10g，甘草6g，乌梢蛇10g，蜈蚣2条，土鳖虫10g，女贞子30g，生薏苡仁30g，生牡蛎30g，浙贝母15g，炒穿山甲10g，夏枯草30g，苍术30g，腹皮10g，牛膝30g。12剂，每日1剂，水煎服。

2000年3月27日复诊：服用上药后症状明显减轻。现症：双手肿胀，少腹略有胀满，右下肢水肿明显消退，纳食较前略增，便溏，每日2~3次，舌质微暗，苔白腐腻，脉弦细。处方：上方加猪苓60g。12剂，每日1剂，水煎服。

2000年4月10日三诊：服用上药后双手及右下肢水肿逐渐减退，纳食增加，轻微咳嗽，咯吐黏痰黄白相兼，余症如前，舌质微暗，苔薄黄，脉弦细。处方：上方加僵蚕10g，浙贝母15g，茵陈30g。21剂，每日1剂，水煎服。

2000年5月18日四诊：双手及右下肢水肿基本消失，咳嗽、咯痰已除，偶感少腹微胀，纳食尚可，神疲乏力略有改善，二便调。处方：举元煎加味：黄芪90g，升麻15g，炒白术15g，陈皮10g，半夏12g，百部18g，丹参30g，忍冬藤30g。21剂，每日1剂，水煎服。嘱其3个月后隔日1剂，再服3个月以巩固疗效。

1年后随访，患者病情稳定。

按语： 肿块是肿瘤的主要表现，痰凝是肿瘤的病机之一。中医认为肿块的发生、发展与痰湿凝聚关系极为密切，古代有"顽痰生百病"的言论，临床也证明无论是体表还是体内的肿块，其表现特点大多以肿块形式出现，并且都和痰的病理变化相关。以痰湿凝聚的肿块，大多数光滑，多在体表，而且当肿瘤形成之后，由于该肿块可以影响脏腑的气机升降和气血运行，使已经失调的脾肺功能更加失调，造成体内水湿难化，津液输布受限，郁滞不通，产生新的痰凝。《丹溪心法》曰："痰之为物，随气升降，无处不到。"痰性流窜，除了加重原来病变的肿块外，还可以流注到机体其他部位，甚至形成另一处的痰核、肿块，也就是西医学所说的转移灶。所以对肿瘤的治疗常用化痰软坚法，在临床中用化痰软坚法常可收到使肿块缩小或柔软的效果。

谢老根据《素问·至真要大论》"坚者消之，客者除之""结者散之"的原则立法，益气化痰，祛瘀通络。处方：黄芪内托散加味。黄芪内托散解毒散结，托疮排脓。主治颈、颌下、腋下、腹股沟等恶性淋巴肉瘤，以及各种淋巴结炎、淋巴结肿大、肿瘤淋巴转移、恶性淋巴瘤、脑瘤、肾病等疾病。加半夏、天南星等化痰药和夏枯草、生牡蛎、生蛤壳、土鳖虫、浙贝母、茯苓、猪苓、莪术、黄药子等软坚药、化痰软坚药与健脾药配伍使用可提高疗效。方中重用黄芪、生薏苡仁以益气渗湿健脾，托疮外出。加乌梢蛇、蜈蚣、穿山甲等血肉有情之品活血祛瘀。如若患者出现痞满纳呆，可加白术、茯苓、陈皮等以健脾理气。如出现发热、咳嗽，可加桑叶、金银花、前胡、桔梗以疏风清热，化痰止咳。

二、恶性淋巴瘤

焦某，女，6岁，学生。2003年2月11日初诊。

主诉：右侧血性胸水2个月。

现病史：患儿于2002年12月出现发热，体温41℃，持续13天，辗转于多家医院检查以求确诊。右侧胸腔有积液，抽出胸水多为血性，诊断为"恶性淋巴瘤"，做化疗2个疗程。现症：腿软，呼吸急促，不咳，食欲差，体温正常，二便调，舌质暗，苔薄白滑，脉细数。

诊断：中医：虚劳。证属：脾肾亏虚，瘀血阻滞。

西医：恶性淋巴瘤。

治法：温肾健脾，化瘀通络。

处方：参芪地黄汤加味：西洋参^{（另煎兑服）}5g，黄芪15g，熟地黄12g，山药8g，山茱萸8g，茯苓6g，泽泻6g，牡丹皮6g，全蝎18g，蜈蚣1条，水蛭6g，僵蚕10g，浙贝母10g，夏枯草15g，忍冬藤30g。12剂，每日1剂，水煎服。

2003年3月1日次诊：服上药后腿软明显好转，能站立，精神可，呼吸较为平稳，纳食尚可，大便正常，舌质暗红，苔白，脉细数。处方：上方加生薏苡仁30g，女贞子30g。12剂，每日1剂，水煎服。

2003年3月18日三诊：能行走，呼吸平稳，精神可，纳尚可，二便调，舌质暗红，苔白，脉细数。处方：上方加半枝莲30g。13剂，每日1剂，水煎服。

2003年4月19日四诊：服药后走路较前有力，病情好转，食欲不振。舌暗苔薄白，脉细。处方：上方加荷叶25g，何首乌30g。12剂，日1剂，水煎服。

2003年5月10日五诊：病情稳定，患儿夜间述胃脘不舒，无疼痛，纳食正常，二便调，舌质暗红，苔白，脉沉细。处方：枳朴六君子汤加全蝎10g，蜈蚣2条，水蛭10g，黄芪60g，女贞子30g，炒三仙（炒麦芽、炒山楂、炒神曲）各12g。10剂，每日1剂，水煎服。

2003年5月20日六诊：患儿近日外感流涕咳嗽，头痛，舌质暗，苔白腻，脉稍微细。处方：桂枝加葱汤加金银花30g，连翘30g，柴胡15g，黄芩10g，僵蚕10g，浙贝母15g，黄芪90g。3剂，水煎服。

2003年5月27日七诊：微咳嗽，患儿脘腹不舒，疼痛，纳食正常，二便调，舌质暗红，苔白，脉沉细。处方：枳朴六君子汤加浙贝母18g，僵蚕10g，生牡蛎

30g，炒穿山甲 10g，延胡索 30g，木香 10g，砂仁 10g，川楝子 10g，夏枯草 30g。12 剂，每日 1 剂，水煎服。

2004 年 4 月 1 日八诊：西医病理检查（胸水涂片）报告：可见胚胎幼稚性肿瘤细胞；北京医院胸水涂片报告：病理为恶性肿瘤细胞（小细胞肿瘤合并感染）。现症：精神可，纳食少，行走自如，双下肢较前有力，呼吸平稳，大便干结，舌质暗红，苔白，脉沉细。处方：上方加鱼腥草 30g，龙葵 30g。12 剂，每日 1 剂，水煎服。连服 10 个月。

2004 年 6 月 17 日九诊：服上药后患儿肺部呼吸音粗，听诊有黏痰，纳少，眠可，大便干，小便少，舌暗红，苔厚，右侧肺部呼吸音粗。处方：一贯煎加僵蚕 10g，浙贝母 15g，黄芪 30g，女贞子 30g，生薏苡仁 30g，龙葵 30g，夏枯草 30g，忍冬藤 30g。12 剂，每日 1 剂，水煎服。

2004 年 9 月 8 日十诊：停药 3 个月，现咳嗽，有少量黏痰，时常腹痛，舌暗，苔白，脉细数。处方：上方加鱼腥草 15g。4 剂，每日 1 剂，水煎服。

2004 年 10 月 18 日十一诊：阵发性咳嗽，有少量痰，时腹痛，夜间盗汗多，大便干燥，舌暗红，苔薄白，脉细。处方：上方加当归 10g，白茯苓 30g。3 剂，每日 1 剂，水煎服。

2004 年 11 月 3 日十二诊：服上药后精神明显好转，盗汗减少，轻咳，时有白色黏痰，大便干燥。处方：一贯煎加僵蚕 10g，浙贝母 15g，黄芪 30g，女贞子 30g，生薏苡仁 30g，胆南星 10g，半夏 10g，白术 10g，夏枯草 30g，忍冬藤 30g。12 剂，每日 1 剂，水煎服。

2004 年 11 月 25 日十三诊：服上药后病情稳定，盗汗明显减少，咳嗽减轻，仍吐白色黏痰，难以咯出，大便干结。舌淡苔白，脉细。处方：上方加龙葵 35g，炒三仙（炒麦芽、炒山楂、炒神曲）各 12g。12 剂，每日 1 剂，水煎服。

2 年后随访，患儿健在。

按语：患儿初起高热，火热烁金，伤及肺、脾、胃等脏腑，出现呼吸急促，食欲差。脾运化水液，必须借助肾阳的温煦蒸化，始能健运，肾为先天之本，主水，司开阖，在肾气、肾阳的气化作用下，主持全身水液代谢平衡。肾又依赖脾气的制约，所谓"土能制水"，脾肾两脏相互协同，共同完成水液的新陈代谢。《医门棒喝》曰："脾胃之能生化者，实由肾中之阳气之鼓舞；而元阳以固密为贵，其所以能固密者，又赖脾胃生化阴精以涵育耳。"充分说明了先天温养后天，后天补养先天的相互关系。

《素问·六节藏象论》曰："肾者，主蛰，封藏之本，其华在发，其充在骨。"患儿肾精不足，无法充养骨骼，故腿软，《景岳全书·脾胃论》曰："人之始生，本乎精血之源；人之既生，由乎水谷之养。非精血，无以立形体之基；非水谷，无以成形体之壮……是以水谷之海本赖先天为之主，而精血之海又必赖后天为之资。"说明了先后天之间相互依赖的关系，小儿脏腑娇嫩，抵抗力弱，调节功能低下。又小儿脾胃薄弱，消化力差，就无力化生水谷精微生气及营养四肢百骸。所以谢老以参芪地黄汤加味以温肾健脾。全蝎、蜈蚣、水蛭攻毒散结，通络止痛，破血逐瘀；夏枯草化痰散结；忍冬藤清热通络；浙贝母清热化痰，开郁散结；生薏苡仁健脾渗湿；女贞子滋补肝肾；半枝莲清热解毒，活血祛瘀，利水消肿；荷叶清暑利湿，升阳止血；何首乌解毒补益精血。后病情变化易枳朴六君子汤合一贯煎加味。枳朴六君子汤健脾益气，行气宽中，利湿散结；一贯煎滋阴疏肝。出现外感时灵活处理，故能收效。

【经验小结】

恶性淋巴瘤可有如下临床表现：①淋巴结肿大：恶性淋巴肿瘤的临床表现主要为淋巴结肿大。常先出于颈、腋窝或腹股沟等处的浅表淋巴结，而后蔓延到其他部位。也有少数在开始阶段呈多发性。肿大的淋巴结质硬而有弹性，早期淋巴结多分散并可移动。后期可以彼此粘连成巨块。除局部压迫或浸润神经外，一般肿大的淋巴结多无疼痛。②压迫症状：当淋巴结肿大，可出现压迫症状。如压迫喉返神经，会出现声音嘶哑及失语；纵隔淋巴结肿大，可出现气急、咳嗽、吞咽不适等症状；如腹腔内淋巴结肿大，可出现腰痛或肠梗阻等症状。③脾肿大：霍奇金病多见有脾脏肿大，少数病例肝脏亦可肿大。④贫血：当骨髓受到侵犯时，可出现明显的贫血。⑤全身症状：恶性淋巴瘤患者可有发热、全身乏力、食欲不振以及盗汗等症。

中医认为恶性淋巴瘤多由外火风燥，或寒痰凝滞，内因忧思喜怒，肝郁气结生痰化火及气滞血瘀，积而成结，日久脏腑内虚，肝肾亏损，气血两亏所致。①邪毒郁热：外受毒邪入侵，日久化热化火，火热伤气，烧灼脏腑，是为邪热火毒，毒蕴于内，日久发为癌瘤。②寒痰凝聚：素体脾胃虚弱，水湿运化失常，水聚于内，津液不布，湿蕴于内，久成湿毒，湿毒泛滥，浸淫生疮，流汁流水，经久不愈；津液不化与邪火熬灼，遂凝结为痰，久而成癌。③气滞血瘀：情志不舒，肝气郁结于内，气机不畅，气滞血瘀，积而成结。④气血两亏：正气虚弱，脏腑乃虚，肝肾亏损，病邪日久，脏腑功能失调，气血亏虚，损及元气而发癌瘤。

历代医家认为本病的病因是邪毒、痰凝、郁火。《外科全生集》曰："阴疽为腠理寒痰凝滞。"《类证治裁》言痰核"专由肝胆经气郁痰结毒根深固。"《医宗金鉴》称失荣为"忧思怒郁火凝然"，西医学认为病毒感染也是恶性淋巴瘤的病因之一，这与中医学的看法有着相似性。在上述病因作用下，患者或因外感寒热邪毒，结滞于体内，热与燥结，寒与痰凝，久而形成本病；或因忧思悲怒，肝郁气结，生痰化火及气滞血瘀，积而成结；或因饮食失节，损伤脾胃，蕴湿生痰，痰凝成结。本病日久，可导致气衰形损，脏腑亏虚，治宜疏肝解郁，化痰散结；或温化寒凝，化痰软坚；或消痰散结，解毒祛瘀；或凉血化瘀，清热解毒；或健脾祛湿，化痰散结；或解毒涤痰，扶正补虚；或滋补肝肾，扶正生津；或益气固表，养阴清热。本病2例患者，依次采用益气托疮，化瘀通络法；温肾健脾，化瘀通络法。益气托疮、温肾健脾皆为补益之法，只是侧重点不同，而化瘀通络则是在2例病案中均有应用。总体上是攻补兼施，符合肿瘤治疗大法。

谢远明用药特色

以上2例患者，不同程度地部分出现了上述临床表现，各有不同特点。病案1为右腹股沟浆细胞样淋巴瘤术后3月余。右下肢水肿，少腹胀满，纳食减少，神疲乏力，面色苍白，舌质淡暗，苔白腐腻，脉弦细。证属：痰瘀互结，经络阻滞。治宜益气托疮，化瘀通络。方用黄芪内托散加乌梢蛇、蜈蚣、土鳖虫、女贞子、生薏苡仁、生牡蛎、浙贝母、炒穿山甲、夏枯草、苍术、腹皮、牛膝。本方攻补兼施，血分、气分药同用，功用全面，且君药用量较大，黄芪用量为60g。

病案2为右侧血性胸水2个月。体温41℃，持续13天，右侧胸腔有积液，抽出胸水多为血性，诊断为"恶性淋巴瘤"，做化疗2个疗程。经治疗后，腿软，呼吸急促，不咳，食欲差，体温正常，二便调，舌质淡白，苔薄滑，脉细数。中医诊为虚劳。证属：脾肾亏虚。治以温肾健脾。方选参芪地黄汤加全蝎、蜈蚣、水蛭、僵蚕、浙贝母、夏枯草、忍冬藤，以补气益肾，所加药味兼调理气血，清热解毒，消痈散结，具有抗癌效能。

针对此类病证，谢老用药有以下特色：①补气药黄芪剂量大，用到60g，药专力宏。②虫类药较多。药味同有抗癌效力，因协同而增加；不同药味各自的毒性因分散而减轻。

【学堂笔记】

中医古代文献中对石疽、失荣、恶核、阴疽等病的记载，与恶性淋巴瘤的症状与预后十分相似。如《证治准绳》说石疽乃"痈疽肿硬如石，久不作脓是也"。《外科证治全生集》说："不痛而坚如金石，形如升斗，石疽也。"《外科正宗》曰："失荣者……其患多生于肩之以上，初起微肿，皮色不变，日久渐大，坚硬如石，推之不移，按之不动；半载一年，方生阴痛，气血渐衰，形容瘦削，破烂紫斑，渗流血水，可肿泛如莲，秽气熏蒸，昼夜不歇，平生疙瘩，愈久愈大。越溃越坚，犯此俱为不治。"《疡科心得集》曰："失荣者，犹树木之失于荣华，枝枯皮焦故名也。"《外科证治全生集》曰："恶核……与石疽初期相同，然其寒凝甚结，毒根最深。""此等证候，尽属阴虚，无论平塌大小，毒发五脏皆曰阴疽。如其初起疼痛者易消，重按不痛而坚者，毒根蒂固，消之难速。"由此大量的描述中可见石疽、失荣、恶核、阴疽等病证，与恶性淋巴瘤的临床表现颇为相似。尤其是阴疽与淋巴瘤的晚期症状基本相同，并已经注意到治疗比较困难，不易彻底清除。

历代医家认为本病的病因是邪毒、痰凝、郁火。《外科证治全生集》曰："阴疽为腠理寒痰凝滞。"《类证治裁》言痰核"专由肝胆经气郁痰结毒根深固"。《医宗金鉴》称失荣为"忧思怒郁火凝然"，西医学认为病毒感染也是恶性淋巴瘤的病因之一，这与中医学的看法有着相似之处。在上述病因作用下，患者或因外感寒热邪毒，结滞于体内，热与燥结，寒与痰凝，久而形成本病；或因忧思悲怒，肝郁气结，生痰化火及气滞血瘀，积而成结；或因饮食失节，损伤脾胃，蕴湿生痰，痰凝成结。本病日久，可导致气衰形损，脏腑亏虚，治宜疏肝解郁，化痰散结；或温化寒凝，化痰软坚；或消痰散结，解毒祛瘀；或凉血化瘀，清热解毒；或健脾祛湿，化痰散结；或解毒涤痰，扶正补虚；或滋补肝肾，扶正生津；或益气固表，养阴清热。

恶性淋巴瘤（malignant lymphoma，ML）是原发于淋巴结或淋巴结外组织或器官的一种恶性肿瘤，来源于淋巴细胞或组织细胞的恶变。依据临床和病理特点的不同，可分为霍奇金病（Hodgkin's disease，HD）及非霍奇金病（non-Hodgkin's lymphoma，NHL）两大类。近10年来，欧美国家ML的发病率逐年增高。美国癌症协会报告，1973~1988年内其NHL的发病率增加50%，这在很大程度上是由于艾滋病（AIDS）患者增多所致。在我国恶性淋巴瘤虽相对少见，但近年来新发病例逐年上升，每年至少超过25000例，其中恶性淋巴瘤的死亡率为1.5/10万，占所有恶性肿瘤死亡数的第11~13位，与白血病相仿。而且，恶性淋巴瘤在我国具有以下一些特点：①沿海地区和中部地区死亡率较高；②发病年龄曲线高峰在40岁左右，没有欧美国家的双峰曲线，而与日本相似，呈单峰；③HD所占的比例低于欧美国家，但有增高趋向；④在NHL中，滤泡型所占比例很低，弥漫型占绝大多数；⑤近10年的资料表明我国的T细胞淋巴瘤占34%，与日本相近，远多于欧美国家。

霍奇金病多见于青年，儿童少见。90%的HD患者早期以体表淋巴结肿大为首发症状，其中，60%~70%发生于锁骨上与颈部；腋窝和腹股沟淋巴结肿大者占30%~40%；非霍奇金病随着年龄的增长而发病增多，其中，男性患者较女性患者多。常以高热或各系统症状发病，无痛性颈和锁骨上淋巴结进行性肿大为首发表现者较HD少，以体表淋巴结肿大为首发症状者占50%~70%；40%~50%原发于结外淋巴组织和器官。

霍奇金病

一、霍奇金病 1

孙某，男，65 岁，干部。2004 年 5 月 10 日初诊。

主诉：右下腹包块 9 月余。

现病史：患者 9 个月前出现低热，右下腹包块，在外院住院检查，诊为：①"霍奇金"病；②2 型糖尿病。遂在西京医院化疗 12 次。现症：乏力，视物不清（有白内障病史 2 年），易汗出，腹胀，轻度泛酸，纳食尚可，二便调，夜寐差，多梦，舌质暗红，苔白腻，脉弦。

诊断：中医：积聚。证属：肾虚湿阻。

　　　　西医：霍奇金病。

治法：益气补肾，化湿理气。

处方：参芪地黄汤加味：人参（另煎兑服）15g，黄芪 30g，山药 15g，茯苓 15g，生地黄 15g，熟地黄 15g，天花粉 10g，麦冬 30g，天冬 30g，黄连 10g，荜澄茄 15g，炒穿山甲 10g，生牡蛎 30g，浙贝母 15g，菊花 12g，枸杞子 15g，沙苑子 30g。12 剂，每日 1 剂，水煎服。

2004 年 5 月 30 日次诊：服上方后腹胀减轻，纳可，二便调，夜寐可，乏力，双目视物模糊，舌质红，苔白腻，脉弦。处方：上方加枸杞子 15g。12 剂，每日 1 剂，水煎服。

间断服用 1 年半，病情稳定，无特殊不适。

按语：本病为腹内结块，属于积，积者有形，积块固定不移，痛有定处，病在血分，属于脏病；聚则无形，包块聚散无常，痛无定处，病在气分，是为腑病。积者病情较重，治疗必须根据正邪盛衰的趋势，或攻，或补，或攻补兼施。一般积之初期，积块软而不坚，正气尚强，治法以攻邪为主，给予行气活血，软坚消积；中期积块增大，质渐坚硬，正气渐伤，邪盛为主，治宜攻补兼施；末期积块坚硬，形瘦神疲，正气大虚，治宜扶正培本为主，酌加理气化瘀消积之品，切忌攻伐太过。

患者七情内伤，气机阻滞，不能帅血畅行，以致瘀血内停，脉络受阻，结而成块。气滞则腹胀；气机不调，胃失和降，则轻度泛酸；积聚郁而生热，上扰心神，则夜寐差，梦多。谢老采用益气补肾、化湿理气的治法，方用参芪地黄汤加味。方中黄芪、党参大补元气，六味地黄汤滋补肾阴，天花粉、天冬、麦冬养阴生津，黄连清热，荜澄茄行气止痛，炒穿山甲活血消癥，生牡蛎软坚散结，浙贝母化痰开郁散结，菊花清热明目，枸杞子补肝肾明目，沙苑子养肝明目补肾。

二、霍奇金病 2

罗某，男，18岁，新疆人。1998年5月10日初诊。

主诉：左侧颌下淋巴结肿块1年余。

现病史：1年前发现左侧淋巴结肿块，约3cm×3cm大小，质硬，不痛，在新疆乌鲁木齐市医院做穿刺，病理报告示霍奇金病。后在西安交通大学医学院第一附属医院和陕西省人民医院复查进一步确诊。目前住陕西省人民医院，共化疗6次。后邀请谢老会诊。现症：左侧颈淋巴结肿块，按之质软，边界不整。颜面及双颈下红疹，不痒，平素易感冒，舌质暗红，苔略黄而腻，脉弦细。

诊断：中医：瘰疬。证属：正气虚弱，痰瘀互结，兼有热毒。

西医：霍奇金病。

治法：益气托疮，化瘀溃坚。

处方：黄芪内托散加味：黄芪30g，金银花30g，皂角刺15g，当归10g，没药10g，蚤休10g，浙贝母15g，土贝母15g，炒穿山甲10g，生牡蛎30g，乌梢蛇10g，蜈蚣2条，土鳖虫10g，夏枯草30g，甘草10g。12剂，每日1剂，水煎服。

1998年5月23日复诊：服用上方后病情平稳，颜面及双颈下红疹略有消退，左侧颈淋巴结肿块如初，舌质略红，苔略黄腻，脉弦细。处方：上方加山慈菇10g，黄药子10g。24剂，每日1剂，水煎服。

1998年12月10日三诊：上方连服半年，左侧颈淋巴结肿块明显减小，约1.2cm×1.1cm大，质略硬，余症消失，半年内未感冒，舌质微暗略红，苔白腻，脉弦微细。处方：上方去山慈菇、黄药子，加炒白术10g，党参30g，陈皮10g，茯苓30g。每日1剂，水煎服。服30剂后，嘱其隔日1剂，再服3个月。1年半后电话告知左侧淋巴结肿块基本消失。

按语：本例突出表现为颈淋巴结肿块，《灵枢·寒热》曰："寒热瘰疬在于颈腋者，皆何气使生？岐伯曰：此皆鼠瘘寒热之毒气也，留于脉而不去者也。"该病多因肺肾阴虚，肝气久郁，虚火内灼，炼液为痰，或受风火邪毒侵扰，痰火结于颈、项、腋、胯之间而成。古人认为小者为瘰，大者为疬。症见初起肿块如豆，数目不等，皮色不变，推之能动，不热不痛。继则融合成块，推之不移。后期可自溃，溃后脓汁稀薄，其中或夹有豆渣样物质，此愈彼起，久不收口，可形成窦道或漏管。对于痰气互结的瘰疬痰核，谢老以黄芪内托散加味治疗，黄芪培补元气，温中补托，图其早日起发、溃脓、收口，用炒穿山甲配伍浙贝母逐瘀化痰；生牡蛎配伍夏枯草软坚散结；乌梢蛇、蜈蚣、土鳖虫活血化瘀，通络止痛；金银花清热解毒，疏散风热；当归养血活血；蚤休清热解毒，消肿止痛；皂角刺托毒排脓，活血消痈，本品药力锐利，直达病所，为消疮排脓所常用，脓成可排，未成能消；没药活血止痛，消肿生肌；山慈菇清热解毒，消痈散结；黄药子清热解毒，散结消瘿；白术补气健脾，燥湿利水；茯苓利水渗湿，健脾补中；陈皮理气健脾，燥湿化痰；党参益气生津养血。

【经验小结】

霍奇金病是青年人中最常见的恶性肿瘤之一。病变主要发生在淋巴结，以颈部淋巴结和锁骨上淋巴结最为常见，其次是纵隔、腹膜后、主动脉旁淋巴结。病变从一个或一组淋巴结开始，通常表现为由原发灶沿淋巴道向邻近淋巴结有规律地逐渐播散。晚期可发生血行播散，侵犯血管，累及脾、肝、骨髓和消化道等部位。

根据患者的全身情况和局部肿瘤变化，癌症的临床发展过程，大致可分为3期：①初期起居饮食如常，无明显自觉症状，肿块明显或不明显，无转移迹象，舌苔脉象大多正常，此时正盛邪实，可以及时攻毒祛邪为主，佐以扶正。②中期肿瘤已发展到一定程度，肿块增大，耗精伤气，倦怠无力，形体日渐瘦弱，已显正虚邪盛之象，邪正相持，须攻补兼施。③晚期癌症已发展至后期，远处转移，肿瘤坚硬如石，面黄肌瘦，形销骨立，显露恶病质。此时正气亏损，如妄施攻法，则徒伤正气，故治法以扶正调理，缓解症状痛苦为主，鼓励患者，以顽强的意志与疾病做斗争；同时，力主补虚扶正，增强患者抗病能力，控制病情发展，寓攻于补。

对于霍奇金病的治疗，既要看到它对机体的损害所引起的各种病理损害，又要认识到这种病的根本在于癌组织的恶性发展，因此，应扶正与祛邪相结合。治疗时，随着癌症发展、邪正斗争的具体情况，一方面消除病邪及病灶；另一方面，也要重视人体抗病能力的保护和提高，调动患者机体内在的抗癌能力。

霍奇金病为恶性肿瘤，肿瘤部位各异，表现多样，兼症较多。是故需要根据不同部位肿瘤情况、不同的病期，进行辨证施治，灵活运用活血化瘀、软坚散结、清热解毒、扶正固本等中医理论，最大限度地发挥中医整体治疗的优势，对于术后患者能增强体质提高免疫功能。中西医结合治疗，可提高疗效，值得提倡。对于根治性放化疗患者能减轻或消除毒副反应，增强疗效。晚期患者能减轻痛苦，延长寿命。

谢老治疗的2例患者，依次采用益气补肾、化湿理气，益气托疮、化瘀溃坚之法。此两法屡试不爽。

谢远明用药特色

此2例霍奇金病，肿瘤部位不同，第1例在腹部，属于积，方用参芪地黄汤加味。此方近年来应用范围扩大，在肾病、糖尿病的治疗中多有建树，最显著的功效是消除全身疲劳。酌加天花粉、麦冬、天冬、黄连、荜澄茄、炒穿山甲、生牡蛎、浙贝母、菊花、枸杞子、沙苑子等，主要是滋阴清热，散结消癥，直折癌瘤。第2例霍奇金病，病灶位于左侧淋巴结处，患者平时易感冒。选用黄芪内托散加味，方中黄芪、金银花、牡蛎、夏枯草用量皆为30g，属重用剂量。重用黄芪旨在补气升阳，托疮排脓；重用金银花、牡蛎、夏枯草意在泻火解毒，滋阴潜阳，散结消肿。遣药特点的亮点不仅在于药味的筛选，还在于剂量的把握，该轻则轻，该重则重，在临床经验验证相对安全的基础上，常常超过常规剂量，甚至双倍量以上，这是谢老用药的特点。一个好的处方，是数与量的完美结合，数指的是味数，量指的是剂量。现实中，轻视剂量的斟酌是很普遍的现象，这也是造成疗效差强人意的主要原因。

【学堂笔记】

霍奇金病，古代医籍鲜有记载。此病应属于中医学"岩""癌"的范畴，为恶性肿瘤。中医理论早已有"正气存内，邪不可干，邪之所凑，其气必虚"之说，因此提出了扶正固本、活血化瘀、清热解毒、软坚散结之四大法则。这种治法是西医学与传统医学相结合的成果。扶正固本在实际应用中的奇妙作用现已得到阐明，它是通过提高机体固有的抗癌功能而发挥作用，具有双向调节和保持平衡作用。谢老主张以患者整体的辨证施治为基础，把中医药作为一种手段加入到综合治疗的工程中去才能发挥中医药的优势。但值得一提的是，在最近的研究中发现，某些中药可以促进肿瘤细胞凋亡，这种瘤细胞死亡不是化疗药物的杀伤效应，它是通过诱发细胞凋亡的效应分子而导致肿瘤细胞死亡的。虽然其机制目前尚未阐明，但这一现象足以使人们更深入地去研究，以期中医药为肿瘤患者治疗带来更大福音。

霍奇金病是一种慢性进行性、无痛的淋巴组织肿瘤，其原发瘤多呈离心性分布，起源于一个或一组淋巴结，以原发于颈淋巴结者较多见，逐渐蔓延至邻近的淋巴结，然后侵犯脾、肝、骨髓和肺等组织。由于发病的部位不同，其临床表现多种多样。5岁以前很少发病，5岁以后逐渐增多，青春期发病率明显增多，15~34岁为高峰。发病者男性多于女性。男女比例在5~11岁为3：1，11~19岁为1.5：1。

本病病因尚不清楚，患过传染性单核细胞增多症的EB病毒感染者发生本病的风险增加了3倍，霍奇金病患者血清EB病毒衣壳抗体的滴度显著高于对照组，而且在发生肿瘤以前已经存在数年。但是EB病毒在霍奇金病的发病中并非必然和具有普遍性。单卵双生同胞之一发生霍奇金病，另一同胞发生该病的风险是异卵双生者的 100 倍。霍奇金病患者第一代亲属发生该病的风险增加 5 倍，也许与遗传因素对 EB 病毒感染的遗传易感性增加有关。某些免疫性疾病也可轻度增加霍奇金病的发病风险，如共济失调毛细血管扩张、类风湿性关节炎、系统性红斑狼疮等。

白血病

一、慢性粒细胞性白血病 1

列某，女，66 岁。1999 年 7 月 29 日初诊。

主诉：低热 2 月余。

现病史：3 年前在第四军医大学西京医院诊断为"慢性粒细胞性白血病"，2 个月来一直低热，体温 37.2~37.8℃，无出血倾向，左耳失聪。查体：纳食正常，精神尚好，二便调，舌质紫暗，苔少，脉弦细。

诊断：中医：发热。证属：气虚阴伤。

西医：慢性粒细胞性白血病。

治法：益气养阴，清解虚热。

处方：当归六黄汤加味：当归 18g，生地黄 30g，熟地黄 30g，黄柏 10g，黄芩 10g，黄连 9g，黄芪 18g，山茱萸 12g，泽泻 10g，茯苓 30g，太子参 30g，生山药 10g，牡丹皮 12g，青蒿 30g，鳖甲（先煎）15g，地骨皮 30g，银柴胡 30g，荜澄茄 15g。6 剂，每日 1 剂，水煎服。

1999 年 8 月 5 日次诊：自诉服上方后，体温下降，精神好转，食纳尚可，但近日咽喉痛，舌痛，舌质暗，苔少，脉沉细。处方：上方加川石斛 30g。6 剂，每日 1 剂，水煎服。

1999 年 8 月 12 日三诊：发热时间缩短，每天下午 3~5 点（申时），晚 7~9 点（戌时），体温 37.2℃，其余时间体温正常。精神好转，食欲增加，咽喉痛明显减轻，舌质暗，苔少，脉沉细无力。处方：上方加赤芍 15g，水牛角 15g，改生地黄为 24g。6 剂，每日 1 剂，水煎服。

1999 年 8 月 19 日四诊：服上药后发热如前，无明显变化。咽痛消失，自觉咽干，舌暗红，少苔，脉细数。处方：上方加玄参 30g，麦冬 30g。6 剂，每日 1 剂，水煎服。

1999 年 8 月 26 日五诊：服上方后，精神好转，仍发热，时间较前缩短，舌暗红，苔少，脉细数。处方：上方加炒三仙（炒麦芽、炒山楂、炒神曲）各 12g，槟榔 30g。6 剂，每日 1 剂，水煎服。

1999 年 9 月 2 日六诊：服上方后食纳增加，精神好转，下午 4~7 时发热，体温 37.3℃左右，伴头晕，舌紫暗，少苔，脉细数。处方：上方黄芪改为 90g，加女贞子 30g。12 剂，每日 1 剂，水煎服。

上方连服 1 年，低热彻底消除。

按语： 当归六黄汤是金元四大家之一的李东垣创制的一首名方，载于其所著的《兰室秘藏》一书中。称它为"治盗汗之圣药"，主治阴虚火旺所致的盗汗。组成为：当归、生地黄、熟地黄、黄连、黄芩、黄柏、黄芪，共 7 味药。近年在临床中，加减运用此方治疗糖尿病和甲亢取得了较好效果。应用该方治疗白血病是谢远明老中医的创举。

上方融当归六黄汤与参芪地黄汤于一体，"有形之血不能自生，生于无形之气也"，方中黄芪甘温，大补脾肺之气以资生血之源，实乃益气生血之良药，当归补血活血，固本培元，二者常配伍使用，治疗阴虚火旺，盗汗潮热，有滋阴泻火、固表止汗之功，可使阳生阴长，气旺血生。太子参补气生津；生地黄清热凉血，养阴生津，熟地黄补血滋阴，益精填髓；山药益气养阴，平补肺脾肾三焦；山茱萸补益肝肾涩精；再用黄芩清上焦火，黄连清中焦火，黄柏泻下焦火；青蒿、鳖甲、地骨皮、银柴胡清虚热；牡丹皮清热凉血，活血散瘀；牡丹皮、茯苓、泽泻既有补益作用，又可使本方补而不滞。全方益气除热，辅以补阴，佐以泻火之药，阴血安定，发热自解。本方肾、肝、脾三脏俱补，而以补肾阴为主。配以牡丹皮、茯苓、泽泻补泻结合有开有阖、三阴并治，故此方大补肝、脾、肾三脏不足。

在临证中"慢性粒细胞性白血病"患者常表现为气血亏虚，病本为脾肾亏虚，且以肾虚为主。在治疗中难度大，一般需治疗半年以上方能见效。在治疗中应谨防感染以免病情加重。

慢性粒细胞性白血病简称慢粒，是一种好发于中年的获得性造血干细胞恶性克隆性疾病。正常人的体温受体温调节中枢所调控，并通过神经、体液因素使产热和散热过程呈动态平衡，保持体温在相对恒定的范围内。当机体在致热源作用下或者各种原因引起体温调节中枢的功能障碍时，体温就会升高，超出正常范围。本例病人发热属慢性粒细胞性白血病症状之一，曾多方医治，西医束手无策之际，寻求中医治疗。谢老分析此病人乃气阴两虚发热，即"气不散精，阴不敛阳"，气虚则精微物质不能吸收与升散，致营血内亏而阳气无依，在久病情况下，则阳气更被耗伤而浮越，从而表现为发热，并且是低热。发热日久，消耗严重，久病多虚多瘀，视其舌脉紫暗，因为气的推动作用是血液循环的动力，气一方面可以直接推动血行，另一方面又可以促进脏腑的功能活动，通过脏腑的功能活动推动血液运行。"运血者即是气"（《血证论》），"气行乃血流"（《素问·五脏生成》王冰注）。气生成于血中而固护于血外，气为血之帅，血在脉中流动，实赖于气的统率和推动作用。所以气的充盈与否，对保证血液的运行与生成也起着重要的作用。所以此患者久病耗气日久，气虚不能行血，则致血瘀，故舌象呈现紫暗。气的运动变化是血液生成的动力，从摄入的饮食物转化成水谷精微，从水谷精微转化成营气和津液，从营气和津液转化成赤色的血，其中每一个转化过程都离不开气的运动变化，而气的运动变化又是通过脏腑的功能活动表现出来的。气的运动变化能力旺盛，则脏腑的功能活动旺盛，化生血液的功能也强，反之亦弱，患者久病气虚，不能化生血液充盈脉道，故脉弦细。谢老辨证属气虚阴伤之证，治疗采用益气养阴清虚热之法贯彻始终而取效。又常根据发病机制，以补脾肾为主，资助先天之本和后天生化之源。

二、慢性粒细胞性白血病 2

黄某，男，27 岁，陕西省周至县人。1999 年 10 月 10 日初诊。

主诉：发热 2 月余。

现病史：2 个月前发现双侧腹股沟淋巴结肿块，约 1cm×1.2cm 大小，继之发热，体温最高达 39.6℃，对症治疗后体温可恢复正常。但白细胞为（80~110.5）×10⁹/L。1999 年 9 月 25 日在陕西省人民医院行骨髓穿刺，诊断为：慢性粒细胞白血病。住院期间用小剂量阿糖胞苷加干扰素等对症治疗。现症：周身乏力，纳食差，自觉双手足及胸部发热，口唇干燥，小便少而黄，大便正常，舌质暗红，苔腻微黄，脉弦细略数。

诊断：中医：虚劳。证属：气阴双虚，热毒内盛。

　　　西医：慢性粒细胞白血病。

治法：益气养阴，扶正培本，佐以清热解毒。

处方：参芪地黄汤加味：黄芪 30g，西洋参^(另煎兑服)15g，熟地黄 24g，山药 12g，山茱萸 12g，茯苓 10g，泽泻 10g，牡丹皮 10g，黄连 10g，荜澄茄 15g，水牛角 15g，赤芍 15g，板蓝根 30g，黄芩 10g，大黄 6g，女贞子 30g，忍冬藤 30g。12 剂，每日 1 剂，水煎服。

1999 年 10 月 23 日次诊：自述周身乏力略有缓解，纳食较前略增加，双手足、胸部发热，口唇干燥依然如前，小便淡黄色量少，舌质暗红，苔腻微黄，脉弦细。处方：上方加麦冬 30g，北沙参 30g，石斛 30g，白茅根 30g。24 剂，每日 1 剂，水煎服。

1999 年 12 月 24 日三诊：上方连服 48 剂，周身乏力消失，纳食复常，双手足、胸部发热及口唇干燥明显改善，小便正常，舌质略暗微红，脉弦细。为巩固疗效，上方 12 剂，共为细末，蜜制丸剂，每丸 6g，每次 1 丸，每日 2 次，早晚分服。

2000 年 3 月 12 日随访，病情稳定。

按语： 参芪地黄汤出自于清代沈金鳌《沈氏尊生书》卷三大肠病方，本方以益气养阴为主要功效。药物组成：人参 15g，黄芪 30g，山药 15g，茯苓 15g，五味子 10g，天花粉 30g，沙参 15g，麦冬 15g，生地黄 15g，熟地黄 15g，甘草 10g。慢性粒细胞白血病患者呈一派虚象。血属阴，血虚不能濡养，则阳气浮越于外，导致发热。《证治汇补》曰："血虚不能配阳，阳亢发热者，治宜养血。"对血虚发热者，治以补血为主，然补血之途有二：一是直接补之，如投四物汤之类；二是间接补之，主要指的是补气以生血，因为不仅气能行血，气还能生血，这是治疗血虚不可缺少的一法。多以补脾肺之气为主，这是因为脾肺两脏在生成血液的过程中起着非常重要的作用。《灵枢·营卫生会》中说："中焦亦并胃中，出上焦之后。此所受气者，泌糟粕，蒸津液，化其精微，上注于肺脉，乃化而为血，以奉生身，莫贵于此，故独得行于经隧，命曰营气。"由此可见若补生血之源，则当补脾肺之气。

由于肺的生理功能之一即为主一身之气，其含义包括宗气的生成、气的运动、气化活动等，宗气的生成离不开元气的参与，实际上是元气、水谷之气、自然界的清气三者结合生成了宗气，而肺则是撮合此三气令相抟聚者，宗气生于后天，而根于肾中。由于肺位最高，故肺气运动虽有宣发和肃降两方面，而最终是以降为主。肺气的顺降特性，带来了它特有的"布散"功能。一方面，肾中元气不能直接到达周身，须先经三焦升至肺，经肺脉而输布全身。另一方面，脾胃消化吸收的水谷精微，并不能直接滋养周身，亦须先"上归于肺"，经肺布散全身。《素问·经脉别论》说："饮入于胃，游溢精气，上输于脾，脾气散精，上归于肺，通调水道，下输膀胱，水精四布，五经并行。"《灵枢·决气》云："上焦开发，宣五谷味，熏肤、充身、泽毛，若雾露之溉，是谓气。"主要就是指肺的宣散敷布功能。肺主一身之气还通过肺朝百脉表现出来，由于肺朝百脉，肺气的运动亦时刻影响着百脉中气血的运行。现代研究发现，与肺相关的一系列物质，与血液运行有十分密切的关系。这些物质有前列腺素、血管紧张素 2、血管性肠肽、心钠素、阿片七肽、P 物质等。从现代解剖学的观点来看，进入肺的血流是双重的。一为肺循环，为其功能支。全部右心室的输出血流进入肺动脉，逐次进入肺的毛细血管，并与肺泡相连，然后集成肺静脉而汇入左心房。二为支气管动脉营养肺和支气管，为其营养支。它来自胸主动脉，有的来自肋间、锁骨上或乳内动脉，入肺后与支气管伴行，至呼吸性细支气管为止，形成毛细血管网，营养各级支气管，而支气管静脉与其动脉伴行，收纳各级支气管的静脉血，最后经上腔静脉回右心房。

脾胃为气血生化之源，气血对于人体生命，是极端重要的。气血之所以以经脉为通道，营运周身，无处不到，正是因为一身上下、五脏六腑、四肢百骸，无一处不需要气血滋养。脾胃从饮食中摄取的精微物质，是化生血液的原料，所以皆知血之源在脾胃。人体后天之气的根本是宗气，产生于胸中，但也必须有脾胃运化的水谷精微参与。宗气的产生，是脾运化转输于肺的水谷精微，与肺所吸入的自然之清气，在胸中相结合而成。由此而生成的宗气中，又分出阴阳二等，出胸中后分行于脉之内外，营行脉中，卫行脉外。卫固为气，而营亦为气。营气在脉中，与津液合而成血液。所以《灵枢·营卫生会》说："人受气于谷，谷入于胃，以传于肺，五脏六腑，皆以受气。其清者为营，浊者为卫，营在脉中，卫在脉外，营周不休，五十而复大会。"又说："营卫者，精气也；血者，神气也。故血之与气，异名同类焉。"更明确地说，血与气是相互化生的。

谢老运用参芪地黄汤，利用黄芪长于补肺气，党参善于补脾气，两药为对，阴阳并重，气血双补，而以益气生血为侧重。鉴于患者发热日久，热毒炽盛，气阴伤甚，故于益气生血之中助以甘苦性凉之女贞子滋补肝肾，扶正培本；荜澄茄可温中散寒，行气止痛，治脾胃虚寒，胸膈不快，不进饮食；水牛角、赤芍凉血清热；黄芩、大黄、板蓝根、忍冬藤清热解毒，收效颇著。患者次诊诉口干舌燥如前，谢老遂加沙参、麦冬、石斛养阴清热，益胃生津；白茅根清热凉血。

三、急性非淋巴性粒细胞性白血病

李某，男，29岁，职员，西安市人，已婚。2003年3月1日初诊。

主诉：胸闷气短2个月。

现病史：曾因发热在第四军医大学西京医院诊断为急性非淋巴性粒细胞性白血病，化疗4个疗程。现症：胸闷，心慌，纳食可，睡眠差，多梦，精神差，大小便调，舌淡红，苔薄黄，中有裂纹，脉弦细略数。

诊断：中医：虚劳。证属：气阴两虚。

西医：急性非淋巴性粒细胞性白血病。

治法：温肾健脾，养阴清热。

处方：参芪地黄汤加味：黄芪30g，西洋参（另煎兑服）15g，熟地黄24g，山药12g，山茱萸12g，茯苓10g，泽泻10g，牡丹皮10g，鹿角胶（烊化）10g，龟甲胶（烊化）10g，女贞子30g，黄连10g，荜澄茄15g，板蓝根30g。12剂，每日1剂，水煎服。

2003年4月10日次诊：服药后，诸症得减。现症：困乏，易汗出，劳累尤甚，时伴有胸闷、气短，纳食可，偶有呃逆，夜寐可，二便调。舌淡红，苔薄白，舌底络脉粗、色暗，脉细数。处方：上方加芦荟30g，黄芩10g，当归10g，黄柏10g。12剂，每日1剂，水煎服。

2003年4月17日三诊：体温正常，但周身乏力，胸闷气短，时发瘀斑，纳呆，二便尚调，舌质淡，苔薄黄，脉细数。处方：改黄芪60g，改牡丹皮12g，地骨皮

15g。12剂，每日1剂，水煎服。

2004年4月29日四诊：在第四军医大学做骨髓移植手术7个月后。症见：失眠，多梦，口苦，纳食可，二便调，舌质暗，苔有裂纹。处方：参芪地黄汤加鹿角胶^(烊化)10g，龟甲胶^(烊化)10g，白术15g，枳壳10g，板蓝根30g，当归10g。12剂，每日1剂，水煎服。

连续2年随访，病人上班。

按语：本例患者诊为虚劳，证属气阴两虚。虚劳是由多种病因所致的久虚不复的一类慢性虚弱性疾病的总称，以脏腑及气血阴阳亏损为主要病机。可因虚损之病位、性质及轻重程度不一，而有迥然不同的证候表现和传变过程，但总体以病势缠绵、诸虚不足为主要特征。虚劳的范围很广，几乎涉及西医学各个系统的疾病，其病因以明代绮石《理虚元鉴·虚症有六因》的概括最为全面："有先天之因，有后天之因，有痘疹及病后之因，有外感之因，有境遇之因，有医药之因。"《素问·通评虚实论》所谓精气夺则"虚"是虚证病机之总纲。清代吴谦《医宗金鉴·虚劳总括》说："虚者，阴阳、气血、荣卫、精神、骨髓、津液不足是也。损者，外而皮、脉、肉、筋、骨，内而肺、心、脾、肝、肾消损是也。成劳者，谓虚损日久，留恋不愈，而成五劳、七伤、六极也。"清代何梦瑶《医碥·虚损痨瘵》亦云："虚者，血气不足也，久则肌肤脏腑亦渐消损，故曰虚损。劳者，久为病苦，不得安息，如劳苦不息者然。"由此可见虚劳是以五脏气血阴阳的亏虚损耗为基本病机。此患者则是由于慢性病日久不愈，耗伤精气，再经过4个疗程的化疗，更使阴精及气血受损，发展成为虚劳。本病大多起病缓慢，病程较长，以本虚为主，主要表现为气血阴阳的亏虚，故治疗以"虚者补之，损者益之"为总的原则。一般来说，虚劳起病多见气虚，久则由气及血，致气血两亏。改变脾肾的虚损是病机转化的关键，因为脾胃为后天之本，气血生化之源，肾为先天之本，脏腑阴阳之根。先天的肾气不足，可导致后天脾胃虚弱，而脾胃运化力弱，亦可引起肾精匮乏。因此在应用补益这个基本原则治疗虚劳的时候，要重视补益脾肾，先后天之本不败，则能促进各脏腑虚损的恢复。谢老处以参芪地黄汤加减，方中人参甘温不燥，补益脾肺，助运化，输精微，布津液，使气旺津生，以达益气生津止渴之效，人参又补元气，益心气，气足则神旺，既补气以安定心神，又益智而振奋精神；黄芪味甘微温，善入脾经，乃补脾益气之良药，用治脾虚失运，纳呆食少，倦怠乏力，与人参合用，药力更强；鹿角胶味甘、咸，性温，归肝肾经，补肝肾，益精血；龟甲胶味甘微咸，入肺肝肾三经，滋阴补血，健肾益骨；女贞子甘苦性凉，补益兼能清解，治疗肝肾不足，阴虚发热；黄连、板蓝根清热解毒；荜澄茄入脾胃经，行气化滞，故治食少。次诊酌加芦荟，其性苦寒，有较好的清肝火作用，同时又具有除烦定惊之功；黄芩、黄柏清热燥湿，泻火解毒；当归功专补血养血，乃补血之圣药。患者三诊时周身乏力、胸闷气短、纳呆，谢老遂加黄芪60g，黄芪甘温，大补脾肺之气以资生血之源，实乃益气生血之良药，用治倦怠乏力、纳呆食少、胸闷气短颇具殊效；牡丹皮、地骨皮清虚热凉血。

四、单核细胞性白血病

杨某，男，76岁，退休，陕西省华县人。2003年4月24日初诊。

主诉：头晕1个月。

现病史：1个月前因头晕在渭南市人民医院检查确诊为"单核细胞性白血病"，随后到西安市中心医院做化疗1次。现症：头晕，伴腹胀，呃逆，纳食差，神疲乏力，二便尚调，舌质暗红，苔微黄略腻，脉沉细。

诊断：中医：眩晕。证属：脾肾亏虚。

西医：单核细胞性白血病。

治法：温肾健脾，滋阴清热。

处方：参芪地黄汤加味：黄芪40g，太子参30g，熟地黄24g，山药12g，山茱萸12g，茯苓10g，泽泻10g，牡丹皮10g，青蒿30g，鳖甲（先煎）30g，地骨皮30g，当归10g，银柴胡15g，金银花30g，黄连10g，黄芩10g。12剂，水煎服。

2003年5月8日次诊：低热，乏力，入睡后可减轻，脘腹胀满及呃逆缓解，纳呆，二便调。2003年4月3日骨穿刺报告：单核细胞性白血病。2003年4月16日骨穿刺报告：单核细胞性白血病。2003年4月4日B超报告：肝右叶可探及大小约4.8cm×3.2cm稍强回声，边界尚清，形态不规则。提示肝右叶实性占位。处方：上方加鹿角胶（烊化）10g，龟甲胶（烊化）10g，金银花改用忍冬藤30g。12剂，每日1剂，水煎服。

2003年5月21日三诊：病人5月5日在西安市中心医院输血后，于5月6日出院，出院后一直服用中药，效果较好。现精神好，纳食可，呃逆发作较频，大便每日2次，小便正常，睡眠尚可。5月19日查红细胞量为$4×10^{12}$/L，5月20日B超检查示肝右叶实质性肿块：4.8cm×3.2cm。处方：上方加砂仁（后下）10g，木香（后下）10g，炒麦芽30g。12剂，每日1剂，水煎服。

2003年6月2日四诊：服上方后精神好转，纳食增加，体温正常，呃逆止，二便调。血小板为$200×10^{9}$/L。处方：上方加紫草30g，五味子10g。12剂，每日1剂，水煎服。

2003年6月19日五诊：现感四肢无力，无食欲感，睡眠可，二便调。处方：上方加枳壳15g，白术15g，炒三仙（炒麦芽、炒山楂、炒神曲）各12g。12剂，每日1剂，水煎服。

2003年7月7日六诊：近10天间断发作眩晕，可自行缓解，血小板较低，但在正常范围，在当地医院查为 $130 \times 10^9/L$，乏力改善，二便调。处方：上方加牛膝 10g，仙鹤草 30g，当归 10g。12 剂，每日 1 剂，水煎服。

2003 年 7 月 31 日七诊：服上药后，精神好转。现症：四肢无力，喘息，咽喉有堵塞感，咯痰量多，纳食尚可，睡眠可，二便调。处方：参芪地黄汤加五味子 10g，麦冬 30g，鹿角胶（烊化）12g，龟甲胶（烊化）12g，补骨脂 30g，黄连 10g，荜澄茄 15g，砂仁（后下）10g，白术 15g，枳壳 15g，炒三仙（炒麦芽、炒山楂、炒神曲）各 12g。12 剂，每日 1 剂，水煎服。

2003 年 8 月 14 日八诊：服药后精神好转，睡眠较前改善。现症：四肢乏力，活动后喘息，咯痰量多，色白，咯痰利，8 月 8 日在渭南中心医院输血，平日自服"红桃 K"，纳食睡眠均可，大便调，小便频，每天 7~8 次。舌苔黄厚腻，脉弦细。处方：上方加胡芦巴 15g。12 剂，每日 1 剂，水煎服。

2003 年 12 月 1 日九诊：家属代述，因 8 月份华县水灾让患者情志不畅，随之停药。现症：站位时头晕，卧位头晕减轻，大便干燥，3 天 1 解，腹痛，腹胀，在当地医院服润肠通便中药（用药、用量不详），在渭南市中心医院输血 400mL。舌脉不详。处方：参芪地黄汤加龟甲胶（烊化）10g，鹿角胶（烊化）10g，葛根 30g，生薏苡仁 30g，黄连 10g，黄芩 10g，大黄（后下）10g，枳实 10g，川朴 10g，莱菔子 30g。12 剂，每日 1 剂，水煎服。

1 年后随访，病人安在。

按语： 本例患者诊为眩晕。证属：脾肾亏虚。亦即先后天皆虚。参芪地黄汤是补益剂的名方。党参、黄芪甘平，补脾健胃，健运中气，鼓舞清阳；熟地黄专补肾阴，山药补脾养胃，生津益肺，补肾涩精；山茱萸还可以补益肝肾，收敛固涩。合用五脏俱补，重在补肾。所用牡丹皮、泽泻、茯苓泻湿浊，平其滋补偏盛。加青蒿、鳖甲、地骨皮、银柴胡有青蒿鳖甲汤之意，清透虚热，凉血退蒸；黄连、黄芩清热燥湿，泻火解毒；金银花清热解毒，疏散风热。次诊 B 超提示患者肝右叶实性占位。谢老酌加鹿角胶、龟甲胶，金银花改为忍冬藤。鹿角胶味甘、咸，性温，归肝肾经，补肝肾，益精血；龟甲胶味甘微咸，入肺肝肾三经，滋阴补血，健肾益骨；忍冬藤解毒作用不及金银花，但有通经活络之效。三诊加木香行气止痛、健脾消食，砂仁理气温脾开胃，炒麦芽消食健胃。四诊加紫草、五味子。紫草，《本草纲目》谓"其功长于凉血活血"，《本草正义》谓"紫草，气味苦寒，而色紫入血，故清理血分之热。古以治脏腑之热结，后人则专治痘疡，而兼疗斑疹，皆凉血清热之正旨"。五味子，《神农本草经》曰能"主益气……补不足"《本草备要》曰能"益气生津……除烦渴"。五味子甘以益气，酸能生津，有良好的益气生津止渴的功效。五诊患者四肢无力、无食欲，有脾虚征象，遂加枳壳行气开胸宽中，白术、炒三仙（炒麦芽、炒山楂、炒神曲）补气健脾。六诊后加当归、仙鹤草活血补血，收敛止血；牛膝补肝肾，强筋骨；补骨脂补益脾肾，暖脏腑，益元气；胡芦巴温肾助阳。随证给药故收效。

【经验小结】

白血病属中医学"虚劳"范畴。从目前临床上统计的情况看，儿童、青少年患者多以阴虚血热型为主，约占85%，其他证型还有阴阳两虚、湿热蕴结、湿毒内盛、气滞血瘀等。其他年龄组白血病患者阴虚血热型占50%左右，其他占50%左右。

由于中、西医其理论体系和临床实践的差异，对白血病的治疗各有其特点和长处，正确地选用这两种手段可以起到相互增效、提高治疗效果的目的。

谢老所接诊的白血病是以慢性白血病为主，因其病程长，气血虚损居多，所以以补虚为主。病情迁延，阴阳、表里、寒热、脏腑失调，引起诸多难以应对的证候，需要细心辨治，做到心中有数，大胆处方。

白血病中医辨证多为正虚邪实之证。治疗方法概括为3个字：补、攻、调。本病所用补为温肾健脾，益气养阴；攻为清热解毒；调为调和脾胃。谢老所治疗的4例患者，依次应用方药为：①益气养阴，清解虚热。②益气养阴，扶正培本，佐以清热解毒。③温肾健脾，养阴清热。④温肾健脾，滋阴清热。归纳起来，治法有4个，但治则不外攻补二意，不离扶正、祛邪、调理三端。

谢远明用药特色

谢远明治疗本病，选用参芪地黄汤、当归六黄汤两帖处方加味，扶正培本，益气养阴，佐以清热解毒，或祛邪抗癌，从多个方面协同，诱导肿瘤细胞正常分化；培本补虚，提高机体自主抗病能力，对化疗后所产生的毒副反应，起到"增效减毒"作用，增强抗瘤效应。杜绝化疗带来次生性疾病的发生。经过大量实验性研究观察，发现部分补益类、活血类中药确有一定的逆转肿瘤基因表达，诱导瘤细胞正常增殖分化的"诱导逆转基因"功效。此在慢性粒细胞白血病，M2型白血病、淋巴瘤病例上得到了实验性验证，体现了整体观念，综合调理，个体化辨证治疗的中医特色。谢老讲究个体化阶段性临证辨病施治，用药阶段性调理，其优势为较强地控制了病患千差万别、错综复杂的病机变化。充分体现了中医全息治疗精髓所在，统一整体，阴阳平衡，使内环境达到动态平衡的康复状态。

【学堂笔记】

根据白血病贫血、发热、出血、淋巴或肝脾肿大等临床表现，可归属于"急劳""虚劳""伏气温病""痰核""癥积"等范畴，在历代医学文献中可找到有关记载，如《金匮要略·血痹虚劳篇》曰："男子面色薄者，主渴及亡血，卒喘、悸、脉浮者，里虚也。"又："虚劳里急，悸，衄，腹中痛，梦失精，四肢酸痛，手足烦热，咽干口燥。"所述与白血病的典型症状及体征相符。吴鞠通《温病条辨》中"温毒咽喉肿痛，耳前后肿，颊肿面正赤……"等描述与急性白血病的高热、汗出、咽喉齿龈肿痛等合并感染的临床表现相似。

《圣济总录·虚劳门》中论述了其病机："急劳之病……缘禀受不足，忧思气结，营卫俱虚，心肺壅热，金火相刑……骨节酸痛。久则肌肤销铄，咯涎唾血者，皆其候也。"中医对白血病病因病机的认识也有个过程，20世纪70年代有学者认为白血病的病机为本虚，临床表现以"纯虚"或"本虚标实"为主。近年来，随着研究不断深入，提出"热毒为本，体虚为标"的观点，认为白血病的发病是从里向外发展，即从骨髓到血分，再到营分，然后向气分、卫分传变。白血病的病因病机可概括为以下几个方面：精气内虚、温毒内蕴、七情内伤。精气内虚是由素体虚弱或长期偏食、早婚、多育、房事不节等因素，造成精血失守，损伤肾气，不能主骨生髓，移精于脏腑，以致精气内虚，而成虚劳之体。湿毒之邪，侵犯人体，深伏骨髓，中肾伤髓，邪热壅盛，血热妄行，正邪交争，耗气伤血，导致耗阴夺精，久则阴损及阳，最终造成阴阳两竭。情志太过与不及均可导致气机不畅，气血失和，阴阳失调，从而造成机体抵抗能力和对有害物质的回避能力降低。随着病情的发展，上述各因素又均可导致瘀阻脉络之证，如精气内虚，气血运行无力；邪热煎灼津液，炼津成痰；情志失于调畅，气机逆乱等。另外，虚劳和温毒之邪常互为因果，相互影响，至于情志因素，对于已确诊的白血病患者还可以造成第二次精神创伤，使得病情加剧恶化。

西医学认为白血病是一种骨髓增殖性疾病，其特点是骨髓及其他造血组织中有大量白血病细胞无限制地增生，并进入外周血液，而正常血细胞的制造被明显抑制。在疾病早期，这些细胞尚具有分化的能力，且骨髓功能是正常的。本病常于数年内保持稳定，最后转变为恶性程度更高的疾病。

白血病的病因至今不甚明确，西医学在预防白血病的发生方面缺乏有效的措施和办法，只是在控制某些与白血病发生的环境因素和相关疾病方面做了一些探索；在抑制癌细胞方面有较为直接的效果，但对于白血病肿瘤引起的病理生理变化常缺乏有效的治疗措施。

白血病占癌症总发病人数的3%~5%，它是一组异质性恶性克隆性疾病，系造血干细胞或祖细胞突变引起的造血系统恶性肿瘤。其主要表现为异常血细胞（即白血病细胞）在骨髓及其他造血组织中失去控制地增生，浸润各种组织，而正常造血功能受到抑制，正常血细胞生成减少，产生相应的临床表现，周围血细胞有质和量的变化。在我国各年龄组恶性肿瘤的死亡率中白血病占第6位（男性）和第8位（女性），在儿童及35岁以下的人群中则占第1位，20岁以下者罕见。人类白血病的确切病因至今未明，许多因素被认为与白血病的发病有关。病毒可能是主要的因素，此外尚有遗传因素、放射、化学毒物或药物等因素。某些染色体的异常与白血病的发生有直接关系，染色体的断裂和易位可使癌基因的位置发生移动和被激活，染色体内基因结构的改变可直接引起细胞发生突变，免疫功能的降低则有利于白血病的发生。按病程缓急以及细胞分化程度分类，可将白血病分为急性白血病和慢性白血病。急性白血病，病情发展迅速，骨髓及外周血中以异常的原始及幼稚细胞为主，一般要超过 20%；慢性白血病病程较缓慢，骨髓及外周血中以异常的较成熟细胞为主，其次为幼稚细胞，原始细胞常不超过 10%~15%。其中慢性白血病是一组异质性造血系统肿瘤，它和急性白血病的区别是病程较缓慢，白血病细胞有一定的分化成熟能力，骨髓及周围血中以异常的较成熟细胞为主，临床上可分为慢性髓系白血病和慢性淋巴系白血病。慢性髓系白血病包括慢性粒细胞性白血病、慢性粒 – 单核细胞白血病、不典型慢性粒细胞性白血病、幼年型粒 – 单核细胞白血病、慢性中性粒细胞白血病、慢性嗜酸性粒细胞白血病等。慢性淋巴系白血病又称慢性淋巴细胞增殖性疾病，包括慢性淋巴细胞白血病、幼淋巴细胞白血病、毛细胞白血病、绒毛淋巴细胞脾淋巴瘤、大颗粒淋巴细胞白血病、成人 T 细胞白血病 / 淋巴瘤等。

下篇·谢远明治疗肿瘤专方

谢远明老中医临证 50 载，治学严谨，学验俱丰，在治疗内科疑难杂病方面有很深造诣，尤擅长肿瘤的治疗。常以久经验证的经验方取效，可谓其经验之精华。现将谢老临床常用的 10 首经验方加以分析探讨。

枳朴六君子汤

枳朴六君子汤为谢远明老中医参考前贤经验，在六君子汤的基础上加用枳壳、厚朴，并在用药剂量上进行调整而成。

六君子汤方出于宋代陈自明所撰《妇人大全良方》一书。六君子汤乃四君子汤加半夏、陈皮而成。四君子汤应为其母方，首载于《太平惠民和剂局方》卷三新添诸局经验秘方，实为《圣济总录》卷八十"白术汤"之异名。

四君子汤为补气之祖方，后世诸多补气健脾方剂，大都由此衍化而来。然四君子汤从何变化而来呢？据笔者考证，乃知其由《伤寒论》的理中丸（又名人参汤）衍化而来。理中丸的组成共有 4 味药，人参、白术、干姜、炙甘草。四君子汤只是去了其中的干姜，加入了茯苓而已。从理中丸到四君子汤的变化只是一味药，仅此一味即改变了理中丸的温中祛寒性质，衍化为功用上以益气健脾为主，适用于脾胃气虚证。古人认为男子（雅称君子）以气为本，故将此方命名为四君子汤。后世由四君子汤添加陈皮、半夏衍生出六君子汤。"名曰六君子者，以其皆和中之品，故曰六君子汤"（清代汪昂《医方集解》）。六君子汤又衍化出众多方剂，有香砂六君子汤、柴芍六君子汤、芪薏六君子汤、麦曲六君子汤、乌蝎六君子汤、黄连六君子汤、加味六君子汤等均富有新意，而枳朴六君子汤应为谢老临床经验创新的结晶。

【组成】人参 10g（或党参 30g），白术 10~15g，茯苓 30g，陈皮 10g，半夏 10~12g，枳壳 10~15g，厚朴 10~18g，甘草 10g。

【功效】理气健脾，燥湿化痰。

【主治】胃痞（慢性萎缩性胃炎、胃窦炎、十二直肠炎及溃疡、糜烂、食管炎及消化系腺体增生）、胃癌、食管癌、胆囊（管）癌、肝癌、胰腺癌、结肠癌及多种恶性肿瘤及广泛转移者，证属脾失健运，兼有气滞证。

【应用指征】面色不华、萎黄或苍白，胃脘胀满，食少纳呆，神疲乏力，大便稀薄，舌质淡，苔白厚腻，或舌体胖大，或有齿痕，脉细弱，或弦细滑。

【加减化裁】

1. 肿瘤的产生和发展多与气滞血瘀、脉络瘀阻有关。症见舌质暗，舌底静脉曲张、色紫暗，脉涩者，加乌梢蛇10g，蜈蚣2条，土鳖虫10g，以加强化瘀通络之效。

2. 精神不振，少气懒言，舌体胖大，舌苔厚腻，齿痕明显者，加黄芪30~120g，高丽参^{（另煎兑服）}10~15g，以加强益气健脾之力；加生薏苡仁30g，藿香15g，以化湿渗湿；加黄连10g，荜澄茄15g，以寒温并用，和胃健脾；或加木香^{（后下）}10g，砂仁^{（后下）}10g，以理气温中；血虚加阿胶^{（烊化）}10g，当归10g，以养血补血。

3. 脘腹痞满，不欲饮食，便溏，日2~3次，加生薏苡仁30g，生石榴皮30g，以渗湿健脾，涩肠止泻；加炒麦芽30g，炒谷芽15g，神曲15g，鸡内金^{（研末冲服）}6~10g，以消食导滞；反酸加乌贼骨30g，浙贝母30g，以制酸和胃。

4. 兼两胁胀满不适，或隐痛时作者，考虑肝郁气滞，肝胃不和，加香附12g，郁金12g；或姜黄10g，郁金12g，以疏肝理气；或姜黄10g，桂枝10g，以行气止痛，化瘀通络；口苦加柴胡15g，黄芩10g，以疏肝利胆，和胃清热。

5. 兼双下肢水肿，或按之没指者，加大腹皮10g，牛膝30g，车前子^{（包煎）}30g，姜皮10g，冬瓜皮30g，以利水消肿。

6. 饮食不和，时呕吐，背部疼痛，加代赭石^{（先煎）}30g，旋覆花^{（布包后下）}10g，以重镇降逆，和胃止呕；或丁香10g，柿蒂30g，以温中止呕。

7. 头晕目眩，心烦失眠者，加葛根30g，酸枣仁30g，川芎10~15g，知母12g，朱茯神15~30g易茯苓，以养心安神，清热除烦。

8. 小便灼热，涩痛淋沥不畅，舌质略暗，微红者，加萆薢15g，土茯苓30g，石韦30g，白茅根30g，以清热利湿，利尿通淋；或加忍冬藤30g，重楼10g，以清热解毒，化瘀通络；下肢水肿者，加猪苓30~60g，泽泻10g，车前子^{（布包）}30g，白茅根30g，以利水消肿。

9. 大便干结，数日一行，伴腹胀，加莱菔子30g，枳实10~15g，芒硝^{（烊化）}10~15g，槟榔10~15g，大黄^{（后下）}10g，以理气泻下通便；年老体弱者，加肉苁蓉30g，火麻仁30g，柏子仁30g，杏仁10g，以润肠通便。

10. 吞咽困难，加黄药子^{（先煎）}10g，重楼10g，以清热解毒，化瘀消肿。

【处方分析】 脾胃为后天之本，脾胃健运，则五脏六腑得以供养，机体自然充盛。脾脏特性为喜燥而恶湿。若脾胃虚弱，运化失职，则水湿浸渍，湿从内生，日久聚湿成痰，从而变生诸般证候，除因脾胃本经虚弱所致之食少纳呆，脘腹胀满，泄泻外，尚有累及他脏的病变，如兼痰饮犯肺而致咳嗽，喘促；或兼痰湿上扰清窍所致之眩晕昏冒，心悸怔忡；或兼湿阻胸膈而致胸脘不舒，胃脘闷痛，恶心呕吐；或兼湿痰下注，损伤冲任而致经闭不孕，湿浊带下之证；或兼痰气郁结而成痰核瘰疬；或兼痰湿浸淫肌肤关节，流窜四肢筋脉而成痹证、麻木不仁等。《医方考》曰："壮者气行则愈，怯者着而成病。东南之土卑湿，人人有痰，然而不病者，气壮足以行其痰也。若中气一虚，则不足以运痰而痰证见矣。是方也，人参、白术、茯苓、甘草，前之四君子也，所以补气；乃半夏则燥湿以制痰，陈皮则利气以行痰耳。名之曰六君子者，表半夏之无毒，陈皮之弗悍，可以与参、苓、术、草比德云尔！"

方中以人参甘温，大补元气，扶脾养胃为君药；白术苦温，健脾燥湿，益中气，助运化为臣药；茯苓甘淡，渗湿健脾；陈皮芳香，理气调中；半夏燥湿化痰；枳壳行气宽中；厚朴行气消积。合而理中气，除胀满，共为佐药。使以甘草，调和诸药，和中益土。其中重用人参、茯苓意在补益中气，渗湿以健脾。纵观全方，有理气健脾、燥湿化痰之功。脾胃复健，运化如常，湿浊得化，气机调畅。正如清汪昂《医方集》所述："气足脾运，饮食倍增，则余脏受荫而身强。"

【临床应用】

1. 食管癌

脾气虚弱，湿瘀互结型食管癌，症见吞咽不利，进食有梗噎感，轻度声音嘶哑，口淡无味，食少纳呆，形体消瘦，神疲乏力，面色晦暗，舌质紫暗，苔白厚腻，脉弦滑。治以健脾益气，消癌化积。用枳朴六君子汤加味：党参30g，厚朴15g，枳壳15g，陈皮10g，法半夏12g，白术15g，茯苓30g，黄芪60g，生薏苡仁30g，乌梢蛇10g，蜈蚣2条，土贝母15~30g，黄药子（先煎）10~30g，甘草10g；声音嘶哑明显，口干不欲饮水，上方另加麦冬30g，沙参30g，草石斛30g；或玄参30g，生地黄30g，龙葵30g；肩背疼不适，去土贝母、黄药子，加僵蚕10g，浙贝母15g，桔梗10g，丹参30g；咯血，加三七10g，白及30g，仙鹤草30g；便秘，加当归10g，番泻叶10g，肉苁蓉30g。

2. 胃癌

脾胃虚弱型中晚期胃癌，症见食少纳呆，日见消瘦，饮食不慎后呕吐，脘腹胀满，喜温喜按，大便溏薄，肠鸣时作，偶见盗汗，神疲乏力，舌质暗略红，苔白厚腻，脉沉细。治以理气健脾，化瘀通络。用枳朴六君子汤加味：枳壳12g，厚朴15g，太子参30g，茯苓30g，陈皮30g，姜半夏15g，白术15g，乌梢蛇10g，土鳖虫10g，蜈蚣2条，黄芪60g，女贞子30g，生薏苡仁30g，忍冬藤30g，甘草6g；或黄连10g，藿香（后下）10g，荜澄茄15g；或炒麦芽30g，炒谷芽15~30g，神曲15g，鸡内金15g。

贲门癌术后，症见胃脘胀满，灼热，反酸，伴背痛、头昏，舌暗红，苔白腻，脉沉细。用枳朴六君子汤化裁：枳壳15g，厚朴18g，西洋参（另煎兑服）15g，茯苓30g，橘红10g，白术15g，浙贝母30g，乌贼骨30g，甘草6g，黄芪60g，生薏苡仁

30g，忍冬藤 30g，荜澄茄 15g，乌梢蛇 10g，蜈蚣 2 条，女贞子 30g，重楼 30g，黄连 10g，土鳖虫 10g。若有两胁疼痛，纳呆，反酸，舌质淡，苔白厚，脉沉细，上方加黄芪 30g，女贞子 15g，延胡索 30g。痛甚者，加三七 10g，罂粟壳 10g。

3. 胰腺癌

肝郁脾虚，痰瘀结聚型胰头癌，症见腹胀脘满，纳差消瘦，气短懒言，神疲乏力，腹部有压痛，两肩背沉困不适，偶见盗汗，大便溏薄，成灰色，日 3~4 次，小便黄，舌质暗红，苔白厚腻，脉沉细。用原方加黄芪 60g，女贞子 30g，三虫（全蝎、蜈蚣、僵蚕）各 10g。兼肝肾阴虚者，另用一贯煎（麦冬 30g，沙参 30g，生地黄 15g，当归 10g，枸杞子 15g，川楝子 10g）加黄芪 60g，女贞子 30g，大腹皮 12g，乌梢蛇 10g，蜈蚣 2 条，土鳖虫 10g。日 1 剂。以上 2 方交替水煎服用。每 2 周交替 1 次，坚持服用半年以上。

脾虚气滞，湿热互结，瘀血内阻型胰头高分化癌，症见上腹部疼痛，呈间断性发作，伴腹胀纳呆，精神萎靡，面色微黄，巩膜轻度黄染，腹部压痛明显，舌质暗，苔白厚腻，脉弦细。用原方加茵陈 30g，生薏苡仁 30g，忍冬藤 30g，焦山楂 30g，焦栀子 10g，乌梢蛇 10g，土鳖虫 10g，大黄 6g，蜈蚣 2 条。

4. 肝癌

气虚血瘀型原发性肝细胞肝癌术后，症见胃脘部胀满，微感恶心，食少纳呆，右上腹无疼痛感，面色晦暗，舌质暗红，舌下静脉紫暗迂曲，苔白腻，脉沉细。用原方加黄芪 30g，生薏苡仁 18g，乌梢蛇 10g，大腹皮 12g，生姜皮 12g，冬瓜皮 12g，牛膝 10g，土鳖虫 6g，蜈蚣 6 条。

肝郁脾虚，瘀热互结型肝癌介入栓塞化疗后，症见高热不退，大汗出，持续 3~4 小时，体温 39~40℃，午后明显，胃脘痛，食少纳呆，神疲乏力，未见明显腹水，双足浮肿，舌质略暗微红，苔黄腻，脉滑数。改柴芍六君子汤加味：柴胡 15g，白芍 10g，西洋参^{（另煎兑服）}20g，法半夏 10g，陈皮 10g，茯苓 30g，白术 10g，甘草 6g，黄芪 90g，女贞子 30g，鳖甲^{（先煎）}30g，青蒿 30g，酒牛膝 30g，荜澄茄 15g，牡丹皮 12g，地骨皮 30g，大腹皮 15g，黄连 10g。

5. 肠癌

乙状结肠癌术后，症见全身乏力，头晕目眩，胸痛，呃逆，纳差，消瘦，夜间低热，体温 37℃以下，舌质微暗红，苔黄腻，脉沉细。用原方加黄芪 30g，女贞子 30g，丹参 30g，降香 30g，三七 10g，忍冬藤 30g，甘草 6g。如有胃脘嘈杂，纳差，夜间发热减少，但仍有呃逆，乏力，大便不成形，1 日 1 次，或 1 日数次，舌质暗，苔微黄腻，脉沉细。上方黄芪加至 60g，生薏苡仁 30g，延胡索 30g，乌梢蛇 10g，土鳖虫 10g，蜈蚣 2 条。如有胃脘嘈杂，纳差，夜间发热时作，偶伴呃逆，乏力，舌脉同上者，加荜澄茄 15g，黄连 10g。伤口处疼痛甚，呼吸困难，腰痛，周身不适，纳差，失眠，大便溏泄，每日 1 次，小便频，舌暗淡，苔黄厚，脉细数者，用本方加牛膝 30g，苍术 15g，大腹皮 12g，焦三仙各 10g，大枣 3 枚。

直肠癌术后，若大便有脓液，量少而不通畅，次数多，有轻度下坠感，纳可，舌质暗，苔白腻，脉沉细者，用原方加生地榆 30g，白头翁 30g，秦皮 10g，黄芩 10g，黄芪 60g，女贞子 30g，生薏苡仁 30g，黄连 10g，荜澄茄 15g，蜈蚣 2 条，乌梢蛇 10，土鳖虫 10g，全蝎 10g，甘草 10g。如有腹胀略痛，食后胀甚，纳少，大便不利，每日 5~6 次，舌质暗红，苔白腻，脉弦涩者，上方加丹参 30g，槟榔 30g，莱菔子 30g，木香^{（后下）}10g，沉香 10g，砂仁^{（后下）}10g。若大便次数增多，每日高达 8~9 次，纳可，小便调，舌暗红，苔白厚腻，脉弦者，另加生地榆 30g，白头翁 30g。大便次数多，不成形，舌质红，苔白厚，脉弦细者，上方加生石榴皮 30g，浙贝母 15g，重楼 10g，全蝎 10g。

6. 肺癌

肺脾气虚型肺癌，症见周身疲乏，咳嗽，痰少，咳痰无力，气短，动则尤甚，自汗，纳呆，腹胀，便溏，形体消瘦，面色萎黄，精神不振，少气懒言，舌质淡，苔白腻，脉沉细者，用原方加黄芪 60g，荜澄茄 15g，黄连 10g，砂仁^{（后下）}10g，甘草 6g。

脾肺气虚型肺癌术后，或放疗后，症见声音嘶哑，吞咽困难，咳嗽，痰少，质黏难咯，伴胸闷气短，神疲懒言，纳少，大小便尚调者，用原方加丹参 10g，重楼 30g，莱菔子 15g，浙贝母 15g，白芥子 10g，乌梢蛇 10g，土鳖虫 10g，蜈蚣 2 条，甘草 6g。

7. 乳腺癌

肝肾亏损型乳腺癌，长期用滋补肝肾之药，有颜面红赤，午后潮热，月经失调，纳呆，消瘦，失眠，小便量少等症状者，用原方加乌梢蛇 10g，蜈蚣 2 条，土鳖虫 10g，穿山甲 10g，土贝母 10g，生牡蛎^{（先煎）}10g，鹿角霜 30g，黄芪 60g，女贞子 30g，夏枯草 30g，甘草 10g。

8. 卵巢癌

卵巢癌术后腹腔广泛转移，属脾气虚弱，湿瘀内结型，症见食少纳呆，失眠多梦，四肢乏力，舌质暗，苔白腻，脉弦细者，用原方加黄芪 60g，牛膝 30g，女贞子 30g，生薏苡仁 30g，苍术 30g，益母草 30g，乌梢蛇 10g，土鳖虫 10g，大腹皮 10g，蜈蚣 2 条。

脾气虚弱，湿瘀互结型卵巢癌术后、化疗后，症见头昏，食少纳呆，下肢无力，便溏，便后不爽，舌质暗略，苔白，脉沉细者，用原方加乌梢蛇 10g，荜澄茄 15g，郁金 15g，炒麦芽 15g，鸡内金 15g，姜黄 15g，香附 10g，土鳖虫 5g，黄连 3g，蜈蚣 2 条。

9. 前列腺癌

前列腺癌骨转移，症见小便不利，余沥不尽，大便干结，食欲减退，舌暗红，苔薄黄，脉沉细者，用原方加西洋参（另煎兑服）15g，黄芪60g，女贞子30g，生薏苡仁30g，荜澄茄15g，乌梢蛇10g，土鳖虫10g，黄连10g，蜈蚣2条，甘草10g。

【注意事项】

1.病后津液亏损者慎用。

2.服药期间忌生、冷、硬、辛辣食品。

【现代研究】笔者曾在发表的"扶脾化瘤饮抑瘤及延长生命的实验研究"一文中指出：①扶脾化瘤饮6g/kg、3g/kg、1.5g/kg剂量组和环磷酰胺组对荷S180腹水瘤小鼠的抑瘤率分别为53.74%、39.46%、18.37%和63.95%，与模型对照组平均瘤重经t检验，$P \leqslant 0.01 \sim P \leqslant 0.05$，显示扶脾化瘤饮各剂量组和环磷酰胺组对S180肉瘤的生长有抑制作用。

②扶脾化瘤饮6g/kg、3g/kg、1.5g/kg剂量组和环磷酰胺组对荷S180腹水瘤小鼠的平均生命延长率分别为31.85%、17.95%、11.75%和42.04%，平均生命延长时间均明显长于荷瘤对照组（$P \leqslant 0.01 \sim P \leqslant 0.05$）。[宋延平，杨承祖，杨洁，等.扶脾化瘤饮抑瘤及延长生命的实验研究［J］.陕西中医，2012，33（8）：1092-1093]

现代药理研究证明，六君子汤可明显减低化疗药阿霉素对正常细胞的毒性，并明确指出六君子汤细胞保护作用的靶点在线粒体，尤其是与细胞色素氧化酶活性有关。从观察结果来看，治疗组18例（39.11%）病人生活质量改善，且胃肠道症状消失时间优于对照组，疗效明显。六君子汤组方药源充足，价格低廉，使用方便，无明显不良反应，与单纯化疗相比可明显改善机体的全身状况，提高生活质量，但在延长生存期方面还有待进一步观察。[王玲玲.六君子汤改善晚期恶性肿瘤患者生活质量的观察［J］.山东中医杂志，2002，21（9）：528-529]

现代药理研究证实，党参含菊糖，能直接促进特异性免疫淋巴细胞的分化、增殖，提高非特异免疫的NK细胞活性，增强巨噬细胞的吞噬能力，提高机体的免疫力；白术对化疗导致的白细胞降低有明显提升作用，茯苓含有的茯苓聚糖，是提高人体免疫功能的多糖物质。同时，动物实验表明半夏煎剂有很好的镇吐作用。我们对扶正健脾和胃之六君子汤随证加减防治消化道肿瘤化疗副反应的效果进行临床观察，结果表明，治疗组出现的消化道反应、全身症状的发生率显著低于对照组；对血液系统毒性如骨髓抑制等起到了明显减轻的作用。表明六君子汤对于防治消化道肿瘤化疗副反应有确切的疗效；使得患者能够按时完成化疗，从而延长生存期。[王海明，杨明会.六君子汤治疗消化道肿瘤化疗副反应临床观察［J］.中国中医急症，2008，17（4）：459-460]

李天传等应用六君子汤配合化疗治疗进展期胃癌临床研究结果显示，两组患者近期有效率分别为59.52%与57.50%，与文献报道疗效相近。治疗组全身不良反应的发生率显著低于对照组（P<0.01）。对生活质量影响方面，治疗组治疗后生存质量评分与对照组治疗后比较，有显著性差异（P<0.05）。表明六君子汤配合紫杉醇/氟尿嘧啶联合化疗方案治疗进展期胃癌，可以降低化疗引起的全身不良反应，改善消化道症状，提高生活质量，是配合紫杉醇/氟尿嘧啶联合化疗方案治疗进展期胃癌较理想的药物。同时指出，化疗祛邪而易伤正，常导致气虚不运，脾胃受伤，气机升降失常，益气健脾是其治疗的关键。[李天传，陈乃杰，吴丹红，等.六君子汤配合化疗治疗进展期胃癌临床观察［J］.山东中医药大学学报，2010，34（2）：154-155]

刘汶报道，四君子汤能促进胃蛋白酶原的合成，提高胃蛋白酶的活性，从而提高消化能力；能明显提高食醋脾虚小鼠胃肠蠕动。有研究表明，四君子汤还能提高机体的免疫能力，有显著的抗衰老、抗氧化作用，也有抗基因突变及抗肿瘤作用。[刘汶.李乾构应用四君子汤的经验撷菁［J］.中医药临床杂志，2005，17（2）：108-109]

另外有临床报道，用四君子汤加黄芪为主，治疗胃癌、食管癌、乳腺癌、肺癌各1例，生存时间分别达3年半、3年9个月、12年，且在相当长时间内未发现转移。以上4例癌症，尽管临床表现错综复杂，但都具有患病部位隐隐作痛，疲乏无力，纳少便溏，面色少华，舌淡，脉细等脾气虚证，故用四君子汤加黄芪补气健脾，配合生薏苡仁、生半夏、夏枯草、狼毒等抗肿瘤药物，标本兼顾而获效（申屠瑾，韦洁芬.健脾补气法在恶性肿瘤治疗中的应用［J］.中医杂志，1986，12：42）

一 贯 煎

一贯煎，为清代名医魏之琇所创，见于《续名医类案·心胃痛门》高鼓峰、吕东庄胃痛治验的按语中。魏之琇曰："此病外间多用四磨、五香、六郁、逍遥，新病亦效，久服则杀人矣。""高、吕二案，持论略同，而俱用滋水生肝饮，余早年亦尝用此，却不甚应，乃自创一方，名一贯煎，用北沙参、麦冬、地黄、当归、杞子、川楝六味，出入加减投之，应如桴鼓；口苦燥者，加酒连尤捷，可统治胁痛、吞酸、吐酸、疝瘕、一切肝病。"由原方组成可以看出，一贯煎乃滋阴疏肝名方，为历代医家所推崇。

张山雷云："此方虽从固本丸、集灵膏二方脱化而来，独加一味川楝子，以调肝木之横逆，能顺其条达之性，是为涵养肝阴无上良药，其余皆柔润以驯其刚悍之气，苟无停痰积饮，此方最有奇功。""若阴液虚甚者，加山萸肉、白芍、菟丝子、沙苑、二至等，肝肾阴分之药，均可酌加；口苦而燥者，是上焦郁火，故以川连泄火。连本苦燥，而入于大队补阴养液中，反为润燥之用，非神而明之，何能辨此？"著名医家秦伯未指出了本方的加减之法："大便秘结加蒌仁；虚热多汗加地骨皮；痰多加贝母；舌红而干加石斛；腹痛加白芍、甘草；胁痛作胀，按之坚硬加鳖甲等。"

一贯煎为何以"一贯"立名，后世医家鲜有论及者。考诸语源，一贯乃《论语·里仁》中"吾道一以贯之"的缩语，意指以一种道理贯穿于万事万物。细读《续名医类案》，笔者认为魏之琇用"一贯"来命其验方，不仅突出其擅用北沙参、麦冬、地黄、当归、枸杞子、川楝子等药配伍处方的临证特色，更由此折射出其养阴学术思想的光辉。

由文献所知，魏之琇深知当时"近因局方之教久行，《素问》之学不讲，抱疾谈医者类皆喜热恶寒"，为了纠正时弊，对外感病主张养阴增液为治，反对过投发散温补，并将养阴法广泛地应用于各种内科疑难重症，获效颇奇。在肝病治疗上，魏之琇结合养阴观点，提出一系列精辟的养肝阴、清肝火、崇柔润、戒香燥的见解。他悉心研究前人治肝心法，汲取他人组方精华，结合自己的临证心得，创制一贯煎，不仅纠正了胃脘痛治疗的用药偏颇，而且将此方推而广之于胁痛、吞酸、癥瘕、疝气等一切肝病，为肝病学说的发展做出了贡献。《续名医类案》中收录了魏之琇医案近百例，绝大部分以养阴取效。他的养阴用药，药味一般在三五味之间，很少超过 6 味以上，而每药用量少则五钱，多则二三两，药少而量大，颇具特色。

谢远明老中医借用魏之琇养阴立法之经验，结合临证实践，减少生地黄用量，增加沙参、麦冬剂量，用以加强滋养肺胃之阴的作用，衍化成为恶性肿瘤的基础方之一。广泛应用于呼吸系、消化系等多种疑难杂症，扩大了应用范围。

【组成】北沙参 30g，麦冬 30g，生地黄 10~30g，当归 10g，枸杞子 15g，川楝子 10g。

【功效】滋阴疏肝，益气养血。

【主治】胁痛（慢性肝炎、肝硬化）、胃脘痛（慢性胃炎，十二指肠溃疡或胃体腺体增生）、肺癌、肝癌、胃癌、甲状腺癌、乳腺癌、支气管扩张、肺结核、带状疱疹、中心性视网膜炎、多发性口疮等，证属肝肾阴虚，肝气不舒者。

【应用指征】胸痛胁痛，咽干口燥，吞酸口苦，疝气瘕聚，舌红少津，脉细弱或弦细。

【加减化裁】

1.肺癌痰瘀互结证，加龙葵 30g，浙贝母 15g，丹参 30g，僵蚕 10g，乌梢蛇 10g，土鳖虫 10g，蜈蚣 2 条，以清热化痰，通络散结。

2.口干咽燥，郁火较甚者，加黄连 6~10g，或黄芩 6~10g，玄参 30g，天花粉 10g，以清热解毒，滋阴降火。

3.便秘者，加瓜蒌仁 30g，火麻仁 30g，柏子仁 30g，郁李仁 30g，杏仁 10g，或肉苁蓉 30g，番泻叶 10g，以润肠通便。

4.虚热汗多者，加地骨皮 30g，旱莲草 30g，草石斛 30g，糯米根 10g，以清虚热而敛汗。

5.痰多色黄，质黏稠者，加川贝母 15g，瓜蒌 30g，以清热化痰。

6.腹痛，加白芍 30~60g，甘草 10g，以柔肝止痛。

7.胁肋胀痛，触诊有包块，质硬而痛甚者，加鳖甲^(先煎) 30g，龟甲^(先煎) 30g，生牡蛎^(先煎) 30g，以滋阴潜阳，软坚散结。

8.发热以午后或夜间尤甚者，加青蒿 15~30g，鳖甲^(先煎) 30g，牡丹皮 10g，紫草 30g，大青叶 30g，忍冬藤 30g，以取滋阴清热，内清外透之功。

9.胸腔积液者，加葶苈子^(布包) 30g，大枣 10 枚，以泻肺利水。

10.喘咳者，加太子参 30g，蛤蚧^(研末冲服) 半对，以益气纳肾，平喘止咳。

【处方分析】一贯煎本为滋阴疏肝名方，而谢老在此基础上化裁的加味一贯煎则广泛用于肺癌、乳腺癌等诊治领域，诚为其所独创也。笔者认为，《金匮要略》有"夫治未病者，见肝之病，知肝传脾，当先实脾"的经旨，而谢老在诊治肺系疾病时将其发挥为"见肺之病，知肺传肝，当先实肝"，因此，滋阴疏肝之名方一贯煎成为谢老临床化裁治疗肺癌等上焦重证的基础方。

肺癌属中医学肺积、息贲等范畴。多由正气衰败，邪毒内犯所致。临床上多以咳嗽、咯痰或痰中带血为主症，多伴有胸闷气短，低热，盗汗等。辨证分型多为肺气虚弱型、肺肾阴虚型、气阴两虚型、痰热毒瘀型，或兼杂。早期多以痰热毒瘀型，或兼杂，晚期多以肺肾阴虚型、气阴两虚型多见，尤以肺肾阴虚为主。因此谢老多选用一贯煎加味治疗本病。该方多为甘寒之品，用生地黄为君，滋阴壮水以涵肝木，配枸杞子滋养肝肾阴血，养肝体以和肝用，使肝得所养，肝气条达，则无横逆之虞；又辅以沙参、麦冬滋补肺胃之阴，既助脾胃生化之源，又滋水之上源，肺胃津旺，金气清肃下行，自能制木，令其疏泄条达而无横逆之害，共奏培土养金，以制肝木之功。当归养血活血以调肝，借其辛温之性，平其横逆；川楝子泄肝通络，条达气机，又能引诸药直达肝经。如此配伍，寓疏散于滋补之中，滋补不壅滞，疏散不伤正，可使阴血复、肝气疏，诸证乃平。全方仅 6 味药，组方严谨，功效卓著，为众多医家所推崇。

【临床应用】

1. 肺癌

肺肾阴虚型肺癌术后，症见伤口疼痛，累及右上肢，食少纳呆，疲乏无力，气短，低热，盗汗，二便正常，舌质暗红，苔薄黄，脉弦数者，用一贯煎加地骨皮30g，黄芪30g，女贞子30g，浙贝母15g，僵蚕10g，土鳖虫10g，黄连10g。如伴有失眠多梦，易醒，舌质暗红，苔白，脉弦数者，上方加酸枣仁30g，知母12g，远志10g，川芎15g，或龙骨^{（先煎）}30g，生牡蛎^{（先煎）}30g，琥珀^{（冲服）}10g。若烦躁失眠，难以入睡，或彻夜难眠，加生龙齿^{（先煎）}30g，合欢皮30g，鸡血藤30g。如有左胸闷痛，发作无规律者，加延胡索30g，血竭10g，三七6g。右腰部瘀痛，乏困无力，舌质暗，脉沉细者，加姜黄15g，桂枝15g，鹿角胶10g^{（烊化）}、龟甲胶10g^{（烊化）}。

肺肾亏虚，气滞血瘀型肺腺癌，症见胸痛显著，干咳无痰，口舌干燥，乏困无力，舌质暗，苔白厚腻，脉弦滑者，用一贯煎加黄芪60g，龙葵30g，丹参30g，女贞子30g，百部18g，浙贝母15g，黄芩10g，僵蚕10g，乌梢蛇10g，土鳖虫10g，蜈蚣2条。如有咳嗽，无痰，胸痛明显减轻，活动后气短明显，纳可，舌质暗红，苔黄腻，脉沉细者，用上方加荜澄茄15g，黄连10g。如咳嗽减轻，精神好转，仍感胸痛，舌暗红，苔黄腻，脉弦细者，加生薏苡仁30g，丹参30g。

肺阴亏虚型肺癌，症见咳嗽，咯白痰，痰中偶夹血丝，疲乏无力，胸痛，饮食、睡眠尚可，舌暗红，苔白腻，脉弦者，用一贯煎加龙葵30g，丹参30g，百部18g，浙贝母15g，黄芩10g，僵蚕10g，乌梢蛇10g，土鳖虫10g，蜈蚣2条。服药后如有咳痰减轻，血痰消失，舌红苔黄腻稍黄，脉沉弦者，加炒三仙各12g。

痰热瘀毒型肺癌，症见咳嗽、咳吐黄痰质黏稠，乏困无力，消瘦，发热，体温在38~39℃，舌暗红苔薄黄，脉沉细数者，一贯煎加龙葵30g，黄芪30g，女贞子30g，百部18g，浙贝母15g，僵蚕10g，乌梢蛇10g，土鳖虫10g，蜈蚣2条。有周身疲乏，纳食不香，咳嗽，咯吐黄痰，舌质暗，苔黄，脉弦细者，加青蒿30g，鳖甲^{（先煎）}15g，黄连10g，黄芩10g。如仍有发热，每间隔数小时发热1次，每次约持续2小时，纳食不香，食少，咳嗽，咯吐黄痰，大便干结，4~5日一行，舌质略暗，苔白，脉沉细，重按无力者，用上方加火麻仁30g，大黄^{（后下）}6g，柏子仁30g，枳实10g。发高热，间隔10小时左右发作1次，体温39℃持续约2小时，咳嗽、咳黄色黏痰，纳可，大便1周未行，脉沉细数，而无力者，上方加肉苁蓉30g，当归18g，赤芍15g，水牛角^{（先煎）}15g，牡丹皮12g，番泻叶6g。

阴虚肺热型肺癌，症见咳喘不息，咯吐黄黏痰，夹有血块，伴低热，体温37.6℃左右，消瘦，神疲乏力，病情危重，舌质红绛少津，无苔，脉细数者，用一贯煎加味：猪苓60g，黄芪60g，仙鹤草60g，沙参30g，麦冬15g，补骨脂30g，地龙10g，冬瓜仁30g，龙葵30g，枸杞子15g，生地黄15g，当归15g，川楝子10g，僵蚕 10g，浙贝母 10g，冬虫夏草^{（研末冲服）}10g。如服药后痰中带血，咳嗽减轻，余症如前者，用原方加鹿衔草 30g，另用獭肝 60g，地龙 60g，补骨脂 60g，蜈蚣 10 条，蛤蚧 1 对，僵蚕 30g，浙贝母 30g，冬虫夏草 30g，人参 30g。共为细末，每次 10g，冲服，每日 3 次。

阴虚内热型肺癌术后，症见咳嗽，咯痰或时有痰中带血，胸闷气短，右髋处疼痛，低热，37.5~38℃，发热持续不退，股骨颈处可见 2cm×2cm 转移瘤，脉细数，舌苔白，舌边尖绛红者，用加味一贯煎：沙参 30g，麦冬 15g，龙葵 30g，生地黄 30g，枸杞子 30g，丹参 30g，仙鹤草 30g，地龙 30g，黄芪 30g，当归 15g，川楝子 15g，浙贝母 10g，全蝎 10g，蜈蚣 2 条。

气阴两虚型肺癌放化疗后，症见心包转移，胸水显著，病情危重，咳嗽咯痰，痰中带血，胸背疼痛，心悸气短，骨蒸盗汗，低热不退，形体消瘦，纳呆，舌质暗红，无苔、少津，脉细数者，用原方麦冬增至 60g，加黄芪 60g，猪苓 60g，女贞子 30g，冬瓜仁 30g，龙葵 30g，补骨脂 30g，仙鹤草 30g，僵蚕 15g，浙贝母 15g。服药后咳嗽、痰中带血减轻，无苔转薄赤苔有津者，上方加鹿衔草 30g；痰中带血消失，低热消退，胸背疼痛，心悸气短，其他症状均减轻，脉沉细，舌苔转薄白者，继守用汤药，同时另加散剂冲服。散剂为獭肝 60g，人参 30g，冬虫夏草 30g，僵蚕 30g，浙贝母 30g，补骨脂 30g，鬼臼 15g，蛤蚧 6 对，蜈蚣 2 条。3 剂，共研细末，每次 10g，每日 2 次。

阴虚痰阻型肺癌，症见胸闷，气短，心慌，失眠，舌质暗红，苔白，脉弦滑者，用上方加黄芪 30g，女贞子 30g，炒酸枣仁 30g，龙葵 30g，浙贝母 15g，僵蚕 10g，乌梢蛇 10g，土鳖虫 10g，蜈蚣 2 条。如服药后胸闷，气短，心慌均明显减轻，失眠改善，纳可，二便调，舌质暗红，苔黄腻，脉沉细者，用上方加生薏苡仁 30g，砂仁^{（后下）}10g。如右胁部不舒，纳呆，失眠，舌质红，苔薄白，脉沉细者，上方加生牡蛎^{（先煎）}30g，土贝母 15g，穿山甲 10g。

2. 支气管癌

支气管黏膜鳞状细胞癌，症见胸痛，咳血，面色萎黄，神疲乏力，纳少者，用上方加黄芪 60g，女贞子 30g，龙葵子 30g，小蓟 30g，百部 18g，木瓜 15g，浙贝母 15g，僵蚕 10g，乌梢蛇 10g，土鳖虫 10g，蜈蚣 2 条。如咽痒，咳嗽，痰中带血，舌质红，苔薄白者，加炒麦芽 30g，小蓟 30g，白术 15g，枳壳 15g。

3. 乳腺癌

肝肾阴虚，痰瘀阻络型乳腺癌，症见肝区不舒，口干，喜饮，纳差，双目视物模糊，舌质暗红，少苔，脉细略数者，用原方加丹参 10g，决明子 30g，葛根 30g，川芎 15g，赤芍 15g，菖蒲 15g，郁金 12g，水蛭 10g。服药后肝区不舒较前减轻，仍有口干，喜饮，纳差，双目视物模糊，舌质红暗，少苔，脉细数者，加沙苑子

15g，黄芪 30g，菊花 10g，纳差加太子参 30g，沙参 10g，炒麦芽 30g。

乳腺癌术后胸腹不适，右上肢肿胀酸困疼痛，五心烦热，乏困无力，舌质暗红，苔白腻，脉沉细者，用一贯煎加黄芪 60g，女贞子 30g，生薏苡仁 30g，桑白皮 30g，浙贝母 15g，枳壳 15g，白术 15g，白芍 15g，桂枝 15g，僵蚕 10g，鹿角胶^(烊化) 10g。右上肢肿胀疼痛，动则痛甚，伴五心烦热，腰膝酸困者，加葶苈子^(布包)12g，郁金 12g。如仍有口干，心慌，用上方加青蒿 30g，鳖甲^(先煎)30g。如上肢肿胀疼痛缓减，失眠心悸者，加麦冬 30g，酸枣仁 30g，五味子 10g。

4. 甲状腺癌

气虚痰阻型甲状腺癌，症见疲乏无力，心慌气短，白细胞低，头昏，纳差，舌质淡，苔白，脉沉细者，用一贯煎加黄芪 60g，女贞子 30g，生薏苡仁 30g，天冬 30g，百合 30g，浙贝母 15g，枳壳 15g，白术 15g，僵蚕 10g。有头晕，乏力，精神差，夜间体温在 37.8℃波动，怕冷，怕风，大便不爽，下肢肌肉酸痛者，用上方加生石膏^(先煎)30g，知母 10g，延胡索 30g。如有头晕，精神差，夜间发热，体温偶达38℃左右，下肢肌肉轻度酸痛，舌质红苔白，脉沉细者，前方改加生薏苡仁 10g，枳壳 10g，另加龟甲^(先煎)10g。

阴虚痰结型甲状腺癌，症见乏力，纳差，口干，夜不能寐，舌质暗红，苔少，脉沉细，用一贯煎加黄芪 60g，瓜蒌仁 30g，龙葵 30g，生薏苡仁 30g，女贞子 30g，浙贝母 15g，胆南星 15g，半夏 15g，乌梢蛇 10g，僵蚕 10g，土鳖虫 10g，蜈蚣 2 条。如乏力，消瘦，纳差，失眠，口干，舌质暗红，少苔，脉细者，用本方加冬虫夏草^(研末冲服)3g。如口干减轻，乏力明显好转，进食有所改善，失眠，舌质红，苔少，脉沉细，上方加半枝莲 30g，土贝母 15g。

5. 鼻咽癌

鼻咽癌术后，症见低热，烦闷，失眠，大便略干，舌质暗，苔黄厚，脉弦滑者，用一贯煎加黄芪 60g，生薏苡仁 30g，败酱草 30g，冬瓜仁 30g，金银花 30g，延胡索 30g，葛根 30g，白芷 15g，没药 10g，黄芩 10g，黄连 10g，桃仁 6g，大黄3g。有咽干，鼻干，口干，喜饮，伴头痛，小便色黄，舌红，苔黄厚，脉细数者，用原方加黄芪 60g，生薏苡仁 30g，败酱草 30g，冬瓜仁 30g，金银花 30g，女贞子30g，白花蛇舌草 30g；或加葛根 30g，皂角刺 15g，浙贝母 15g，僵蚕 10g。

【注意事项】

1. 本方滋腻之药较多，对于停痰积饮，舌苔浊垢，无阴虚征象者忌用。

2. 凡属气、血、火、食、痰、湿诸郁者慎用。

【现代研究】陈永祥等研究表明一贯煎煎剂具有抗疲劳、抗缺氧、抗炎、镇静、镇痛、体外抑菌、增强巨噬细胞吞噬功能及缓解胃肠平滑肌痉挛等作用，对小鼠肠输送功能无明显影响，口服煎剂安全。一贯煎能抗实验性胃溃疡而对胃液分泌无明显影响，其组成中各味药的汤剂测试含有 18 种游离氨基酸，其中必需氨基酸 8 种，尚发现其含有人体必需的微量元素锌、铁、锰等，均为一贯煎在临床上用于滋阴疏肝以及用本方作基础加减治疗多种疾病提供了实验依据。陈氏有实验研究表明：一贯煎具有滋阴保肝、抑制肝纤维化、抗溃疡、抗缺氧、抗疲劳、镇痛、镇静、抗炎、抑菌、提高机体免疫功能，升高机体组织中 SOD 活性，减少 LPO 的含量，抗损伤，抗衰老等多种药效功能；一贯煎煎剂中含有较多的人体必需游离氨基酸和微量元素，多糖含量高，以及皂苷等多种化学成分，这可能是一贯煎众多功能的物质基础。因而推测临床用本方滋阴疏肝，治疗多种疾病是整体取性、相关奏效、中介调节的综合效应。[陈永祥，张洪礼，郭锡勇，等 . 一贯煎的实验研究 [J]. 中国中药杂志，1989，14（9）：42-44；陈永祥，张洪礼，靳凤云，等 . 一贯煎的药理及化学成分研究 [J]. 贵阳中医学院学报，1999，21（2）：56-58]

现代药理研究发现一贯煎有止痛、镇静、清热、止咳、祛痰等作用，因此可以用于治多种疾病。

①慢性肝炎肝肾阴虚型，常见胁部疼痛，头目眩晕，舌红乏津少苔，脉细数。如兼瘀血，方中当归改归尾，加三七粉（冲服）、乳香、没药；如齿衄加白茅根、侧柏叶；脘腹胀满加生麦芽、焦三仙、炒枳壳；失眠重者加酸枣仁、生牡蛎；口苦口干加酒炒黄连、石斛；转氨酶高或持续不降加北五味子、龙胆草；伴脾肿大加鳖甲、丹参。肝硬化及其他肝病后期属肝阴虚者也可使用。

②胃病胃溃疡属胃阴不足者，常胃脘灼痛，嘈杂如饥，虚烦失眠，舌光红少苔，脉弦细，应滋阴养胃，可用本方加减。胃酸过多加乌贼骨、煅瓦楞；兼有瘀血者当归改归尾，加桃仁、红花，脘腹胀满加生麦芽、炒枳壳、木香；口苦加酒炒黄连；气逆上攻加代赭石、法半夏、旋覆花。本方加乌梅、白花蛇舌草也治慢性萎缩性胃炎等。

③神经症患者，有肝肾阴虚的见症，可用本方滋阴疏肝。如失眠加丹参、酸枣仁、柏子仁；失眠伴有心悸加黄连、肉桂；遗精滑泄加生龙骨、生牡蛎；心烦易怒加合欢花、石菖蒲；如伴梅核气加川厚朴、法半夏。

④月经病阴血亏虚，内有郁热，常见月经或前或后，或闭经，兼见手足烦热，口苦口干，心烦易怒，胁腹胀痛，舌红少苔，脉弦细，可用本方治疗。舌有瘀斑，脉兼涩象者加桃仁、红花、丹参，重者加水蛭；手足烦热、盗汗加地骨皮、牡丹皮；脘腹胀满加麦芽、制香附；失眠重加酸枣仁、丹参。

⑤高血压肝肾阴虚型，临床见头晕目眩，口干口苦，急躁易怒，耳鸣失眠，舌红少苔，脉弦细数等，可用本方治疗。眩晕重加钩藤、石决明；肾虚腰痛，脉弱，加桑寄生、杜仲；两眼干涩红赤加草决明、夏枯草、菊花；口干苦加黄芩、酒炒黄连、石斛；失眠重加合欢花、酸枣仁。

⑥肺结核，症见咳嗽无痰，或痰少，或痰中带血，胸胁胀痛，潮热盗汗，咽干口燥，失眠多梦，舌红苔少者，脉弦细而数，此属肺燥兼肝肾阴虚，可用本方加减。痰少黄燥者减枸杞子，加川贝母、胆南星、竹沥；纳少腹胀者加麦芽、鸡内金、焦谷芽；痰中带血或咯血者，加白及、阿胶、三七粉；烦热口渴加生石膏^{（热减即去）}、天花粉；盗汗重者加麻黄根、浮小麦；肺有空洞者加白及、冬虫夏草、百合。

⑦中心性视网膜炎，若为肝血不足、肝气不疏者，可用本方加密蒙花、白芍、草决明、郁金等，一般服10~15剂后病情有改善，应连服1~2个月。

⑧妇科肿瘤放疗后，宫颈癌、阴道癌、子宫内膜癌及卵巢恶性肿瘤患者经放射治疗后出现阴道干涩、疼痛，可用本方加山茱萸、白花蛇舌草、半枝莲、丹参等进行治疗。对其他肿瘤患者放射治疗后出现的口干舌燥、心烦失眠、食欲不振等阴虚表现，亦有疗效。

经过所掌握的现代文献初步分析，关于一贯煎及其变方在肿瘤领域的实验研究至今尚无人涉足，即使公开发表论文交流其在肿瘤领域的临床应用经验也主要是谢老及其弟子所撰。因此，我们认为，一贯煎及其变方在肿瘤领域的临床实践确是谢老的一个创举，充分体现了谢老对中医理论的深刻领悟和大胆实践。

血府逐瘀汤

王清任（1768—1831），字勋臣，河北省玉田县人，是我国近代最具创新精神的著名中医学家之一。所著《医林改错》一书，不仅记载了他对解剖学的贡献，而且奠定了中医活血化瘀法的基础，他创造了以血府逐瘀汤为代表的诸多活血化瘀方剂。

血府逐瘀汤出自《医林改错》卷上。王清任说："立血府逐瘀汤，治胸中血府血瘀之证。"王清任认为膈膜的低处，如池，满腔存血，名曰"血府"。于是根据"血府"可以产生"血瘀"的理论，创立此方。解剖本方实由四逆散合桃红四物汤加桔梗、牛膝而成，不仅可以行血分之瘀滞，又可解气分之郁结，活血而不耗血，去瘀而生新，使"血府"之瘀去而气机通畅，从而诸症悉除，故名"血府逐瘀汤"。

谢远明老中医生前非常推崇清代名医王清任，常赞叹其才秀超群及大胆创新精神，谢老善于运用活血化瘀法，尤其对血府逐瘀汤颇有研究，其治法、药味皆效法清任，唯用量均取10g，从而形成独特的谢氏血府逐瘀汤，广泛应用于多种疑难病，常取效如桴鼓相应。

【组成】生地黄 10g，当归 10g，赤芍 10g，川芎 10g，桃仁 10g，红花 10g，柴胡 10g，枳壳 10g，桔梗 10g，牛膝 10g，甘草 10g。

【功效】活血祛瘀，行气止痛。

【主治】胸痛（冠心病、心绞痛、陈旧性心肌梗死、非化脓性肋软骨炎）；头痛（闭塞性脑血管病、脑震荡后遗症、视网膜静脉血栓形成）；胁痛（慢性病毒性肝炎、肋间神经痛）。多种疑难病、恶性肿瘤所致之胸不任物，或胸任重物，或呃逆日久，或饮水即呛，干呕，或入暮即热，或瞀闷内热，或心悸怔忡，失眠多梦，急躁易怒。

【应用指征】

1. 病程较长，顽固不愈。

2. 手足心热，状若阴虚，而投以滋阴药不效者。

3. 头、胸、肋痛如针刺而痛有定处。

4. 口渴不欲饮。

5. 唇暗或双目暗黑。

6. 舌多暗红或深红，舌边尖尤明显，脉多弦涩，沉涩或沉细而涩等。

符合上述症状及体征者，用之必有效。

【加减化裁】

1. 肝木横克脾土，所致之顽固性呃逆日久不愈，用血府逐瘀汤加香附 12g，郁金 12g，丹参 30g，以加强疏肝理气活血之力。

2. 气血亏虚，无力推动血行，经络不通，而出现颈背部及单侧上臂疼痛，舌质暗红有瘀点者，本方加全蝎 10g，蜈蚣 2 条，丹参 30g，以通络止痛。

3. 兼有胁痛、嘈杂、反酸者，加吴茱萸 3g，黄连 10g，以清肝经火郁。

4. 兼有舌光红少苔，属脾胃阴亏者，本方加北石斛 30g，沙参 30g，麦冬 30g，以滋脾养阴和胃。

5. 兼有纳呆、嗳腐有食滞者，本方加炒麦芽 30g，焦山楂 30g，以消食导滞。

6. 兼有心悸，胸闷，苔腻者，本方加薤白 30g，全瓜蒌 30g，以宽胸通阳，化痰理气。

7. 对于气逆呕吐较甚者，本方加半夏 10g，竹茹 10g，生姜 10g，代赭石^{（先煎）}30g，旋覆花^{（布包后下）}10g，以重镇降逆，和胃止呕。

8. 久病非虚即瘀，对于以气虚、阴虚为主的内伤发热，本方加丹参 30g，黄芪 30g，葛根 30g，青蒿 30g，银柴胡 15g，连翘 15g，牡丹皮 15g，地骨皮 30g，以加强化痰通络、清退虚热之力。兼营卫不和者，加桂枝 10g，白芍 10g，以调和营卫而退热。

9. 汗为心液，故胸部汗出当从心论治。对于气机不畅，气滞血停，瘀血内阻者，本方加丹参30g，黄芪30~60g，浮小麦30g，白芍15g，桂枝15g，麻黄根15g，以益气敛汗，调卫和营。

10. 对于头发稀少，每日脱发一把（大约百余根），伴心烦躁动，急躁易怒，失眠多梦，女性月经周期紊乱，舌边尖暗红、苔白，脉弦者，多为肝气郁结，瘀血内停，用本方加丹参30g，酸枣仁30~60g，柏子仁30g，夜交藤30g，香附12g，琥珀^{（冲服）}8~10g，以行气化瘀，养心安神。心烦易怒明显减轻，失眠多梦较前改善，头发脱落量明显减少，上方加旱莲草30g，黑芝麻30g，女贞子30g，以滋补肝肾。

【处方分析】血是人体的重要物质，周流不息循行于脉中，灌溉五脏六腑，营养四肢百骸，故《灵枢·营血生会》曰："以奉生身，莫贵于此。"《难经·二十二难》曰："血主濡之。"胸中为气之所宗，血之所聚，肝经循行之分野。血瘀胸中，气机阻滞，清阳阻遏不通，则胸痛，头痛日久不愈，痛如针刺，且有定处；胸中血瘀，气滞犯胃，胃气上逆，故呃逆，干呕，甚则水入即呛；瘀久化热，则内热瞀闷，入暮渐热；瘀热扰心，则心悸怔忡，失眠多梦；郁滞日久，肝失条达，故急躁易怒；至于唇、目、舌、脉所见，皆为瘀血征象者。治宜活血化瘀，兼以行气止痛。方中桃仁破血行滞而润燥，红花活血化瘀以止痛，共为君药；赤芍、川芎、生地黄行气活血，助君药活血化瘀；牛膝活血通经，祛瘀止痛，引血下行；柴胡疏肝解郁，升达清阳，与桔梗、枳壳同用，尤善行气理滞，使气行则血行，均为佐药；桔梗开宣肺气，并能载药上行，甘草缓急止痛，调和诸药，合而为使药。全方立法严谨，配伍恰当，医理精深。配伍特点有三：一为活血与行气相伍，既行血分之气滞，又解气分之郁结；二是祛瘀与养血同施，则活血化瘀而无耗血之虑，行气又无伤阴之弊；三为升降兼顾，既能升达清阳，又可降浊下行，使气血调和。合而用之，共奏活血化瘀、行气止痛之功，为治胸中血瘀证之良方。

【临床应用】

1. 瘀血头痛。头痛日久，呈阵发性，时休时止，或呈持续性疼痛，其疼痛部位固定，或颠顶，或前额，或偏头痛，其痛剧烈，如针刺、刀割，发作时有恶心、呕吐，或有外伤史，经多方治疗无效者，用血府逐瘀汤化裁：川芎15g，生地黄10g，当归10g，赤芍10g，桃仁10g，红花10g，桔梗10g，牛膝10g，枳壳10g，柴胡10g，丹参30g，延胡索30g。兼气虚加黄芪30g，党参或太子参15~30g。并按头痛的部位适当加入引药，以前额为主者，加白芷30g；以颠顶为主者加藁本30g；后侧痛为主加羌活10g；头痛连及后项者加葛根30g；伴眼眶痛加菊花10~15g，生石决明^{（先煎）}30g。

2. 乳房纤维瘤。肝气郁结，气滞血瘀兼痰湿阻滞经络型乳房纤维瘤，用原方加白芥子15g，全瓜蒌30g，或浙贝母15~30g，丹参30g。

3. 夜间胸中发热，烦闷不适，用原方银柴胡 15g，加牡丹皮 12g，旱莲草 30g，女贞子 30g。

4. 泰齐病（非化脓性肋软骨炎）。症见肋骨肿胀隆起，疼痛，压痛呈阳性，用原方加三七 10g，九香虫 10g，蜈蚣 2 条。

5. 胃及十二指肠溃疡。症见胃脘疼痛，痛引两胁，伴嗳气烦闷，脉弦或细涩，用血府逐瘀汤加乌贼骨 30g，浙贝母 30g，黄连 6~10g，荜澄茄 10~15g，延胡索 30g，或娑罗子 15~30g。

6. 脑震荡后遗症。有头部外伤史，症见头晕，头痛，失眠，记忆力减退，逐渐加重，伴心烦急躁，盗汗，纳差，舌质暗，边有紫斑，脉沉细，用原方加丹参 30g，蜈蚣 2 条，全蝎 10g，细辛 3g。每日 1 剂，连服 3 周至 1 个月。主症明显减轻或消失，用本方加丹参 30g，玄参 30g，以善其后。

7. 呕吐。气滞血瘀型神经性呕吐，症见呕吐不止，消瘦明显，伴脘腹胀满，连及一侧或两侧胁肋，失眠。舌质紫暗，舌边有瘀点，苔薄黄少津，脉细涩，用原方加琥珀^{（冲服）}6~9g。每日 1 剂，水煎服。呕吐消失，胃脘仍胀满者，改用枳朴六君子汤加炒麦芽 30g，黄连 3g。

8. 结节性多动脉炎。该病为病因不明的一种以中小动脉的节段性炎症及坏死为特征的非肉芽肿性血管炎，西医学列入结缔组织疾病，西医常选用激素及免疫抑制剂治疗，其药物治疗副作用大，可复发。症见四肢散在性硬结，色红疼痛，触之痛增，甚者行走困难，多伴午后发热（体温 38℃以上），多汗，消瘦。诊寸口脉，单侧无脉，对侧沉细，似有似无，舌质稍红，苔白，为热毒瘀血闭阻心脉血络，应诊断胸痹、脉痹之证。治乃舍脉从证，予以清热解毒，活血通脉。方选血府逐瘀汤化裁：当归 15g，生地黄 20g，桃仁 15g，红花 10g，赤芍 15g，姜黄 15g，银柴胡 25g，蒲公英 50g，金银花 50g，连翘 25g，川黄连 10g，乳香 15g，没药 15g，牛膝 15g，甘草 5g。每日 1 剂，水煎服。或随证加入地丁草 25g，玄参 40g，或地龙 10g，鸡血藤 50g，或桂枝 10g，黄芪 50g。坚持半年以上，可获疗效。

9. 顽固性哮喘。谢老用血府逐瘀汤加减治疗顽固性哮喘患者 25 例，有效率达 90%，随访 4 年未见复发。以血府逐瘀汤化裁为主方：生地黄 10g，桃仁 6g，红花 5g，当归 12g，川芎 10g，柴胡 10g，白芍 10g，枳壳 6g，桔梗 10g，甘草 5g，牛膝 10g，地龙 10g。咳痰黄稠，结胸不爽，寒热夹杂，闭阻肺络者，合小陷胸汤（瓜蒌 15g，法半夏 6g，黄连 5g，炙麻黄 6g）；咳痰清稀，寒邪入肺者，合三子养亲汤（紫苏子 10g，白芥子 10g，莱菔子 10g，炙麻黄 6g）；脾虚者，加党参 15g，白术 10g；肺肾不足者，加红参 10g，蛤蚧^{（研末另吞）}1 对。每日 1 剂，水煎服。单纯型者，则服原方，不做加减。

10. 乳腺癌。气滞血瘀兼心脾两虚型乳腺癌，症见乳房肿块，凹凸不平，触之疼痛，伴头晕头痛，心烦，手足心热，大便溏薄，每日一行，甚至每日 2~3 行，用原方加黄芪 60g，丹参 30g，女贞子 30g，小麦 30g，山药 30g，白扁豆 30g，大枣 3 枚，甘草 10g。若兼肝郁气滞者，合疏肝解郁汤（牡丹皮 12g，焦山栀 12g，白术 10g，茯苓 30g，薄荷 6g，生姜 6g，香附 12g，郁金 12g，鹿角霜 10g，露蜂房 10g，穿山甲^{（先煎）}10g）。每日 1 剂，水煎服。

11. 气滞血瘀证广泛存在于内、外、妇、儿、五官、骨伤、皮肤等多科疾病中，根据治病求本，有是证用是药的原则，血府逐瘀汤广泛运用于 50 多种疑难病症，例如休克、弥散性血管内凝血、顽固性失眠、顽固性盗汗、顽固性呃逆、长期低热、更年期综合征、精神分裂症、三叉神经痛、梅尼埃病、胸痹、心绞痛、心肌梗死、慢性粒细胞性白血病、嗜酸性粒细胞瘤、吐血、眼底出血、视网膜静脉淤血、胸膜及胸部外伤、乳腺增生、盆腔炎、痛经、宫外孕、神经性障碍、闭塞性脑血管病、荨麻疹、牛皮癣、瘢痕疙瘩、顽固性硬红斑、结节性红斑、手术后粘连、慢性炎症包块等疾病。这些疾病虽然表现的症状部位及形式差异较大，但仔细辨证多为气滞血瘀证型。同时强调只要有其血瘀证的病理，即微循环障碍，血液流变学及血液黏度的异常等共性，就成为运用血府逐瘀汤治疗众多疾病的病理学基础。

【注意事项】

1. 本方活血力较强，孕妇忌服。

2. 非确实瘀血证者不宜使用。

【现代研究】数十年来，国内学者对血府逐瘀汤进行了大量的基础实验研究，从多方面阐述了其方的药理药效作用。

现代药理研究表明，血府逐瘀汤具有多种药理作用机制。第一，对心血管系统能够降血压，抗心律失常，改善微循环，抗动脉粥样硬化，增加冠状动脉和脑血流量，解除血管痉挛。第二，对血液系统可以改善血液流变性，抑制血小板凝聚，增强纤维蛋白的溶解。第三，对免疫系统具有增强机体免疫功能的作用，具有抗炎、减少炎症渗出物吸收等作用。此外，它还有抗肝纤维化、镇静、镇痛等方面的药理作用。第四，抗肿瘤作用。血府逐瘀汤中的绝大部分组成药物对实验动物肿瘤有一定的抑制作用，临床上用本方治疗胃癌、食管癌能够缓解疼痛，延长寿命。此外，现代细胞病理证明，癌症病人血流呈高凝状态，癌瘤周围及癌灶内有大量纤维蛋白原沉积，并形成纤维蛋白网格，致使抗癌药物和免疫活性细胞不易深入瘤内，影响治疗效果，而血府逐瘀汤能够改善这种病理状态，直接或间接有利于肿瘤的治疗。第五，弥散性血管内凝血（DIC）作为多种疾病的发病因素或发展过程中的表现之一，已普遍受到重视，其特点是微循环内广泛的血小板聚集和纤维素蛋白沉积，微循环内形成大量的微血栓，发生微循环障碍，继发一系列的病理过程。可见，这些正是活血化瘀法的优势所在。据报道，DIC 几乎涉及人体各个系统不同疾病，例如传染性疾病中的脑瘤、斑疹伤寒、黑热病及暴发型传染性肝炎；心血管系统疾病中的各种原因引起的休克；消化系统的急性出血性胰腺炎、播散性红斑狼疮等胶原病，任何原因的血管内溶血及急性白血病等血液病；广泛转移的恶性肿瘤、挤压综合征等外科疾病；子痫等产科疾病及烧伤等理化因素致病和药物过敏等。只要从西医病理学观点有 DIC 的表现，都可用活血化瘀法治疗之。实际上，活血化瘀方药临床应用治疗此类疾病已取得很好的效果。例如，天津市第一中心医院，用活血化瘀汤加减抢救 22 例 DIC 病人，不仅有血瘀见症者疗效较好，无血瘀见症者也表现出显著疗效。(《新中医》1979.3)

　　血瘀是肿瘤的主要成因之一，肿瘤血瘀证广泛见于临床，活血化瘀是肿瘤的有效治则，具有疏通血脉、消散瘀血的功能。王清任的血府逐瘀汤，不仅可以治疗胸胁血瘀证，亦可以治疗周身各部的血瘀证，并均获显著疗效。侵袭和转移行为是恶性肿瘤的最本质特征，肿瘤转移的巨大危害性是使局部病变扩散成全身多灶性、弥漫性分布的疾病，而且转移通常较早发生。研究资料表明，血府逐瘀汤能促进巨噬细胞吞噬功能，并能活化 TB 淋巴细胞，参与一定的免疫应答调节，抑制血小板聚集，改善血液流变性等。本研究结果表明，加味血府逐瘀汤有显著的抗癌细胞淋巴管转移的作用。爪垫皮下移植淋巴管转移模型，淋巴引流至少有三级淋巴结屏障，依次是窝淋巴结、髂动脉旁淋巴结和肾门淋巴结，然后再达全身。本方能使荷瘤鼠窝淋巴结和肾门淋巴结重量显著减小，说明淋巴结内癌细胞的侵犯程度较对照组减轻，肺部没有出现肿瘤结节。唾液酸为细胞膜的重要组成部分，某些癌细胞的表面唾液酸比正常细胞多。唾液酸与肿瘤的侵袭、转移等恶性行为有关。血清唾液酸的动态变化与肿瘤的消长呈正相关。经本方治疗，使荷瘤鼠胸腺指数明显提高，但对荷瘤鼠唾液酸的增高却无明显影响，这说明加味血府逐瘀汤抗癌细胞淋巴管转移的作用是通过增强机体免疫功能而实现的。至于其他的抗转移机制，需要深入研究。[叶向荣，张丹，赵飞.加味血府逐瘀汤抗癌细胞转移的实验研究 [J].山东中医药大学学报，2000，24（6）：464-465]

　　慢性粒细胞性白血病（CML）是一种骨髓干细胞克隆性增殖性疾病。血管内皮生长因子（VEGF）作为血管新生正调控因子，是重要的促血管生长因子之一，参与血管发生和生成的各种生理及病理过程，如胚胎形成、伤口愈合、肿瘤生长，VEGF 在肿瘤的发生、侵袭和转移过程中形成新生血管，以供给肿瘤生长所需要的营养。已有大量研究报道其参与 CML 的发生发展。慢性粒细胞白血病证属中医学的"血证""癥积""虚劳"等范畴，瘀血是最重要的致病因素，气滞血瘀是发病的关键。近年来，国内对活血化瘀法治疗慢粒的一些作用已达成共识，活血化瘀方药在 CML 病人可以通过改善血液流变性和凝固性，降低血液黏度，消除微循环障碍而发挥作用。但关于活血化瘀方药与 CML 血管生成的关系的研究未见报道。血府逐瘀汤以莪术破气消瘀为主药，配合桃红四物汤（桃仁、红花、当归、川芎、生地黄、赤芍）合四逆散（柴胡、枳壳、甘草、赤芍）加桔梗、牛膝而成。方中桃红四物汤活血化瘀而养血，防化瘀之伤正；四逆散疏理肝气，使气行则血行；加桔梗引药上行达于胸中（血府）；牛膝引瘀血下行而通利血脉。诸药相合，构成理气活血养血之剂，具有活血化瘀而不伤正、疏肝理气而不耗气的特点，达到行气、活血、祛瘀的功效。我们用该方不同浓度的含药血清处理人慢性粒细胞白血病急性变 K562 细胞株后，检测细胞上清液 VEGF 的表达量，同时排除了单纯动物血清对 K562 细胞 VEGF 表达的影响，结果提示血府逐瘀汤含药血清在体外能显著抑制 K562 白血病细胞表达 VEGF，提示该方参与抑制 CML 异常血管形成。因此，我们认为血府逐瘀汤在慢性粒细胞白血病抗血管生成治疗方面将有广阔的应用前景。[张还珠，邝枣园，谭获，等.血府逐瘀汤影响慢性粒细胞白血病 VEGF 表达的体外研究［J］.实用中西医结合临床，2007，7（4）：1-2]

高冬等指出大量实验未能发现 EPC（血管内皮前体细胞）鉴定的特异标志，只能根据所培养的细胞能分化为血管内皮细胞，并具有血管内皮细胞的功能进行辅助鉴定。NO 是一种血管舒张因子，是内皮细胞中的 L2 精氨酸在 eNOS 的作用下生成的，具有调节血管张力、血小板聚集、炎性细胞黏附及血管渗透性的作用。内皮细胞除了具有分泌 NO 等活性物质的功能外，还包含摄取乙酰化低密度脂蛋白，进而保护内皮的典型能力。本实验结果表明，所培养的细胞经诱导分化后已经具备内皮细胞的上述功能，且 15% 血府逐瘀汤含药血清能显著提高细胞分泌 NO 和吞噬乙酰化低密度脂蛋白的功能，结合药物作用下细胞结构的变化，说明药物有促进 EPC 分化成血管内皮细胞的作用。血管内皮功能障碍与心血管疾病紧密关联，已成为心血管疾病治疗的新靶点。血管内皮细胞分布在全身血管内膜内，是形成心血管封闭管道系统的形态基础，不仅构成循环血与血管平滑肌细胞间的机械屏障，而且是人体最大、最重要的一种内分泌器官。由于其所具有的机械屏障作用，使它很容易受到体内外各种物理、化学因素的损伤。受损后的内皮功能尤其是内分泌功能必然失调，使其分泌的多种活性物质或相关物质之间的平衡被打破，从而导致心血管系统的功能障碍。越来越多的实验表明，内皮祖细胞可归巢至缺血组织或受损血管内膜，在促血管新生和再内皮化修复内皮功能上发挥重要作用。由于血府逐瘀汤具有动员骨髓内皮祖细胞的作用，结合本实验结果我们推测药物可能在影响内皮祖细胞参与内皮修复上发挥作用。血府逐瘀汤是由桃红四物汤合四逆散而成。因瘀阻于胸，妨碍肝之疏泄，疏畅肝气有利于祛瘀，故配四逆散。方中牛膝能祛瘀血、通经脉，并有引瘀血下行的作用；桔梗与枳壳相配，一升一降，行气宽胸，有使气行血畅之功，临床上常用于缺血性心脑血管疾病的治疗。本实验药物促进内皮祖细胞分化的结果，不仅是对课题组前期工作关于血府逐瘀汤具有显著促血管新生作用的重要补充，进一步说明了药物作用环节和作用方式的多样性，而且也为药物的临床应用提供了多方面的理论依据。[高冬，吴立娅，焦雨欢，等．血府逐瘀汤影响内皮祖细胞分化的实验研究 [J]．中国中医基础医学杂志，2009，15（12）：917-919]

韩彦龙等认为血府逐瘀汤是一个活血化瘀方剂，关于血府逐瘀汤的应用研究在我国已有悠久的历史，但其抗瘤作用的机理尚未阐明。本实验结果显示血府逐瘀汤提高了荷瘤小鼠的 IL-2 水平，使用药组与模型组 IL-2 水平有显著差异（P<0.01）。IL-2 水平提高后，也激活了 T 细胞和 B 细胞的增殖与分化，合成相应抗体，激活了巨噬细胞、NK 细胞、CTL 细胞增殖，以达到抑瘤的目的。另外，用药组与正常组 IL－2 水平接近（P>0.05），说明经过桂枝茯苓丸治疗后荷瘤小鼠的 IL-2 水平已有明显提高。模型组与正常组比较，IL-2 水平明显降低（P<0.01），说明荷瘤小鼠模型机体免疫机能低下，Th1 分泌 IL-2 的量极其有限。血府逐瘀汤提高了荷瘤宿主的 TNF-α 水平，使用药组 TNF-α 水平明显高于模型组（P<0.01）。模型组与正常组比较，TNF-α 水平明显下降（P<0.05），说明荷瘤小鼠免疫机能低下，TNF-α水平较低。用药组与正常组比较，TNF－α 水平接近（P>0.05）说明桂枝茯苓丸使荷瘤机体 TNF－α 水平趋于正常。以上实验结果表明血府逐瘀汤明显提高荷瘤机体 IL-2 水平，IL-2 含量增加可以进一步活化 NK 细胞、CTL 细胞和 LAK 细胞等杀伤细胞功能，从而有效杀伤肿瘤细胞。血府逐瘀汤能明显提高荷瘤机体 TNF-α 水平。可直接杀伤或抑制某些肿瘤细胞，可促进 CTL 细胞表达 MHC-1 类抗原并增强其杀伤活性，对于抗肿瘤具有重要作用。[韩彦龙，宋洁，徐晓焱．血府逐瘀汤抗肿瘤作用的实验研究 [J]．牡丹江医学院学报，2007，28（5）：14-15]

化瘀利湿汤

化瘀利湿汤是谢远明老中医受《伤寒论》桃核承气汤、《金匮要略》抵当汤、桂枝茯苓丸的启示，同时借鉴《医林改错》经验，经长期临床实践，不断探索总结出的自拟方。

是方以化瘀利湿立法，方以法命名。广泛应用于以下肢水肿为主要症状的泌尿系感染、结石以及恶性肿瘤等疑难杂症，证属水蓄下焦、湿瘀互结者。临床实践证明该方应用广泛，疗效确切，不失为晚期恶性肿瘤首选代表方之一。

【组成】丹参 30g，黄芪 30g，茯苓 30g，金银花 30g，桃仁 10g，红花 10g，当归 10g，黄柏 10g。

【功效】化瘀利湿，利尿消肿。

【主治】水肿（急慢性肾炎、肾盂肾炎、肾病综合征、尿路感染及肾与膀胱结石）、前列腺炎及增生、肾癌、膀胱癌、前列腺癌等，证属气虚血瘀，水湿互结下焦者。

【应用指征】下肢水肿日久，甚则按之没指，小便不利、涩痛或血尿，舌质紫暗或瘀斑，舌下静脉曲张，苔微黄或黄厚腻，脉细涩。

【加减化裁】

1. 水肿较显著者，加大腹皮 10g，生姜皮 10g，瓜蒌皮 15~30g，车前子 30g，以加强利尿消肿之功；兼寒湿合用五苓散（桂枝 15g，猪苓 15~30g，白术 10~15g，泽泻 10g），以化气行水；兼湿热合用三仁汤（杏仁 10g，白蔻仁 10~15g，生薏苡仁 30g，滑石^{（布包）}30g，竹叶 10g，半夏 10g，厚朴 10g，通草 6g），以宣畅气机、清利湿热，或加白茅根 30g，芦根 15~30g，藿香 10~15g，以清热利湿，利尿消肿；兼阳虚加淫羊藿 30g，补骨脂 30g，或狗脊 15g，川续断 15g，或附子^{（开水先煎）}10~15g，肉桂 10g，以温补肾阳，化气利水。

2. 兼血尿者，加川牛膝 30g，旱莲草 30g，女贞子 30g，小蓟 15~30g，三七 10g，滋阴清热以止血。对于反复外感咽痛而出现血尿者，宜清上焦为先，合用银翘散（金银花 30g，连翘 15g，薄荷^{（后下）}6g，荆芥 10g，牛蒡子 10g，桔梗 10g，芦根 30g，竹叶 10g），以外散风热，内清热毒；或清上治下并用，合小蓟饮子（连翘 30g，黄芩 10g，夏枯草 15~30g，小蓟 30g，滑石 30g，竹叶 15g，蒲黄 10g，藕节 30g），以凉血止血，利水通淋；或用石韦散（石韦 30g，车前子^{（布包）}30g，冬葵子 30g，桑白皮 15g，瞿麦 15g），以清热利湿，利尿通淋。

3. 小便涩痛，淋沥不畅者，加益母草 30g，川牛膝 15~30g，车前子^{（布包）}30g，白茅根 30g，海金沙^{（布包）}30g，补益肝肾，清热利湿，利尿通淋。

4. 肾功能不全，肌酐、尿素氮增高等，加附子^{（开水先煎）}6~10g，大黄 10g，寒热并举，峻补真阳，并泄热解毒；湿热甚，皮肤、巩膜黄染者，加茵陈蒿 30g，栀子 10g，大黄^{（后下）}10g，以清热利湿以退黄。

【处方分析】谢老通过几十年的临床实践，认为肾积的中医治疗关键是辨清本虚标实的主次，根据久病必虚、久病必瘀的理论，认为其病复杂，虚实交错，脏腑、气血、三焦气化失调，水湿瘀血互结下焦应是本病发生的病理基础。治疗上不能只着眼于水与气的病理变化，应将水、气、血三方面结合起来，急性发作或慢性肾积感染外邪时，常有风热毒邪或湿热之象，治疗上当标本兼顾。上、中、下三焦同治。方中丹参苦微寒，活血祛瘀，凉血养血为君，臣以桃仁、红花助丹参活血祛瘀之力，当归养血活血，三药合用，活血养血，祛瘀生新。黄芪补气固表，摄精升阳，托毒利尿，又无留滞之弊，君臣合用以化瘀利湿，利尿消肿。金银花清热解毒，且有清宣疏散之功，宣散肺之郁热，以清水湿上源；黄柏走下，清热燥湿，清下焦以治热淋；茯苓味甘淡平，功以利水渗湿，亦能健脾。上、中、下三焦同治，共奏化瘀利湿、利尿消肿之功。思路清晰，药简而效专。

谢老自拟化瘀利湿汤突出了益气活血、清热通络、利尿消肿的治疗法则，并强调治疗中要善于守方，因为肾积的发病是一个慢性过程，恶变组织控制和功能恢复需要一个漫长过程，在辨证施治过程中不必受其他因素影响，切忌随病人的症状略有改变，频繁更方。

【临床应用】

前列腺癌

前列腺癌骨转移，腰及四肢困痛，夜尿多，4~5 次，纳可，二便调。舌尖红苔白腻，脉弦细。用化瘀利湿汤加味：丹参 30g，黄芪 30g，茯苓 30g，金银花 30g，桃仁 10g，红花 10g，当归 10g，黄柏 10g，乌梢蛇 10g，蜈蚣 2 条，土鳖虫 10g，川续断 15g，狗脊 15g，螃蟹 30g，生薏苡仁 30g；如服药后病情平稳，夜间小便仍多，偶有干咳，睡眠不佳，多梦，舌质红苔白，脉沉细者，前方加白术 25g，枳壳 15g，炒三仙各 10g。如服药后病情好转，夜尿 2~3 次，睡眠改善，舌质暗红苔白，脉沉细者，前方加全蝎 10g，大腹皮 12g，牛膝 30g，僵蚕 12g，浙贝母 15g。如有夜间尿频，达 3 次以上，舌暗红苔白，脉弦细者，前方去大腹皮、牛膝，加补骨脂 30g，全蝎 10g。

前列腺癌骨转移，感腰困四肢不适，纳可，小便不利，舌边尖暗红，苔白腻，脉弦细，用原方加三棱 10g，莪术 10g，水蛭 12g，当归 12g，蜈蚣 3g，泽兰 30g，泽泻 8g，川牛膝 15g，车前子 15g，白花蛇舌草 15g，土茯苓 30g，乌梢蛇 10g，蜈蚣 2 条，土鳖虫 10g，川续断 15g，狗脊 15g，螃蟹 30g，生薏苡仁 30g。

前列腺癌术后复发，膀胱破裂后又行膀胱修补术、尿道造瘘，且经放疗后，自觉小便不利，伴困乏无力，食少纳呆，舌质暗红，苔黄腻，脉弦细而数。方用化瘀利湿汤加味：猪苓 60g，茯苓 60g，丹参 30g，当归 10g，黄柏 10g，黄芪 60g，金银花 30g，桃仁 10g，红花 10g，乌梢蛇 10g，蜈蚣 2 条，土鳖虫 10g，生薏苡仁 30g，牛膝 30g，大腹皮 10g。

【注意事项】

1. 本方平和，不良反应甚小，服用安全。

2. 注意饮食清淡，避免萝卜类解药性食物。

【现代研究】根据笔者目前所掌握的文献可知，虽然也有学者报道关于化瘀利湿汤的研究，其方药组成与谢老化瘀利湿汤不尽相同，但亦有参考价值。

汤鲁霞等提出化瘀利湿汤用水蛭破血逐瘀通经。张仲景创抵当汤治膀胱蓄血，用水蛭以"逐恶血瘀血"。张锡纯在《医学衷中参西录》中认为水蛭"破瘀血而不伤新血，专入血分而不损气分"。用蜈蚣系因其"走窜之力最速，内而脏腑，外而经络，凡气血凝聚之处皆能开之"（《医学衷中参西录》）。用三棱、莪术破血行气，祛瘀止痛。土茯苓、白花蛇舌草、车前子、泽泻清热利湿消肿。加入黄芪、当归用意在于气行则血行，气领在先，活血之药才能充分发挥作用，此其一也。方中诸多活血破瘀、利湿清热药物都可使人致虚，而归、芪二药为当归补血汤，气血双补，气充血足则血流通畅，此其二也。诸药合用，共奏活血化瘀、利湿消肿之功。组方辨证与辨病相结合，用药直入病所是取得疗效的关键。[汤鲁霞，陈向阳. 化瘀利湿汤治疗下肢深静脉血栓形成 60 例［J］. 山东中医杂志，1994，13（4）：164]

杜俊宝认为血栓性静脉炎属于中医学"青蛇毒"范畴，其主要病机为瘀阻血脉、湿毒互结，故其基本治疗原则为活血通脉，化湿解毒。现代药理研究表明：活血化瘀能改善血液中的"浓黏凝聚"状态，并能使纤维蛋白原及纤维蛋白降解产物下降，有抗凝解凝，以防止血栓形成的作用。化湿解毒有抗菌消炎、消肿的作用。方中穿山甲、水蛭、丹参、桃仁、当归、泽兰活血化瘀；金银花、连翘、薏苡仁、通草化湿解毒。治疗切中该病病机，故收到良好效果。与对照组相比，不论深静脉炎及浅静脉炎在治愈率、显效率、总有效率方面均优于对照组。[杜俊宝. 化瘀利湿汤治疗血栓性静脉炎 60 例［J］. 河北中医药学报，2001，16（1）：24]

张家口市医学情报站王杰等在《化瘀利湿汤对实验鼠血栓性深静脉炎作用机理研究》一文中指出，血栓性静脉炎为外科常见的四肢静脉炎性病变，属中医学"脉痹""瘀血流注"等范畴，由于血脉的闭塞不通而产生肿胀疼痛。瘀、湿、热三者相互为患是本病早期主要病理特点，血瘀贯彻于疾病始终，是病机之关键。因而活血化瘀通络为最常用治法。结合现代药理研究，化瘀利湿汤方中水蛭具有降低大鼠全面比黏度和血浆比黏度，增加纤维蛋白原含量，降低 PAI 的活性，使 t2PA 的活性升高，可活化纤溶系统，溶解血栓。桃仁能够扩张血管，促进纤溶，并抑制血小板黏附，从而有利于降低血液的聚集性，使黏度降低，改善微循环。地龙可明显抑制实验性高黏滞血症动物体外血栓形成。益母草、大黄等具有促进血流、抗栓等作用。诸药合用，具有活血化瘀、利湿清热通络的功效，降低血液黏稠度，恢复血液流变性，调节纤溶系统以及保护内皮细胞功能，本方从多个环节发挥作用，对静脉血栓性病症的治疗有重要的临床价值。[王杰，王成梁，马淑兰，等. 化瘀利湿汤对实验鼠血栓性深静脉炎作用机理研究［J］. 四川中医，2007，25（1）：10-12]

消 瘿 汤

消瘿汤方首见于《寿世保元》卷六，该方组成为海藻（洗）、龙胆草、海蛤粉各60g，通草、昆布（烧存性）、枯白矾、松萝各30g，半夏75g，麦曲45g，白芷30g。用法为上药为末，每服15g，用酒煎，兼吞服加醋矾丸。功以化痰消瘿，主治瘿瘤、痈疽、便毒、恶疮、久漏不愈者。

谢远明老中医参考《寿世保元》消瘿汤制方原则，仅取海藻、昆布两味，另加黄药子、重楼、土贝母等，用于治疗甲状腺肿块、甲状腺功能亢进、甲状腺癌等。多年来，谢老凡遇甲状腺肿块，均以此方为基础方，随证加味，守方治疗，效果良好。

【组成】海藻10g，昆布10g，黄药子6~10g，重楼10g，乌梢蛇10g，土贝母15g，穿山甲（先煎）10g，忍冬藤30g。

【功效】化痰祛瘀，散结消肿。

【主治】以甲状腺肿块为主要症状的甲状腺癌、甲状腺瘤、甲状腺囊肿、甲状腺炎、甲状腺功能亢进等病症。

【应用指征】

1.临床检查发现甲状腺肿块。（注：颈部充分伸展时仍不可见到，扪及肿块约1cm为Ⅰ级；颈部充分伸展时可见到，扪及肿块约2cm为Ⅱ级；颈在正常位置时甲状腺可看到，扪及肿块约3cm为Ⅲ级；一定距离处可见到，扪及肿块约4cm为Ⅳ级；较远距离可见到，扪及肿块约5cm为Ⅴ级）舌质暗，苔白或黄腻，脉弦滑。

2.辅助检查：B超、CT、核磁共振及同位素^{131}I甲状腺扫描以协助诊断。怀疑有恶性肿瘤者，进行针吸活检予以定性。

【加减化裁】

1.痰甚者，加胆南星10g，半夏15g，以燥湿化痰；瓜蒌30g，浙贝母15g，以润燥化痰。

2.气郁甚者，加香附子15g，郁金15g，佛手10~15g，九香虫10g，以疏肝解郁，行气止痛。

3.血瘀轻者，加桃仁10g，红花10g，当归10g，川芎10g，以活血化瘀。

4.血瘀脉络阻滞者，加全蝎10g，蜈蚣2条，土鳖虫10g。

5. 热毒甚者，加山豆根 10g，射干 10g，或忍冬藤 30g，龙葵 30g，以清热解毒，利咽消肿，解毒散结。

【处方分析】甲状腺肿块属于中医学"瘿瘤"范畴，多由于七情内伤，脏腑功能失调，气血不和，脉络阻滞，导致痰气交阻，痰湿互结，上结于颈项而发病。谢老认为甲状腺肿块虽然多见于西医学中的多种病症，在中医又可分为气瘿、肉瘿、石瘿等数种。由于甲状腺肿块的病理机制多为"痰""瘀"，故均可用化痰祛瘀、消肿散结的方法治疗。方中昆布、海藻消痰散结，为治瘿瘤之君药。臣以生牡蛎软坚散结，可加强昆布、海藻散结之力；炒穿山甲性善走窜，散瘀血之集聚，疏通经络而达病所；土贝母、重楼、黄药子解毒散结，善消肿瘤；乌梢蛇搜剔，通络祛邪，可增强诸药消肿散结之功。忍冬藤为佐、使，清经络而解热毒，消壅肿而散疮毒，使邪不再生。全方合用共奏化痰祛瘀、散结消肿之效。

【临床应用】

1. 甲状腺腺瘤

痰气交凝，血瘀结颈型甲状腺瘤，症见单侧甲状腺肿块日久，近期生长较快，肿块为椭圆形，约 5cm×5cm，质地较硬，表面光滑，无压痛，可随吞咽动作上下活动，舌质紫暗，边有瘀点，苔白，脉沉细。用消瘿汤加味：昆布 10g，黄药子（先煎）15g，海藻 15g，土贝母 12g，重楼 10g，生牡蛎 30g，丹参 30g，赤芍 15g，桃仁 10g，红花 10g。以化瘀散结，活血消肿。

2. 单纯性甲状腺肿

气血阻滞，痰瘀互结型甲状腺囊肿，症见甲状腺呈弥漫性肿大，腺体表面不平坦，质软无痛，可随吞咽动作而上下移动。用原方合四逆散加减：海藻 10g，昆布 10g，黄药子 10g，土贝母 10g，重楼 10g，生牡蛎 30g，柴胡 15g，白芍 30g，枳实 15g，郁金 15g，菖蒲 12g。以理气疏肝，散结消肿。

3. 甲状腺炎

急性甲状腺炎，颈部肿胀，呈突然发作，局部焮红、灼热，按之疼痛，其痛牵引至耳后枕部，活动或吞咽时疼痛加重，伴发热畏寒，舌质红，苔薄黄，脉浮数。发病多有外感、咽痛史。急则治标，先用《伤科心得集》牛蒡解肌汤：牛蒡子 15g，荆芥 10g，薄荷（后下）6g，连翘 30g，栀子 15g，牡丹皮 15g，北石斛 30g，玄参 30g，夏枯草 30g。以解肌清热，化痰消肿。再用本方加玄参 30g，夏枯草 30g，龙胆草 30g，丹参 30g，赤芍 15g，当归 10g，桃仁 10g，以化痰祛瘀，消肿散结。

4. 甲状腺癌

痰瘀凝结型甲状腺癌，症见颈、咽部两侧肿块，质地坚硬，如若磐石，推之不移，凹凸不平，并可出现吞咽时活动受限，舌质暗，苔白腻，脉弦滑。方用消瘿汤加味：昆布 15g，海藻 15g，黄药子 15g，土贝母 15g，重楼 10g，穿山甲 10g，乌梢蛇 10g，蜈蚣 2 条，生牡蛎^{（先煎）}30g，忍冬藤 30g。痰盛加胆南星 10g，瓜蒌 30g，以加强化痰之效；气郁加柴胡 15g，香附 15g，郁金 15g，以增强疏肝之力；热毒甚加山豆根 10g，射干 10g，以清热解毒，或龙胆草 30g，金银花 60g 易忍冬藤以清肝泻火，解毒散结；声音嘶哑加玄参 30g，麦冬 30g，知母 15g，草石斛 30g，以滋养肺阴；气短加西洋参^{（另煎兑服）}15~30g，益气养阴，清热生津；咯血加三七^{（冲服）}10g，白及 10g，小蓟 30g，以凉血止血，解毒消痈；或地榆炭 30g，藕节炭 30g，以收敛止血；颜面浮肿加黄芪 60g，猪苓 60g，茯苓 30g，桂枝 15g，泽泻 10g，地肤子 15g，以补气化气利水；兼气滞血瘀失眠者，用原方合血府逐瘀汤加丹参 30g，酸枣仁 30g，柏子仁 30g，琥珀^{（冲服）}6g，以行气化瘀，清虚热，安心神。

【注意事项】

1. 消瘿汤方中黄药子具有毒性，而且毒性较大。临床应用时，要注意药物剂量，最好先从小剂量 3g 开始逐渐加，极量不过 15g，一般情况下 6~10g 为宜。

2. 治疗甲亢时，最好减去昆布、海藻。现代中药药理证实海藻类碘含量非常高，很容易造成碘过量，而碘过量不但可以引起"碘致甲亢"，而且容易使普通甲亢的病情加重。限制碘摄入是甲亢治疗的重要原则，因为碘剂虽能抑制甲状腺素的释放，但不能抑制甲状腺的合成，故长期使用碘剂，于甲亢不利。

3. 服药期间，忌食甘草、鱼、虾、猪肉、五辛等物。

【现代研究】关于消瘿汤的现代应用及研究均出于各医家之自拟，组方均含海藻、昆布两味药，中医认为甲状腺肿瘤责之于"痰"和"瘀"。而海藻、昆布具有化痰消瘀的作用。

顾成中认为肉瘿是生于颈前结喉两旁的圆形肿块，形如肉团，可单生一侧，也可罹及双侧，西医学认为此症为甲状腺峡部的甲状腺体内单发结节，称甲状腺腺瘤。多由忧思郁怒，气机不利，湿浊凝结而成。湿痰既成，随经而行，留注结喉，以致气血瘀滞，聚形为瘿。肉瘿多发于中青年女性，患者每因颈部肿块，虑患怪癖，忧心忡忡，久则可致心悸、失眠、烦躁易怒、月经不调等全身不适症状，故早期治疗尤为重要，并在药疗同时做必要的解释，以宽其心。丹溪曰："痰之为物，脾失升降。"夫脾失健运，水湿内停，郁久成痰，故曰"脾为生痰之源"。肝气郁结，肝旺而乘脾，致使脾升降失调，以致痰湿内生；又肝郁化火，炼液为痰，所以肝失条达也是此病关键。因此，肉瘿与脾、肝二脏的功能正常协调与否关系甚密。据"治病求本"原则，选用消瘿汤加味，以健脾燥湿，疏肝理气，化痰散结，促使肉瘿消散。本疗法亦适合肉瘿手术后复发而不愿再手术者，可起消退或控制作用。〔顾成中.消瘿汤治疗肉瘿 100 例［J］.河北中医，2000，22（1）：33-34〕

王元浩指出单纯性甲状腺肿属中医学瘿病的范畴。该病多见于性格内向或情绪波动较大的女性，与情志有密切关系。历代医家对瘿病的成因论述颇多，但归结起来总离不开"郁"字。如清代《杂病源流犀烛》谓："瘿瘤本异证也，其症本五脏，其源皆由肝火。盖人动怒肝郁，血涸筋挛，又或外邪搏击，故成此二证。"《医宗金鉴》谓："瘿瘤……多外因六邪，荣卫气血凝郁，内因七情，忧恚怒气，湿痰瘀滞，山岚水气而成。"这些论述是对瘿病成因的高度概括，也说明了肝郁是形成瘿病之根本。《诸病源候论》谓："瘿者，由忧恚气结所生，亦曰饮沙水，沙随气入于脉，搏颈下而成之。"阐述了瘿病其发病机理主要为情志内伤和饮食及水土失宜，以致气、痰、瘀壅结于颈前而成瘿。中医学在本病的治疗方面也积累了丰富的经验，结合瘿病的发病因素概括总结为理气解郁、活血祛瘀、化痰软坚等治疗法则。历代医家在辨证论治的同时常选用海藻、海带、昆布等药物进行治疗。西医学认为单纯性甲状腺肿的主要致病因素是缺碘。具体指甲状腺激素原料的缺乏、甲状腺激素需要量的增加和甲状腺素生物合成及分泌的障碍。应用含碘药物及食物治疗效果亦较满意。笔者在临床治疗中以解郁软坚散结为主，应用消瘿汤进行治疗，并且依据证型不同随证加减，运用行气、活血、清热、消痰及调补气血之品，使气血通畅、肿块得以消散。方中夏枯草能平肝解郁，清热散结；柴胡、香附疏肝理气开郁；昆布、海藻、牡蛎软坚散结；海浮石清热化痰；黄药子凉血降火，解毒消瘿。全方共奏理气开郁、清热散结、软坚消瘿之效。具有疗程较短、见效较快、治愈率较高而且复发较少的特点。本组有效率达88.2%，临床取得了较好的疗效。[王元浩.消瘿汤加减治疗单纯性甲状腺肿76例[J].辽宁中医杂志，2006，33（3）：337]

运用甲状腺球蛋白与弗氏佐剂混合免疫注射法，联合饮用高碘水模拟大鼠实验性自身免疫性甲状腺炎，观察软坚消瘿汤对实验性自身免疫性甲状腺炎（EAT）大鼠甲状腺凋亡蛋白 Bcl-2/Bax 和细胞凋亡的影响，从细胞凋亡角度探讨其作用机制，结果发现软坚消瘿汤能显著降低 Bax 表达，增加甲状腺细胞 Bcl-2 表达，减少甲状腺细胞凋亡。因此认为软坚消瘿汤可能通过降低滤泡上皮细胞 Bax 表达，提高Bcl-2 表达，从而减轻甲状腺细胞凋亡。[方振伟、张兰.软坚消瘿汤对甲状腺细胞凋亡及 Bcl-2 /Bax 表达的影响[J].光明中医，2010，25（3）：422-424]

参芪地黄汤

参芪地黄汤出自清代沈金鳌《沈氏尊生书》卷三大肠病方，是由六味地黄汤加人参和黄芪而成。众所周知，六味地黄汤乃是六味地黄丸的剂型改变而已。因其方总有六味，且重用熟地黄为君药，故名为六味地黄丸。六味地黄丸源于宋代医学家钱乙的《小儿药证直诀》，是滋补肾阴的基础方剂，配伍组方上具有"三补三泻"的特点。六味地黄丸脱胎于《金匮要略》金匮肾气丸，即金匮肾气丸去附子、肉桂而成。中成药都气丸、杞菊地黄丸、知柏地黄丸、麦味地黄丸、左归饮、耳聋左慈丸等，都是在六味地黄丸的基础上加减而成。

长期以来，谢远明老中医善用参芪地黄汤治疗多种以肾气亏虚为主的疑难杂病证，尤其是泌尿、造血系统肿瘤，常救患者于危难无奈之际，其经验应以继承。

【组成】人参^{（另煎兑服）}10~15g，或党参30g，黄芪30g，熟地黄24g，山萸肉12g，怀山药12g，牡丹皮10g，泽泻10g，茯苓10g。

【功效】益气养阴，滋补肝肾。

【主治】水肿（慢性肾小球肾炎、肾病综合征）、虚劳（再生障碍性贫血、血小板减少症）、消渴、淋证、肾癌、膀胱癌、前列腺癌等泌尿系、造血系统恶性肿瘤及其广泛转移者，属真气亏损，肝肾阴虚证。

【应用指征】头昏头晕，乏困无力，面色萎黄，五心烦热，纳差，舌淡苔白，脉沉细。

【加减化裁】

1. 舌质暗，舌底静脉曲张，色紫暗，脉沉细涩者，加乌梢蛇10g，蜈蚣2条，土鳖虫10g，以搜风通络，逐瘀散结。

2. 体质衰弱，极度困乏者，加高丽参^{（另煎兑服）}10~15g，黄芪可增至60~90~120g，以峻补元气；乏困，口干燥有津伤者，选西洋参^{（另煎频服）}10~15g或太子参30g易党参，加沙参30g，麦冬30g，以益气养阴。

3. 肾阴虚明显者，加女贞子15~30g，旱莲草15~30g，枸杞子15g，滋补肾阴；肾阳虚明显者，加补骨脂30g，仙茅10g，淫羊藿30g，菟丝子15g，川续断15g，以温补肾阳。

4. 颈前后、锁骨上、腋下及腹股沟淋巴结肿大者，加忍冬藤30g，夏枯草15~30g，青皮10~15g，以清热解毒，理气散结；或全蝎10g，僵蚕10g，浙贝母10~15g，丹参30g，以息风疏络，化痰散结；或土贝母15g，山慈菇12g，穿山甲^{（先煎）}10g，以清热解毒，散结消肿。

5. 泌尿肿瘤骨转移，夜尿增多，腰胫酸困或困痛等，加补骨脂30g，螃蟹30g，以温补肾气，化瘀通络。

6. 失眠，入睡困难，多梦易醒，加夜交藤30g，酸枣仁30g，合欢皮15~30，龙齿^{（先煎）}30g，以养血通络，镇静安神。

7. 慢性粒细胞白血病，乏困无力，食少纳呆，口唇干燥，或手足心潮热，五心烦热等，加忍冬藤30g，水牛角^{（先煎）}15g，赤芍15g，女贞子30g，以清热凉血，解毒生津；小便黄，口干渴，欲饮水，但饮水量少。舌质暗红，脉弦细者，加麦冬30g，北沙参30g，石斛30g，白茅根30g，以滋阴清热，利尿；舌质暗，有裂纹者，加板蓝根30g，女贞子30g，鹿角胶^(烊化)10g，龟甲胶^(烊化)10g，以解毒清热，补肝肾，益精血。

【处方分析】肾藏精，为先天之本；肝藏血，为将军之官。精血互化，肝肾同源。肝肾阴虚常可互相影响。腰为肾之府，膝为筋之府，肾主骨生髓，齿为骨之余。肾阴不足，则骨髓不充，故腰膝酸软无力，牙齿松动；脑为髓之海，肾阴不足不能生髓充脑，肝血不足不能上荣头目，故头晕目眩；肾开窍于耳，肾阴不足，精不上承，或虚火上扰清窍，故耳鸣、耳聋；肾藏精，为封藏之本，肾阴虚，虚火内扰精室，故遗精；阴虚生内热，甚者虚火上炎，故骨蒸、潮热、消渴、盗汗、口干咽燥，小便淋沥。大病久病多耗正气，损伤真阴，导致以肾阴不足为主的病理机制。治宜峻补真阴，滋养肝肾。方中重用熟地黄滋补肝肾，填精益髓为君。山萸肉补养肝肾，固涩精气；山药补脾益肾，滋阴涩精，共为臣。三药配合滋肾阴，养肝血，益脾阴。三脏同治，是为"三补"。然熟地黄用量是山药、山萸肉之和，故以滋补肾阴为主。泽泻利湿而泻肾浊，并制熟地黄之滋腻；茯苓淡渗脾湿，助山药之健运；牡丹皮佐山萸肉而泻肝火。三药并为"三泻"，均为佐药。本方加人参、黄芪二味，以增补气之功。参、芪补气各有侧重，人参味甘微苦，性微温，黄芪味甘，性温，两者均能补气，但前者较强，又可止渴生津。两味药同时加入该方，峻补元气，滋补肝肾。

【临床应用】

1. 恶性淋巴肉瘤

脾肾两虚，痰浊凝聚型恶性淋巴肉瘤，症见双下肢发软，不能行走，呼吸急促，食少纳呆，面色苍白。检查发现颈前后、耳下、锁骨上、腋下及腹股沟淋巴结均有大小不等之肿块，推之可移，舌质略暗，苔白腻，脉细略数。用参芪地黄汤加味：西洋参^(另煎兑服)15g，黄芪30g，熟地黄30g，山药12g，山萸肉12g，茯苓10g，泽泻10g，牡丹皮10g，忍冬藤30g，夏枯草15g，青皮12g，全蝎10g，僵蚕10g，浙贝母10g，水蛭6g，蜈蚣2条。如肿块未见缩小，苔厚腻，前方青皮剂量加到24g，以增疏肝破气，散结消滞之功；另加天葵子10g，以清热解毒，消肿散结，利水通淋。

2. 乳腺癌

痰瘀阻络型乳腺癌，症见情绪抑郁，烦躁易怒，胸胁胀满，喜叹息，口苦咽干，纳差，舌暗红，苔黄腻，脉弦细。检查见单侧腋下淋巴结肿大。用参芪地黄汤加味：太子参30g，黄芪30g，熟地黄24g，山萸肉12g，怀山药12g，茯苓30g，泽泻10g，牡丹皮10g，忍冬藤30g，夏枯草30g，女贞子30g，炒酸枣仁30g，荜澄茄

15g，土贝母 15g，山慈菇 12g，黄连 10g。如舌质暗紫，苔黄腻，脉弦滑者，加乌梢蛇、土鳖虫各 10g，蜈蚣 2 条，忍冬藤 30g。

3. 肾癌

肾阴亏损，湿热瘀毒型肾癌，症见血尿，腰部肿块，质硬，推之不移，肢体活动不利，语言欠清晰，纳食减少，舌质暗红，苔黄白相间，脉滑略数。用原方加生薏苡仁 30g，女贞子 30g，忍冬藤 30g，乌梢蛇 10g，土鳖虫 10g，蜈蚣 2 条。

肾脾双虚，痰瘀互结型肾癌，症见腰痛，乏力，纳差，失眠易醒，小便不利，大便尚可，舌质略暗，舌体胖，苔白厚，脉弦细者，用原方加女贞子 30g，补骨脂 30g，生薏苡仁 30g，夜交藤 30g，炒酸枣仁 30g，合欢皮 30g，忍冬藤 30g。

4. 慢性粒细胞性白血病

气阴双虚，热毒内盛型慢性粒细胞白血病，症见周身乏力，纳少，自觉双手足、胸部发热，口唇干燥，小便量少而黄，大便正常，舌质暗红，苔黄微腻，脉弦细略数。用参芪地黄汤加味：西洋参（另煎兑服）15g，黄芪 30g，熟地黄 24g，山药 12g，山萸肉 12g，茯苓 10g，泽泻 10g，牡丹皮 10g，女贞子 30g，忍冬藤 30g，板蓝根 30g，荜澄茄 15g，水牛角（先煎）15g，赤芍 15g，黄连 10g，黄芩 10g，大黄 6g。如周身乏力略有缓解，纳食较前略增加，双手足、胸部发热，口唇干燥依然如前，小便淡黄量少，舌质暗红，苔腻微黄，脉弦细。前方加麦冬 30g，北沙参 30g，石斛 30g，白茅根 30g。

气阴两虚型白血病，症见胸闷心慌，失眠多梦，疲乏无力，舌暗红，苔微黄，苔中有裂纹，脉弦细略数者，用原上方加板蓝根 30g，女贞子 30g，荜澄茄 15g，鹿角胶（烊化）10g，龟甲胶（烊化）10g，黄连 10g。如困乏无力，汗易出，得劳尤甚，偶伴有胸闷气短、呃逆，纳食尚可，舌暗红，苔微黄，舌底络脉粗、色暗，脉细数者，前方加芦荟 30g，黄芩 10g，当归 10g，黄柏 10g。如周身乏力，胸闷气短，时发瘀斑，食少纳呆，舌质暗红，苔薄黄，脉细数者，前方改黄芪 60g，加地骨皮 15g，牡丹皮 12g。如失眠，多梦，口苦，舌质暗，苔有裂纹者，前方加白术 15g，鹿角胶（烊化）10g，龟甲胶（烊化）10g，枳壳 10g，当归 10g。

气阴两虚型白血病，症见潮热盗汗，以午后为甚，腰胀，呃逆，纳差，乏困无力者，用上方加青蒿 30g，鳖甲（先煎）30g，地骨皮 30g，金银花 30g，银柴胡 15g，当归 10g，黄连 10g，黄芩 10g。彩超检查示肝叶有大、小回声，边界尚清，形态不规则，CT、磁共振示肝叶实质性占位者，前方加鹿角胶（烊化）10g，龟甲（先煎）10g，金银花改用忍冬藤 30g；肝叶囊性肿块者，前方加炒麦芽 30g，砂仁（后下）10g，木香（后下）10g。精神尚可，纳食增加，呃逆止，前方加麦冬 30g，五味子 10g。四肢无力，无食欲感者，前方加枳壳 15g，白术 15g，炒三仙各 12g。头目眩晕，可自行缓解，血小板低，困乏无力，失眠者，前方加仙鹤草 30g，牛膝 15g，当归 10g，炒酸枣仁^(先煎)30g，知母 12g，川芎 10g，远志 10g。如四肢无力，双足肿胀，喉间有痰堵，咯痰量多而不利者，用本方加补骨脂 30g，麦冬 30g，白术 15g，枳壳 15g，荜澄茄 15g，鹿角胶^(烊化)12g，龟甲胶^(烊化)12g，炒三仙各 12g，黄连 10g，砂仁 10g，莱菔子 30g。服药后，睡眠较前改善，精神好转，四肢乏力，活动后喘息，咯痰量多，色白，小便频，每天 7~8 次，舌苔黄厚腻，脉弦细者，前方加胡芦巴 15g，槟榔 15g。站位时头晕，卧位头晕减轻，大便干燥，腹胀腹痛者，用上方加葛根 30g，生薏苡仁 30g，龟甲胶^(烊化)10g，鹿角胶^(烊化)10g，黄连 10g，黄芩 10g，大黄 10g，枳实 10g，厚朴 10g。

5. 霍奇金病

肾虚湿阻型霍奇金病，症见乏力，视物不清，易汗出，腹胀，轻度反酸，失眠梦多，舌质暗红，苔白腻，脉弦细者，用原方加麦冬 30g，天冬 30g，生牡蛎^(先煎)30g，沙苑子 30g，荜澄茄 15g，浙贝母 15g，枸杞子 15g，菊花 12g，天花粉 10g，黄连 10g，穿山甲^(先煎)10g。如服前方后，腹胀减轻，乏力，双目视物模糊，舌质红，苔薄白，脉弦者，前方加菊花 10g。

6. 前列腺癌

前列腺癌骨转移，症见夜尿 2~3 次，腰膝、四肢酸软时痛，舌红，苔薄白，脉沉细者，用原方加补骨脂 30g，螃蟹 30g，当归 10g，乌梢蛇 10g，土鳖虫 10g，全蝎 10g，蜈蚣 2 条。

7. 纤维肉瘤

肾虚痰凝型腹膜后纤维肉瘤手术后，症见右下肢酸困，纳少，日渐消瘦，神疲乏力，舌质暗略红，苔白，脉弦细者，用原方加生牡蛎^(先煎)30g，女贞子 30g，生薏苡仁 30g，穿山甲^(先煎)10g，乌梢蛇 10g，土鳖虫 10g，蜈蚣 2 条。如单侧下肢发痒，双腹股有肿块，晨起头晕，纳食减少，舌质暗红，苔厚腻略黄，脉细弱者，用前方加夏枯草 30g，忍冬藤 30g。如腹股沟有肿块，肢体瘙痒、麻木不适，伴头晕，舌质暗红，苔厚腻，脉细弱，前方加生牡蛎^(先煎)30g，穿山甲^(先煎)12g，土鳖虫 6g。如单侧下肢麻木、轻度头晕，活动后大腿部不适，舌质暗红，苔厚腻，脉弦细者，上方加浙贝母 15g，乌梢蛇 10g，土鳖虫 10g，穿山甲^(先煎)10g，僵蚕 10g，蜈蚣 2 条。

【注意事项】泽泻其性寒，具有利水渗湿的功效。西医学研究表明，泽泻可降低血清总胆固醇及三酰甘油含量，减缓动脉粥样硬化形成；泽泻及其制剂现代还用于治疗内耳眩晕症、血脂异常、遗精、脂肪肝及糖尿病等。但泽泻具有肝毒性、肾毒性，服用不当，可使肝脏、肾脏出现肿胀以及中毒症状。因此参芪地黄丸及其汤剂，不宜长期服用，泽泻的剂量也不宜大。

【现代研究】关于参芪地黄汤的现代研究，戴恩来认为，通过辨病因、辨病位、辨病态、辨病机以及辨病等环节，认为只要病机相似，就可多病一方，异病同治。参芪地黄汤中六味地黄滋阴补肾，加参芪意在加强补气之力。戴老师在临床应用时气虚用黄芪配党参健脾补气；阳虚用红参益气壮阳；阴虚用太子参补气生津；气阴两虚用西洋参补气养阴，清火生津。另外，阴虚还用生地黄清热养阴；阳虚还用熟地黄甘温滋阴。随证加减可治肝、心、脾、肺、肾之气虚、阳虚、阴虚及阴阳两虚、气阴两虚等证。该文认为本方平补气血阴阳，用药平和周全，补中有泻，补中有通，补而不滞，比较适合虚损性疾病或急性病恢复期的调养。[薛国忠，杨应兄，武俊斌. 戴恩来老师运用参芪地黄汤经验［J］. 甘肃中医学院学报，2007，24（1）：1-3］

吴素玲师从全国名老中医莫燕新主任医师，她认为，参芪地黄汤以补益为主要功效，主药为人参、黄芪、茯苓、地黄、山药、山萸肉、牡丹皮、泽泻。莫燕新在临床上以参芪地黄汤为基本方，辨病与辨证相结合，审证求因，随证加减，用于治疗慢性肾炎、慢性肾功能不全等病症，屡获显效。[吴素玲，莫燕新. 参芪地黄汤临床运用举隅［J］. 江苏中医药，2005，26（11）：35-36］

黄芪内托散

黄芪内托散出自《外科正宗》，该书系明代陈实功所撰，是一部代表明以前外科学成就的重要文献。该书首论病理，次叙症象，再论治法，并附以典型病例。素有"列证最详，论治最精"之评价，历来为研究中医外科学者所重视。陈实功在运用补托法时善用人参、黄芪，二药能温养脾胃而生肌，补益元气而托疮，故张洁古说"黄芪为疮家之圣药"。《外科正宗》中记载治疗疮疡时，透脓托毒之透脓散、益气托毒之托里消毒散、养阴托毒之竹叶黄芪汤、温阳托毒之神功内托散等方剂均用黄芪，目的即是培补元气、补托温中，图其早日起发、溃脓、收口。并且认为"外科乃破漏之病，最能走泄真气"，补托时须重用人参方可奏效，"凡大疮每日脓出一碗，用参必至三钱，以此为则"。

近人顾筱岩（1892—1968），名鸿贤。上海浦东人。自幼从父顾云岩、顾兄筱云习医。父兄早故，年甫弱冠，先后悬壶于浦东和南市城里，仅数载便以活疗疮、愈乳痈、善疡科而誉满沪上，与当时伤科名医石筱山、妇科名医陈筱宝并称"上海三筱"。顾筱岩以"外之症实根于内"立论，遵循经旨"诸痛痒疮，皆属于心"，火能克万物，故其百病由火而生。发于内者为风、痨、臌、膈、痰喘、内伤；发于外者，成痈疽、发背、对口、疔疮。顾筱岩曾谓："疮疡大证其形于表，而根于内，治外而不治其内，舍本求末，焉能得瘳厥疾。"对于"脑疽""发背"，自古被称为大症，症情凶险。筱岩先生常用内服活血化瘀，清热托毒的"黄芪内托散"主之；外用法，初期他喜用"大胡麻子粉"用水调成糊状，隔水蒸熟，趁热涂在纱布上湿敷，每日1~2次，致其苗壮成长，脓熟快，出脓畅，大大缩短了疗程。由此可知，黄芪内托散实为历代名医外病内治之要方。

谢远明老中医认为陈实功《外科正宗》是一部不可多得的中医外科专著，为历代医家所推崇，应当予以认真学习和继承。对今人顾筱岩先生亦常论及，并对其学术观点非常认同，临证中善于应用黄芪内托散治疗淋巴结炎及恶性淋巴结肿瘤，常收到较为满意的效果。

【组成】黄芪 30~60g，金银花 30g，皂角刺 15g，没药 10g，当归 10g，甘草 10g。

【功效】解毒散结，托疮排脓。

【主治】颈、颌下、腋下、腹股沟等恶性淋巴肉瘤，以及各种淋巴结炎、淋巴结肿大、恶化肿瘤淋巴转移、乳腺癌等疾病。

【应用指征】症见淋巴肿块，边缘不整，质硬，压之痛甚，证属气血不足所致痈疽不溃或溃而不敛者。

【加减化裁】

1. 肿块坚硬，压痛明显者，加生牡蛎（先煎）30g，穿山甲（先煎）10g，生薏苡仁30g，夏枯草30g，软坚散结，清热渗湿，以加强透脓散结之效。

2. 肿块红肿灼痛，热毒明显者，加蒲公英 30g，黄芩 10g，野菊花 10~15g，败酱草 30g，紫花地丁 10g，紫背天葵 15~30g，或土贝母 10~15g，白花蛇舌草 30g，重楼 10~15g，以清热解毒，散结消痈。

3. 热毒炽盛，侵其营血，发热，体温38℃以上者，配入水牛角（先煎）30g，知母10g，牡丹皮12g，生地黄10~15g，以清热凉血，解毒散热；伴口渴，多饮，大汗出，脉洪大者，加生石膏（先煎）30g，知母18g，西洋参（另煎兑服）15g，粳米30g，以清热益气，生津退热。

4. 肿块坚硬，凹凸不平，舌质紫暗，脉弦细涩者，加乌梢蛇10g，蜈蚣2条，土鳖虫10g，丹参30g，白芷30g，以化痰通络，散结消肿。

【处方分析】经曰："邪之所凑，其气必虚。"（《素问·评热病论》）恶性淋巴肉瘤发生的主要因素是人体正气虚弱，不足抵御外邪，而受其侵袭。《灵枢·痈疽》又曰："寒邪客于经络之中则血泣，血泣则不通，不通则卫气归之，不得复反，故痈肿。"治宜扶正消痈，托疮排脓。方中黄芪补气升阳，托疮排脓为君。皂角刺排毒透脓，活血消痈；没药活血止痛，消肿生肌；当归养血活血止痛共助黄芪托疮消痈之力，合而为臣。金银花苦寒，清热解毒，一则配黄芪、当归、甘草奏解毒托里之效（神效托里散），二则监制诸药之温性，以防温补太过，而为反佐。甘草补脾益气，缓急止痛，又调和诸药为使。合用共奏解毒散结、托疮排脓之效。

【临床应用】

1. 恶性淋巴肉瘤

痰瘀互结，气血两虚，兼有热毒型恶性淋巴肉瘤，症见颈下淋巴肿块，按之质软，边界不整，颜面及双颈下红疹，不痒，平素易感冒。舌质暗红，苔略黄而腻，脉弦细者，用黄芪内托散加味：黄芪 30g，金银花 30g，生牡蛎^{（先煎）}30g，夏枯草 30g，皂角刺 15g，浙贝母 15g，土贝母 15g，当归 10g，没药 10g，重楼 10g，穿山甲^{（先煎）}10g，乌梢蛇 10g，土鳖虫 10g，甘草 10g，蜈蚣 2 条。如颈淋巴结肿块如初，舌质略红，苔略黄腻，脉弦细者，前方加山慈菇、黄药子各 10g。如舌质微暗略红，苔白腻，脉弦微细者，前方去山慈菇、黄药子，加党参 30g，茯苓 30g，白术 10g，陈皮 10g。

痰瘀互结，经络阻滞型低分化浆细胞淋巴瘤术后腹腔转移，症见下肢水肿，少腹胀满，纳少，神疲乏力，面色苍白。查其有少量腹水，舌质略暗，苔白腐腻，脉弦细者，用黄芪内托散加味：黄芪 60g，金银花 30g，生薏苡仁 30g，生牡蛎^{（先煎）}30g，牛膝 30g，夏枯草 30g，苍术 30g，女贞子 30g，皂角刺 15g，浙贝母 15g，当归 10g，没药 10g，乌梢蛇 10g，土鳖虫 10g，穿山甲^{（先煎）}10g，大腹皮 10g，甘草 6g，蜈蚣 2 条。下肢水肿明显消退，进食略增，双手肿胀，少腹略胀满，便溏，日 2~3 次，舌质微暗，苔白腐腻，脉弦细者，前方加猪苓 60g，茯苓 30g，桂枝 15g，泽泻 10g。如有轻微咳嗽，咯吐黏痰，黄白相兼，余症如前者，舌质微暗，苔薄黄，脉弦细者，前方加茵陈 30g，浙贝母 15g，僵蚕 10g。

气阴不足，痰瘀互结型恶性淋巴瘤，症见淋巴结质硬，触之疼痛，神情疲惫，消瘦，口干舌燥，纳差，失眠，大便干，每日一行，舌质暗，苔黄腻，脉弦滑者，用原方加沙参 30g，夏枯草 30g，麦冬 30g，重楼 10g，黄柏 10g，乌梢蛇 10g，土鳖虫 10g，甘草 6g，蜈蚣 2 条。如肿块大小质地如前，触痛，口干咽燥减轻，进食略增，大便干结不畅，2~3 日一行，舌质暗略红，苔黄腻，脉弦滑者，前方加生大黄^{（后下）}10g。如肿块依旧如前，仍有轻度触痛，口干燥明显减轻，大便通畅，舌质暗略红，脉弦滑者，前方加生牡蛎^{（先煎）}30g，穿山甲^{（先煎）}10g，鬼臼 3g。如前方服后局部症状消失，停药后局部又感不适，舌质略暗，微红，苔黄腻，脉弦缓者，前方去鬼臼，加忍冬藤 30g。

2. 乳腺癌

气虚痰聚，湿瘀互结，热毒壅盛型乳腺癌广泛转移，症见乳房包块，质硬，推之不移，压痛明显，伴头晕目眩，间断性气喘，口苦，胁痛，午后潮热，盗汗，纳少，形体消瘦，失眠，小便量少，舌质紫暗，苔黄腻，脉弦细者，用原方黄芪增至60g，加生牡蛎^{（先煎）}30g，夏枯草30g，瓜蒌皮30g，荜澄茄15g，土贝母15g，穿山甲^{（先煎）}10g，乌梢蛇10g，黄连10g。上肢肿胀，背痛，气短，胸闷时作，纳少，舌质紫暗，苔黄腻，脉弦滑略数者，前方加蜂房10g，鹿角霜10g，重楼10g。乳房包块缩小，压痛，背痛及胸闷气短消失，右上肢轻度肿胀，进食明显增加，舌质略暗，苔腻微黄，脉弦滑者，去夏枯草、重楼，加茯苓30g，白术15g，鸡内金^{（研末冲服）}10g。

3. 宫颈癌

热毒内结型宫颈癌淋巴结转移，症见单侧下肢肿胀，疼痛，腰痛，纳呆食少，小便频数，色黄，舌质暗，苔微黄厚腻，脉沉细者，用上方加生牡蛎^{（先煎）}30g，苍术30g，生薏苡仁30g，夏枯草30g，土贝母15g，牛膝15g，炒三仙各12g，穿山甲^{（先煎）}10g，乌梢蛇10g，土鳖虫10g，大腹皮10g，蜈蚣2条，甘草10g。服药后，下肢肿胀减轻，无明显疼痛，皮肤颜色暗红，大便日2次，舌质紫暗，苔白腻，脉沉细者，前方去苍术、生薏苡仁、炒三仙，加猪苓60g。药后下肢浮肿明显减轻，腰痛好转，皮肤颜色暗红，大便日2次，舌质暗，苔白，脉弦滑或弦细者，前方加苍术30g，生薏苡仁30g，炒三仙各12g。

4. 上颌窦癌

瘀毒内结型上颌窦癌，症见鼻塞，前额头痛为著，听力减退，疲乏无力，胃脘不舒，咯痰量多，质黏稠，舌质暗红，苔薄黄，脉弦滑者，用上方加生牡蛎^{（先煎）}30g，女贞子30g，生薏苡仁30g，夏枯草30g，土贝母15g，乌梢蛇15g，穿山甲^{（先煎）}10g，土鳖虫10g，蜈蚣2条。药后鼻通气有所改善，病情好转，但听力仍未恢复正常，乏力，胃脘不舒，咯痰多，色黄，质稠，舌质暗红，苔黄腻，脉弦滑者，前方加辛夷15g，黄芩10g，薄荷6g，谷精草30g。

5. 纤维肉瘤

颈部肉瘤切除后复发，症见切除下方又出现包块，局部疼痛，憋胀，舌质暗红，脉弦细者，用上方加生牡蛎^{（先煎）}30g，夏枯草30g，土贝母15g，乌梢蛇10g，土鳖虫10g，重楼10g，穿山甲^{（先煎）}10g，蜈蚣2条。包块局部有憋胀感，疼痛减轻，伴发热，舌质暗红，脉沉细者，前方加半枝莲30g，全蝎10g。局部憋胀如前，发热，舌质红，脉细弱者，前方加大黄10g，栀子10g。

同时常用本方治疗各种淋巴管炎，多种疮疡溃脓，难于收敛者。

【注意事项】

1. 原方主旨托疮排脓，主要用于老弱人群患发颐（汗毒，指发生于颐颔部位的一种化脓性感染），不可全用攻泻者。臀痈已成，服活血散瘀汤，势定者，欲其溃脓，入酒 1 杯，食前服。

2.谢老用鬼臼一药，较为独特。该药毒性较大，需注意用量，一般为 3~9g，从小剂量开始，比较安全。

【现代研究】黄芪内托散适用于臀痈中期，疮形已成而脓毒不易外达者，或疮形平塌，根盘散漫，不易透脓者。皂角刺、穿山甲功能活血化瘀，消痈软结排脓，治脓未成者使脓早成，脓已溃者使新肉早生。［梁尚财.《外科正宗》臀痈辨治浅析［J］.吉林中医药，2005，25（5）：5］

透托用于毒盛而正气未衰，促其早日脓出毒泄，肿消痛减，以免脓毒盘窜深溃。透脓散被历代医家奉为透托法的经典方，陈氏认为"痈疽、诸毒内脓已成不穿破者，服之即破"，故肛痈症见肿势高起，脓根收束，色晕分明，脉证俱实者，属正盛邪实，宜透脓散，托毒透脓。"脏毒已成，红色光亮，已欲作脓"，陈氏认为此阶段不宜内消，而宜透托，方用内托黄芪散。在论治臀痈已成，欲其溃脓时，陈氏采用黄芪内托散，补益气血，托毒排脓。［肖秋平，张志谦.浅析《外科正宗》肛痈之托法论治［J］.中医药通报，2007，6（6）：32-34］

笔者认为，病理诊断为"恶性淋巴肉瘤"。检查局部硬结肿块，质硬，触之疼痛。伴口干咽燥，纳差，消瘦，失眠，大便干，日 1 行。舌质暗红，苔黄腻，脉弦滑。辨证为气阴不足，痰瘀互结。治以益气养阴，化痰清热，活血化瘀。方用黄芪内托散。经治疗后肿块依然不消者，加鬼臼 3g，生牡蛎（先煎）30g，穿山甲（先煎）10g，忍冬藤 30g。坚持连服半年以上者，一般肿块可缩小，停药调养后，局部肿块可以消失。总结指出：恶性淋巴肉瘤是临床中常见的难治病症之一，一般存活率较低。本例患者治疗能够成功，主要有以下两方面因素：一是早期发现，及时治疗，控制癌瘤的扩散发展；二是辨证施治，益气养阴，化瘀散结始终作为基础，以改善最基本的病理为前提，同时结合现代中药研究抗癌成果，大胆用于临床，辨证与辨病有机结合，尤其是鬼臼药物的运用值得进一步深入研究。［杨承祖.谢远明主任医师治疗恶性肿瘤经验拾零［J］.陕西中医学院学报，2000，23（6）：15］

举 元 煎

举元煎是谢远明老中医在汲取明代医家张景岳制方法则及用药经验基础上进行剂量化裁而成的。

举元煎出自明代医家张景岳所著之《景岳全书》，由人参、炙甘草、升麻、白术、黄芪组成。适用于中阳不足，气虚下陷证。本方药虽五味，但配伍精当，组方严谨。功能补气摄血、升阳举陷。主治气虚下陷，血崩血脱，亡阴垂危等证。后世医家取其方义，用该方加味，辨证治疗月经过多，胎漏，胎动不安，产后恶露不绝等病证，皆收到良好的效果。谢老临床常用举元煎治疗直肠癌、结肠癌、膀胱癌、卵巢癌、宫颈癌等中气不足，气虚下陷的多种下焦癌症。

【组成】黄芪 30~120g，白术 10~15g，人参 10g，升麻 6~10g，炙甘草 6~10g。

【功效】益气摄血，升阳举陷。

【主治】晚期直肠癌、结肠癌、膀胱癌、卵巢癌、宫颈癌等，证属气虚下陷，血崩血脱，亡阳垂危者。

【应用指征】尿血，便血难止，全身乏困无力，或极度疲乏，面色萎黄或苍白，舌质淡或略暗，苔白，脉沉细。

【加减化裁】

1. 如肾兼阳气虚者，加肉桂 10g，附子^{（开水先煎）}10g，干姜 10g，随证佐用，以温补肾阳。

2. 如兼大便滑脱者，加乌梅 2 个，文蛤 3~6g。

3. 气分虚极下陷者，重用人参^{（另煎频服）}15g，升麻 15g，以增益气升陷之力；另加山萸肉 12g，五味子 10g，以收敛气分之耗散，使升者不至复陷。

4. 脾阳下陷，气虚不能摄血，月经量多、色淡，加干姜 10g，肉桂 10g，乌贼骨 30g，茜草 30g，三七 10g，以温补升阳，活血止血。

5. 腹痛加白芍 30g，延胡索 30g，以敛阴柔肝，化瘀止痛。

6. 久病咳嗽、咯痰，去人参加陈皮 10g，半夏 12g，白术 10g，茯苓 30g，瓜蒌 30g，川贝母 15g，以健脾燥湿，化痰止咳。

7. 肾气亏虚者合用参芪地黄汤，以益气补肾。

8. 肠癌术后或其他恶性肿瘤术后，或放疗后出现气虚下陷，余毒阻滞经络，而出现舌质紫暗，舌底静脉紫暗曲张者，加乌梢蛇 10g，蜈蚣 2 条，土鳖虫 10g，以化瘀通络。

9. 湿热阻滞下焦便血者，加生薏苡仁 30g，生地榆 30g，大黄炭 10g，侧柏叶 30g，以清热利湿，收敛止血。

10. 治疗恶性肿瘤时，应注意辨病用药，需与诸多抗癌药物如白花蛇舌草、土贝母、土茯苓、龙葵、仙鹤草、夏枯草、生薏苡仁等选择应用。

【处方分析】举元煎用参、芪、术、草益气补中，摄血固脱，辅以升麻升阳举陷，适用于中气下陷，血失统摄之血崩、血脱证。方中黄芪补中益气、升阳固表为君。人参、白术、甘草甘温益气，益气健脾为臣。升麻协同参、芪升举清阳为使。

综合全方，一则补气健脾，使后天生化有源，脾胃气虚诸证自可痊愈；一则升提中气，恢复中焦升降功能，使下脱、下垂之证自复其位，使气虚下陷所致的血崩、血脱得以固摄。举元煎的药味和功能主治与补中益气汤颇为近似。

【临床应用】

1. 恶性淋巴肉瘤

痰瘀互结，经络阻滞型低分化浆细胞淋巴瘤术后腹腔转移，症见偶感少腹微胀，纳尚可，神疲乏力，舌质略暗，舌苔黄而厚腻，脉沉细者，用举元煎加味：黄芪 90g，党参 30g，丹参 30g，忍冬藤 30g，百部 18g，升麻 15g，白术 15g，半夏 12g，陈皮 10g，炙甘草 10g。

2. 结肠癌

肠癌术后，症见舌质暗，舌体胖大，边有齿痕，苔白，脉沉细。用举元煎化裁：人参（另煎兑服）15g，黄芪 60g，白术 15g，女贞子 30g，生薏苡仁 30g，生地黄 30g，生地榆 30g，荜澄茄 15g，乌梢蛇 10g，土鳖虫 10g，黄连 10g，蜈蚣 2 条，炙甘草 10g。症见胃脘脐周不适，大便略干，隔日一行，舌质暗，苔薄黄，脉弦滑者，前方加麦芽 30g，乌贼骨 15g，浙贝母 15g。大便略干、不畅，矢气多，舌质淡，苔薄白，脉沉细，上方加白头翁 30g，白芍 30g，槟榔 10g。病情平稳，无特殊不适，舌质暗，苔白腻，脉沉细者，前方加枳壳 10g。

对于生育过多或更年期妇女，由于身体虚弱，气血暗耗，致心悸、气短、肢体无力等，应用本方益气摄血，升阳举陷，在临床上与其他药配合使用效果更佳。

【注意事项】 湿热蕴结中焦者慎用。

【现代研究】 举元煎目前临床常用于妇科，下焦脏气下陷所致的各种杂病，其中癌症也不少见。现代药理研究认为，举元煎具有提高机体应激能力，增强机体免疫功能，增加平滑肌张力以及抗菌消炎等作用。提高机体应激能力：人参可增强机体对各种不良刺激（无论是物理性、化学性和生物性刺激）的非特异性抵抗力，能提高机体对环境的适应性。增强机体免疫功能：人参、黄芪和白术能增强网状内皮系统的吞噬功能，促进细胞免疫功能，明显提高血清 IgG 的含量，提高机体的抗病能力。增加平滑肌张力：人参可增强肾上腺素对子宫的兴奋作用。黄芪煎液可使在体兔肠管紧张性明显增加，蠕动变慢，振幅增大。升麻能使离体豚鼠子宫张力显著提高。抗菌抗炎：人参、黄芪、升麻和甘草都具有抗金黄色葡萄球菌、白色葡萄球菌、大肠杆菌、痢疾杆菌等多种细菌及寄生虫的作用。升麻、甘草有抗炎及解毒作用。

黄性灵认为崩漏是指经血非时崩下不止，或淋漓漏下不尽的疾病，前者又称"崩中"或"经崩"，后者又称"漏下"或"经漏"，本病多见于青春期少女或绝经期妇女。早在《内经》便有"阴虚阳搏谓之崩"的记载。《圣济总录》亦说："夫冲任之脉，所至有时，非时而下，犹器之津泄，故谓之漏下。"历代医家对崩漏的病因病机以及辨证论治的研究各有侧重，是后世研究崩漏的重要参考。近代医者对崩漏的研究，多认为肾虚是崩漏致病之本。黄性灵选用举元煎加减方：黄芪、党参、白术、甘草补中益气，升麻助黄芪升阳举陷，气升则血升，不治血而自有摄血固冲之效；益母草、茜草、三七活血止血。后期加熟地黄、菟丝子、杜仲，补肝肾，固冲任，温经止血以达治愈之本。［黄性灵 . 举元煎加减治疗崩漏 226 例［J］. 河南中医，2006，26（6）：74］

张慧指出膀胱癌术后之证候表现属淋证范畴，中医称血淋，其病因古人多有论述，如《金匮要略·五脏风寒积聚病篇》认为："热在下焦者，则尿血。"后世医家认为，血淋的原因多由于湿热下注膀胱，热盛伤络迫血妄行，或久病肾阴不足，虚火灼络，络伤血溢而发。总之，古今医者大多认为血淋与热有关，治疗常用清热止血法。本文所收治之膀胱癌术后血尿其证候特点及治疗与上述论述有所不同，患者年迈，久病体虚，素有淋疾，术后复伤元气，中气不足，临床表现既有淋证的特点，又有中气不足，脾不统血的表现，所以临床诊断为脾不统血之血淋。而举元煎出自《景岳全书》，主治中气不足，气虚下陷之血证，故用举元煎加减以补中健脾，益气摄血。从西医学角度来看，膀胱肿瘤激光切除术后，血尿持续时间的长短与肿瘤的大小，创面的大小，及自身免疫力，修复力有关，其后者是主要因素。如果患者体质强壮并且自身免疫力和修复力较强，则术后恢复较快，自然血尿持续时间短。其所谓免疫力和修复力又与中医"正气"有关。［张慧 . 举元煎治愈膀胱癌术后血尿一例报告［J］. 天津中医，1992（5）：38］

益气化瘀汤

益气化瘀汤系谢远明老中医自拟处方。该方组方思路源于清代名医王清任所创之补阳还五汤，取补气活血之黄芪、赤芍、川芎为主药，再加水蛭等药物而成。临床主要用于脑瘤、脑梗死及气虚血瘀所致的多种脑病。

【组成】黄芪 30g~120g，赤芍 15g，川芎 15g，水蛭 6~10g，焦山楂 30g，决明子 30g。

【功效】益气化瘀，活血通络。

【主治】气虚血瘀所致的脑瘤、脑梗死、脑萎缩、老年痴呆症。

【应用指征】症见头痛、头晕、头胀，肢体麻木或萎缩软瘫，舌质暗，苔白，脉细涩。

【加减化裁】

1. 本方生用黄芪，用量独特，初用宜小剂量 30g，一般多为 30~60g，效果不显著时，再逐渐增加至 60~120g。活血祛瘀药，视血瘀程度可适当增减，疗效更为确切。

2. 头痛明显者，加生石决明（先煎）30g，生龙骨（先煎）30g，僵蚕 10g，以平肝潜阳，息风通络；或野菊花（后下）15g，夏枯草 30g，延胡索 30g，以清热解毒，化瘀止痛。

3. 伴呕吐者，加旋覆花（布包后下）10g，代赭石（先煎）30g，以降逆止呕；或姜半夏 12g，姜竹茹 10~15g，陈皮 10g，以清热化痰，和胃止呕。

4. 视物模糊者，加青葙子（布包）10g，密蒙花 10g，旱莲草 15~30g，女贞子 15~30g，以滋补肾阴，清肝明目。

5. 抽搐震颤者，加全蝎 10g，蜈蚣 2 条，以息风止痉；或鳖甲（先煎）10g，生龙骨（先煎）30g，以滋阴潜阳，镇静安神。

6. 言语不利者，加石菖蒲 12g，郁金 12g，远志 10g，以化痰开窍。

7. 半身不遂，以上肢为主者，加桑枝 15g，桂枝 10~15g，以疏风通络；下肢为主者，加牛膝 30g，杜仲 15g，独活 10g，以补益肝肾，强筋骨。

8. 肿瘤致经脉瘀阻者，加乌梢蛇 10g，蜈蚣 2 条，土鳖虫 10g，以化痰通络。

【处方分析】头为诸阳之会，元气衰弱，则运行血液之力不足，而气虚者经络必虚，瘀阻脉络，壅遏于脑者，则形成脑瘤。方中重用黄芪，量大力专，以图峻补元气，意在气行则血行，瘀祛络通为君药。赤芍、川芎行气活血；水蛭破血祛瘀，以搜剔瘀血而畅通经脉共为臣。焦山楂消积开胃，活血散瘀；决明子甘苦微寒，清肝明目，润肠通便。《日华子本草》谓"助肝气，益精水"，共为佐、使。合而用之，以加强益气化瘀，活血通络之功效。气旺瘀消，诸证向愈。本方组方简练，配伍严密，效专力宏。

【临床应用】

1. 脑瘫

气虚血瘀，兼有湿热型原发性颅内胶质细胞瘤，症见单侧肢体不遂，行走呈跛行，形体消瘦，视物昏花，模糊不清，时感头痛，语言謇涩，纳谷不香，大便量少，小便微黄，舌质暗，苔微黄略腻，脉弦细略涩者，益气化瘀汤加味：黄芪 60g，丹参 30g，白芷 30g，薄荷（后下）6g，决明子 30g，焦山楂 30g，西洋参（另煎兑服）15g，鸡内金（研末冲服）15g，赤芍 15g，川芎 15g，野菊花 15g，水蛭（研末冲服）6g，乌梢蛇 10g，土鳖虫 10g，蜈蚣 2 条。

2. 肺癌脑转移

气虚血瘀，兼痰湿内聚型肺癌术后脑转移，症见头痛，以左侧为著，伴咳嗽频作，咯痰量少而黏稠，气短，困乏无力，双肩及腰部疼痛，彻夜不眠，舌质略红，苔微黄而腻，脉沉细涩者，用原方加酸枣仁^{（先煎）}60g，淫羊藿30g，桑椹30g，浙贝母12g，知母12g，水蛭10g，乌梢蛇10g，土鳖虫10g，桑白皮10g，蜈蚣2条。若咳嗽减轻，吐痰清稀，头痛如前，上方去浙贝母，加延胡索30g，细辛3g，嘱其每日1剂，连服2个月。若咳嗽咯痰消失，彻夜不眠亦有改善，头痛明显减轻者，前方去炒酸枣仁、知母，加冬虫夏草粉^{（水糊吞服）}5g。若困乏无力，动则气短，舌质微暗，苔白略腻，脉弦细者，前方加高丽参^{（另煎兑服）}10g，麦冬30g，五味子10g。如头痛消失，睡眠尚可，双肩及腰部疼痛明显减轻，舌质微暗，苔白略腻，脉沉略细者，前方去乌梢蛇、蜈蚣、土鳖虫，加茯苓30g，白术15g。

3. 脑瘤

脑瘤术后复发，症见头痛、眩晕时作，身体困乏，易出汗，眼干涩，舌暗红，苔黄厚腻，脉沉细者，用原方加女贞子30g，枸杞子15g，菊花15g，乌梢蛇10g，土鳖虫10g，蜈蚣2条。药后胃脘部胀痛，进食减少，舌质淡红，苔腻，脉沉细者，前方加生薏苡仁30g，荜澄茄15g，黄连10g，台乌药10g。病情稳定，苔白，脉沉细者，前方加枳壳15g，白术15g。药后头痛消失，其他症状明显好转，发热，偶感乏困，精神差，尿急，舌质淡，苔稍黄腻，脉沉细者，前方加瞿麦15~30g，何首乌30g，白茅根30g。

近年来，该方还应用于帕金森病、糖尿病、颈椎病、脑萎缩、阿尔茨海默病等。

谢老强调使用本方需久服才能有效，尤其是脑瘤或多脏器脑转移者，必须坚持长期服用，一般为1~3年。治疗后期可调整剂量，或隔日1剂，或制丸服用，以巩固疗效，防止复发。

【注意事项】

1. 阴虚阳亢者禁用。

2. 痰阻湿滞者非本方所宜。

【现代研究】 关于益气化瘀汤的研究报道也比较多，但都是自拟处方，方药组成亦各不相同，但其组方机理均遵循补阳还五汤原理，现举几例现代研究观点，仅供参考。

蒋建良认为，脑梗死属中医的中风、卒中等范畴，是中老年人的多发病。中医认为，"年四十而阴气自半，起居衰矣"。中老年人多气血亏虚，气虚则生血无能，行血无力，而致气滞血瘀、脑脉痹阻、脑髓神机受损，遂成本病。气虚导致血瘀，瘀血内阻，久必生痰，久必耗气伤阴，痰滞日久，气阴亏虚又可加重血瘀，所以说气虚是中风的根源，血瘀是中风发生发展的核心。因此，益气化瘀是治疗本病的关键。自拟益气化瘀汤方中以黄芪补脾益气，以助血行，量大力专，以图峻补；

当归、川芎、红花、丹参以祛瘀血、通经脉,使血行得畅,经脉得通;全蝎息风止痉通络,水蛭破血祛瘀,菖蒲化痰开窍。现代药理研究表明,川芎所含川芎嗪具有扩张血管、改善微循环及抑制血小板聚集等作用,且能通过血脑屏障,对治疗急慢性缺血性脑血管病有肯定疗效;红花所含红花苷对缺血缺氧脑损伤有保护作用;丹参含丹参酮、丹参醇及维生素 E 等,能改善循环,提高机体的耐缺氧能力,促进组织的修复与再生,并能抑制凝血,激活纤溶;水蛭含肝素、抗血栓素等。益气化瘀法可以改善病灶周围血液循环,解除血管痉挛,减轻脑水肿,降低颅内压,阻止梗死范围扩大,提高神经组织对缺氧的耐受性,有利于神经功能的恢复。从本组病例效果可以看出,无论是神经功能的恢复及恢复时间的早晚,治疗组均明显优于对照组。说明益气化瘀汤治疗本病确能提高临床疗效,在降低病残程度,提高生活质量方面有明显优势。[蒋建良.益气化瘀汤治疗缺血性脑梗死 52 例临床观察［J］.湖南中医药导报,2001,7（10）:501-502]

不稳定型心绞痛属于中医学"胸痹""心痛"等范畴,其病机多因心气虚乏,运血无力,血流缓慢,而致气血运行不畅,或因外邪、瘀血、痰浊等因素而致,络脉瘀痹,不通则痛。其治疗在于益气养阴,祛瘀化痰,通络散结,标本兼治,应补中寓通,通中寓补,通补兼施,不可浪补、猛攻。益气化瘀汤具有补正而不碍邪,祛邪而不伤正之功效。方中人参,《名医别录》谓其能"止消渴,通血脉,破坚积";黄芪,《日华子本草》谓其能"助气壮筋骨,长肉补血,破癥瘕",《得宜本草》谓其"得当归能活血";丹参,《名医别录》谓其能"养血,去心腹痼疾";红花,《药性考》谓其能"生新破瘀";降香,《本经逢原》谓其"内服能行血破滞";瓜蒌,《本草纲目》云:"张仲景治胸痹痛引心背,咳唾喘息及结胸满痛。"法半夏,《名医别录》谓其能"消心腹胸膈痰热满结,咳逆上气,心下急痛坚痞";葛根,《日华子本草》曰其能"治胸膈热,心烦闷";麦冬,《日华子本草》谓其能"治五劳七伤,安魂定魄";水蛭,《神农本草经》云其"主逐恶血,瘀血、月闭、破血积聚";川芎,《日华子本草》谓其能"补五劳、壮筋骨,调众脉,破癥活血养新血"。药理研究证实,水蛭、丹参、川芎、红花、当归、黄芪、降香、瓜蒌有抑制血小板聚集,抗血栓作用;黄芪、人参有提高机体免疫力、增加冠脉血流量作用;麦冬能提高心肌收缩力,抗氧化、抗疲劳;半夏能降血脂。所以益气祛瘀汤,适用于不稳定型心绞痛的治疗,为治疗不稳定型心绞痛的有效方药之一。[余小平.自拟益气化瘀汤治疗不稳定型心绞痛疗效观察［J］.中医药临床杂志,2007,19（1）:14-15]

崩漏之发生,总因冲任损伤,不能制约经血,致使经血非时妄行,常见有血热、肾虚、脾虚、血瘀等不同病机,前人将崩漏的治疗概括为塞流、澄源、复旧三法。法虽明晰,但验之临床,则难免拘泥于初、中、末三期而施治,用者失于灵活。唐氏以初气升提佐以活血化瘀之法,每获捷效。所用基本方中人参重用益气固脱力宏，又能补肺益脾；炙黄芪补中益气，炙甘草补脾和胃；于大伍甘温益气药中佐以微苦之升麻而妙在升补，使气虚得补，气陷得升，则血液统摄有权，自不非时而下；五灵脂、焦蒲黄一则止血，二则活血散瘀，使瘀血去而血自归经。补气与活血同用，效专力宏，既可防专事补涩、闭门留寇之弊，又能收通补相兼、邪去正复之效，因而能取得较为满意之临床疗效。本方人参与五灵脂相伍，虽属中药配伍禁忌"十九畏"之列，但在应用中尚未发现明显不良反应。对此尚待进一步观察。[唐科琴.益气化瘀汤治疗崩漏182例［J］.中国中医急症，2004，13（4）：252]

当归六黄汤

当归六黄汤出自李东垣所著《兰室秘藏》自汗门。原方组成为当归、生地黄、熟地黄、黄芩、黄柏、黄连各等量，黄芪用量加倍，方后说明只有"治盗汗之圣药也"7个字。研究其立方意旨，就应从李东垣的学术思想谈起。李东垣是金元四大家补土派的代表，论治最重脾胃元气，他的学术观点是"火与元气不两立，一胜则一负"。元气虚可以导致阴火盛，火盛又可导致阳衰。卫属阳，阳衰则卫虚，瞑目时，所虚之卫行于阴分，更无力护表，因而腠理开。此时行于里之卫阳，却赞助阴火，蒸腾津血，故津液泻于腠理而为汗。寤而目张，其行于阴之阳，复散于表，则汗止。用李东垣的学术观点来分析当归六黄汤证的病机，应该是卫阳不足，火盛阴伤。吴谦《医宗金鉴·删补名医方论》曰："用当归以养液，二地以滋阴，令阴液得其养也。用黄芩泻上焦火，黄连泻中焦火，黄柏泻下焦火，令三火得其平也。又于诸寒药中加黄芪，庸者不知，以为赘品，且谓阳盛者不宜，抑知其妙义正在于斯耶！盖阳争于阴，汗出营虚，则卫亦随之而虚。故倍加黄芪者，一以完已虚之表，一以固未定之阴。"如此共同完成益气固表、泻火养阴的作用。本方荣卫兼顾，后世又用以治疗阴虚火旺之自汗证。

谢远明老中医遵循东垣制方原则，在药物用量上做了调整，用于治疗各种癌症晚期发热，扩大了其应用范围，为疑难症的治疗提出了新思路。

【组成】当归18g，生地黄10~15g，熟地黄10~24g，黄芪30~90g，黄连10g，黄柏10g，黄芩10g。

【功效】滋阴泻火，除热止汗。

【主治】肝癌、肺癌、胃癌、肾癌等各种癌症晚期发热难退者。同时也用于甲状腺功能亢进、结核病、糖尿病、更年期综合征等属于阴虚火旺盗汗者。

【应用指征】发热，面赤盗汗，心烦溲黄，舌质暗红，脉细数。

【加减化裁】

1. 本方滋阴清热之力较强，且偏于苦燥。若阴虚而实火较轻者，可去黄连、黄芩，加玄参 30g，知母 12g，牡丹皮 12g，焦栀子 12g，以滋阴清热。

2. 汗出甚者，可加浮小麦 30g，山萸肉 12g 或生龙骨（先煎）、生牡蛎（先煎）各 30g，以增强止汗作用。

3. 若阴虚阳亢，骨蒸潮热，面颊红赤显著者，加白芍 30g，龟甲（先煎）30g，以滋阴潜阳。

【处方分析】本方用于治疗多种恶性肿瘤发热，证属阴虚火旺者。肾阴亏虚不能上济心火，则心火独亢，致虚火伏藏于阴分，寐则卫气行阴，助长阴分伏火，两阳相加，则发热，甚者高热难退；火热之邪迫使阴液失守，外出而为盗汗；虚火上炎，故见面赤心烦；火耗阴津，乃见口干唇燥；舌红苔黄，脉数皆阴虚内热之象。治宜滋阴泻火，固表止汗。方中当归养血活血，血充则心火可制；生地黄、熟地黄入肝肾而滋肾阴。三药合用，使阴血充则水能制火，共为君药。盗汗因于水不济火，火热熏蒸，故臣以黄连清泻心火，合以黄芩、黄柏泻火以除烦，清热以坚阴。君臣相合，热清则火不内扰，阴坚则汗不外泄。汗出过多，导致卫虚不固，故倍用黄芪为佐，一则以益气实卫以固表，一则以固未定之阴，且可合当归、地黄益气养血。诸药合用，共奏滋阴泻火、固表止汗之功。

本方的配伍特点：一是养血育阴与泻火彻热并进，标本兼顾，使阴固而水能制火，热清则耗阴无由；二是益气固表与育阴泻火相配，育阴泻火为本，益气固表为标，以使营阴内守，卫外固密，发热盗汗诸症相应而愈。

【临床应用】

1. 慢性粒细胞性白血病

气虚阴伤型慢性粒细胞性白血病，症见低热日久，体温 37.2~37.8℃，视物模糊，单侧或双侧耳失聪，纳差，精神疲惫，舌质紫暗，苔少，脉弦细者，用当归六黄汤加味：当归 18g，生地黄 24g，熟地黄 24g，黄连 6g，黄芩 6g，黄柏 10g，黄芪 30g，山萸肉 12g，泽泻 10g，茯苓 30g，太子参 30g，生山药 10g，牡丹皮 12g，青蒿 30g，鳖甲（先煎）15g，地骨皮 30g，银柴胡 30g，荜澄茄 15g。如药后体温下降，精神好转，但舌痛及咽喉疼痛，舌质暗，苔薄黄，脉沉细者，前方加麦冬 30g，天冬 30g，牛蒡子 15g，石斛 30g。发热见轻，精神好转，食欲增加，咽喉痛明显减轻，舌质暗，少苔，脉沉细略涩者，前方加赤芍 15g，川芎 15g，水牛角（先煎）15g，生地黄 24g。药后病如前，且咽干，舌暗红少苔，脉细数者，前方加玄参 30g，知母 15g，生石膏（先煎）30g。仍发热，时间较前缩短，伴头晕，舌紫暗，少苔，脉细数者，前方黄芪易为 90g，再加女贞子 30g，旱莲草 30g。

2. 肝癌晚期

气虚发热型肝癌，症见肝区隐痛，发热不退，以午后夜间凌晨为主，伴口干，纳差，呕吐腹泻，疲乏无力，舌质暗红，舌体胖，苔薄黄，有裂纹，脉弦细，用原方加金荞麦 15g，地骨皮 30g，土鳖虫 15g，生石膏（先煎）30g，鳖甲（先煎）15g，青蒿 30g，乌梢蛇 10g，蜈蚣 2 条，知母 30g。药后肝区仍隐痛，但发热减轻，伴口苦纳差，乏力气短，泄泻，舌质胖，苔薄黄，有裂纹，脉沉细者，前方加女贞子 30g，生薏苡仁 30g，荜澄茄 15g，炒麦芽 30g。

肝癌晚期栓塞术后，高热，体温 40℃，汤水不进，神志不清，似睡非睡，极度困倦，舌质暗红，而干，苔黄厚腻，脉细数者，用本方合犀角地黄汤（水牛角 30g，生地黄 18g，牡丹皮 15g，知母 20g），再取羚羊角（另煎冲服）0.5g。

【注意事项】

1. 本方养阴泻火之力颇强，对于阴虚火旺，中气未伤者适用。

2. 若脾胃虚弱，纳减便溏者不宜。

3. 瘀血发热者忌用。

【现代研究】大肠癌手术创伤范围大，术中出血较多，失血伤阴，阴分虚亏导致阳热内盛，迫汗外出。故患者汗出多伴有热象，口舌干燥、低热或潮热，溲黄，脉细数等。另一方面，术后的疼痛，或因插管（如胃管、尿管、引流管等）导致的不适及术后连续数日的各种仪器昼夜监护，往往使患者难以安睡，而睡眠的习惯、睡眠的深度受到干扰，易导致自主神经功能紊乱，这也是盗汗的原因之一。这与《医宗金鉴·删补名医方论卷一》中"唯阴虚有火之人，寐则卫气行阴，阴虚不能济阳，阳火因盛而争于阴，故阴液失守外走而汗出，寤则卫气复行出于表，阴得以静，故汗止矣"的观点是一致的。术后本已阴血亏虚，加上睡眠受到影响，阳不能入阴而浮于外，故盗汗。《类证治裁·汗症论治》指出："阴虚者阳必凑，多发热盗汗，当归六黄汤。"主张以当归六黄汤治疗阴虚盗汗，内外兼顾，标本兼治。故金代李杲在《兰室秘藏》中称当归六黄汤为"治盗汗之圣药也"。经临床观察此方对于大肠癌术后阴血亏虚，阳热内盛所致的盗汗症止汗迅速，多在 5 剂左右即可获得显效。凡治愈的患者，随访 1 个月未见复发。大肠癌术后发生盗汗的机理与其他外科大手术后盗汗是相同的，主要与失血、疼痛及精神因素有关。当归六黄汤同样可以适用于其他术后盗汗的治疗。[陈曰兰，汤献忠.当归六黄汤治疗大肠癌术后盗汗 120 例［J］.广西中医药，2004，27（4）：21-22]

西医学认为盗汗常由自主神经功能紊乱所致，对其无较好的治疗方法。当归六黄汤源于《兰室秘藏》，方中当归、生地黄、熟地黄取其育阴养血，培本以清内热，是为主药，黄连、黄柏泻火除烦，清热坚阴，用为辅药，佐倍量黄芪益气固表以止盗汗。恶性淋巴瘤患者从其舌脉诊观察，以舌红脉细数为多，属阴虚火旺。根据辨证施治原则，以滋阴泻火，固表止汗，故首选当归六黄汤。当归六黄汤作用机理以及对恶性淋巴瘤综合治疗的远期疗效，有待进一步的观察总结。(张爱秦，孙在典. 当归六黄汤治疗恶性淋巴瘤伴发盗汗 60 例［J］. 新中医，2001，33（6）：59)

盗汗系指睡时全身出汗，醒则汗止。西医学认为，盗汗多与交感神经功能亢进有关。中医理论认为盗汗乃由阴液亏损、化热迫津外泄所致，心肺肾三脏阴虚化热多见。张景岳认为："盗汗者属阴虚，阴虚者，阳必凑之。故阳蒸阴分则血热，血热则液泄而为盗汗也。治宜清火补阴，此其大法。"而癌为有毒之邪，易化热伤阴，引起一系列阴虚有火证候，如发热盗汗，口舌干燥，心烦不眠，骨蒸潮热，舌红、少苔、脉细数等。另从本文资料分析，肺癌病人易有盗汗，可能因肺主宣发卫气、调节腠理开阖，而肺为娇脏，癌毒之邪易于侵袭，伤阴耗气，阴虚火旺，致使其宣发卫气功能减弱，腠理开阖失调，热迫津液外泄而盗汗。故治疗拟补阴泻火，兼有益气之功的当归六黄汤，标本兼治，运用于恶性肿瘤病人的盗汗更显恰当，而且疗效可靠。我们选用此方治疗各类肿瘤伴盗汗者 20 例，其中显效 12 例，有效率 90%，明显优于对照组，值得临床进一步研究应用。［张业芝. 当归六黄汤治疗恶性肿瘤盗汗 20 例［J］. 河南中医，2004，24（11）：72］

参考文献

［1］王洪图. 黄帝内经讲义. 北京：人民卫生出版社，2004

［2］李培生.《伤寒论》高等中医药院校教学. 北京：人民卫生出版社，1987

［3］范永升. 金匮要略. 北京：中国中医药出版社，2009

［4］李东垣. 脾胃论. 北京：中国中医药出版社，2007

［5］凌一揆. 中药学. 上海：上海科学技术出版社，1989

［6］邓中甲. 方剂学. 北京：中国中医药出版社，2005

［7］徐蓉娟. 内科学. 北京：中国中医药出版社，2003

［8］C. P. 墨菲，W. 劳伦斯，R. E. 伦哈德. 肿瘤学手册. 上海：上海科学技术出版社，1998

［9］白日庆. 中医外科学. 北京：中国中医药出版社，2004

［10］谢远明. 中药方剂近代研究及临床应用. 西安：陕西科学技术出版社，1989

［11］成都中医学院中药方剂教研组. 中医治法与方剂. 北京：人民卫生出版社，1975

［12］江苏省中医研究所. 伤寒论方解. 南京：江苏科学技术出版社，1978

［13］郁存仁. 中医肿瘤学. 北京：科学出版社，1983

［14］贾堃. 中医肿瘤防治. 西安：陕西科学技术出版社，1980

编后感言

统稿完《肿瘤名医谢明远五十年临证录》一书之后，长舒一口气，以为可以不作他想地放松一番了。然而，应了瞿秋白的话，"何事万缘俱寂后，偏留绮思绕云山"，这本书的字里行间可窥见谢老的医疗步履，来去匆忙，闪烁着先生的辩证思维，波澜起伏。汇集前辈一生诊疗经验、心血，凝成耀眼的结晶，仍然触动着思潮翻滚，感动着触及此书稿的每一个人。

师徒传承，立足于临床，记录点滴，笔耕不辍，其间数度修改，终于完稿。人类总得不断地总结经验，有所发现，有所发明，有所创造，有所前进（毛泽东语）。编著者在繁忙的医事工作之余，编成此书，乃励志之硕果也。统稿至此完成，掩卷沉思，突发感慨：金子是不需要镀金的。